NEUROCIENCIA

CEREBRO
CONDUCTA Y APRENDIZAJE

JAVIER FRONTIÑÁN RUBIO

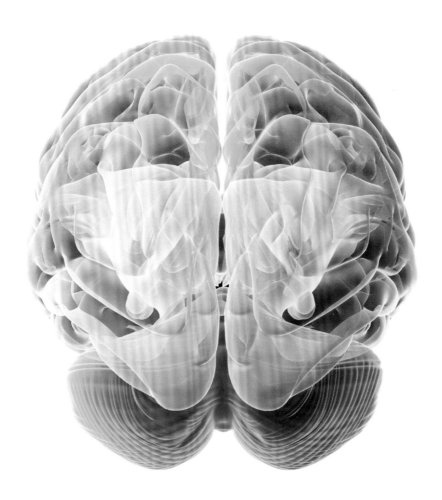

LIBSA

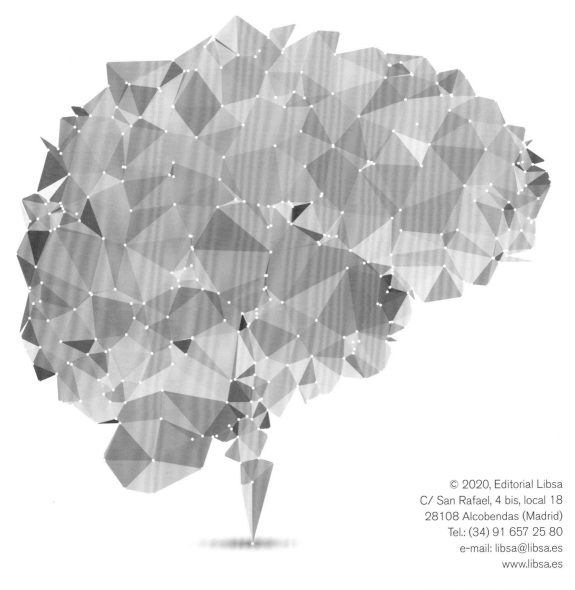

© 2020, Editorial Libsa
C/ San Rafael, 4 bis, local 18
28108 Alcobendas (Madrid)
Tel.: (34) 91 657 25 80
e-mail: libsa@libsa.es
www.libsa.es

ISBN: 978-84-662-3271-5
Colaboración en textos: Javier Frontiñán Rubio
Edición: equipo editorial Libsa
Diseño de cubierta: equipo de diseño Libsa
Maquetación: equipo de maquetación Libsa y Javier G. Pastor
Fotografías e ilustraciones: Shutterstock Images,
Gettyimages y archivo Libsa. © Mario Breda / Shutterstock.com (pág.134)

CONTENIDO

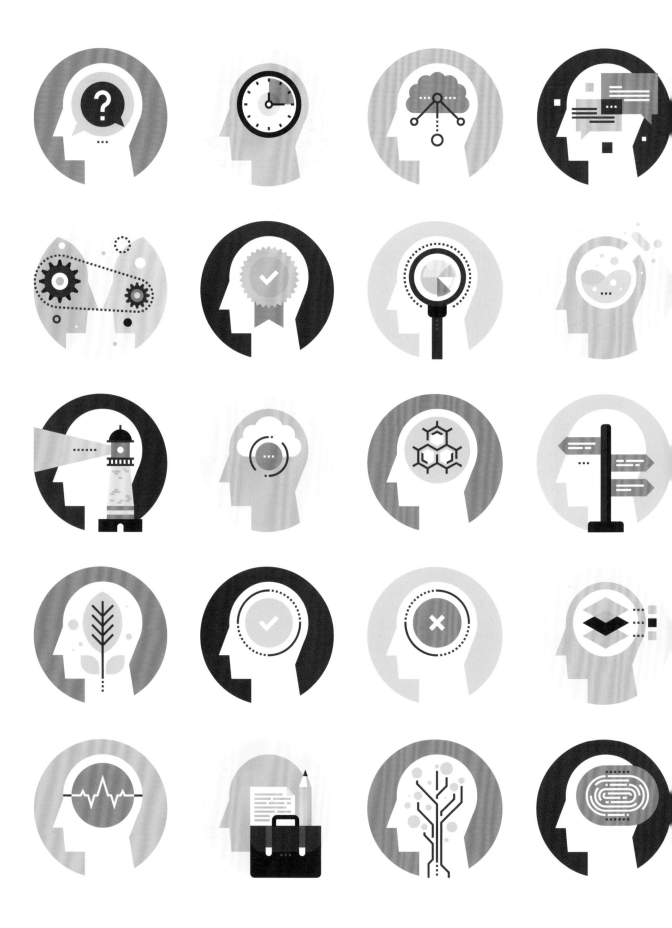

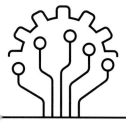

Presentación

¿Qué es un pensamiento? ¿Por qué soñamos? ¿Por qué amamos? ¿Qué es la inteligencia? ¿Podemos aumentarla? ¿Cómo aprendemos? ¿Cómo se fabrica un recuerdo? ¿Por qué olvidamos? ¿Somos libres? ¿Qué es la motivación? ¿Y la curiosidad? ¿Qué son las emociones? ¿Qué nos hace iguales? ¿Y diferentes? ...

«Cada ser humano puede ser, si se lo propone, escultor de su propio cerebro».

SANTIAGO RAMÓN Y CAJAL

El cerebro humano pesa aproximadamente 1,5 kg, lo que representa un porcentaje muy pequeño de nuestro peso corporal; incluso así, utiliza el 20% de la energía que consumimos. En su interior encontramos entre 86 000 y 100 000 millones de **neuronas**, que pueden tener unas 10 000 conexiones cada una. A pesar del grado de complejidad del cerebro, cada vez sabemos más sobre su funcionamiento; de hecho, actualmente la humanidad está asistiendo a una revolución en el campo de la NEUROCIENCIA, gracias a la cual nuestro cerebro está empezando a responder a muchas de las **preguntas** planteadas previamente.

La década de los 90 se conoció como **«la década del cerebro»**, debido a avances científicos como la aparición e implantación de técnicas de imagen como la resonancia magnética. A pesar de estos avances, **aún desconocemos aspectos fundamentales.** El investigador Rafael Yuste, de la Universidad de Columbia, en Nueva York, siempre utiliza un símil para describir todo lo que aún nos queda por conocer sobre el cerebro humano. Imaginemos que el cerebro es como la pantalla de nuestro teléfono móvil y que ahora mismo solo podemos ver un puntito de esa pantalla, un solo píxel. Gracias al avance actual de la investigación científica estamos comenzando a ver cientos de píxeles de esa pantalla y muy pronto tendremos en nuestras manos la **imagen completa** de nuestro cerebro.

Por ello, aunque la década del cerebro fue la de los 90, es ahora mismo, en la década del 2010, y sobre todo en la del 2020, cuando está ocurriendo una auténtica **revolución de la neurociencia.** En estos últimos años to-das las grandes potencias mundiales han invertido miles de millones de euros en investigar el cerebro humano, siendo este el principal proyecto científico tanto de Estados Unidos como de Europa, con *The Brain Initiative* y el *Human Brain Project*, respectivamente. Países como Japón, China o Corea del Sur también están haciendo una gran inversión en investigación neurocientífica. Todas estas iniciativas tienen algo en común, y es que no están centradas en investigar las enfermedades que afectan al sistema nervioso, sino en desarrollar **tecnologías** que permitan estudiar el cerebro en toda su complejidad y con precisión. Y gracias a todos estos avances, podremos obtener esta imagen completa, que nos ayudará a comprender, y por lo tanto a poder curar, las diferentes patologías que afectan al cerebro.

Estamos viviendo una auténtica revolución científica donde los mayores logros están aún por venir. A pesar de que la neurociencia es una rama del conocimiento relativamente joven, desde que Santiago Ramón y Cajal enunció su doctrina de la neurona hasta la actualidad, se han ido respondiendo a muchas de las incógnitas que alberga nuestro cerebro. A lo largo de los diferentes capítulos de este libro hablaremos sobre muchas de estas cuestiones, relacionadas, por ejemplo, con cómo generamos recuerdos, con el cerebro social o con las emociones, entre otras muchas.

En definitiva, somos el medio para que el cerebro se conozca a sí mismo y, sinceramente, eso es algo fascinante... ¡Comenzamos!

JAVIER FRONTIÑÁN RUBIO

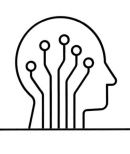

¿Cómo procesamos la información?

El cerebro es un conjunto de piezas que, como un puzle, encajan entre sí, para procesar la información y emitir una respuesta. La complejidad viene dada por el tratamiento sensorial en las distintas áreas cerebrales y el corto espacio de tiempo que se usa para transformar el estímulo recibido en información y esta, en réplica.

DURANTE el **proceso de lectura**, en el cerebro humano tienen lugar una serie de mecanismos muy interesantes. La luz, procedente de una lámpara o del mismo sol, rebota sobre las páginas del libro, y genera un contraste entre los pigmentos de la tinta y el fondo de la página. Esta luz rebotada llega hasta los ojos, atravesándolos hasta alcanzar la retina, lugar donde se encuentran los conos y los bastones. Son unas bonitas células que han evolucionado para ser capaces de transformar la luz en una señal eléctrica que viaja a través del nervio óptico, hasta llegar a la **corteza visual.** Es en esta región, donde ese cambio de contraste generado por las letras se transforma en palabras. Para que esto sea posible, intervienen otras muchas zonas del cerebro que ayudan a entender e interpretar las palabras leídas, se activan núcleos de la **memoria a corto y largo plazo,** o los relacionados con la parte más emocional del cerebro.

Lo más increíble de todo esto es cómo somos capaces de integrar toda esta información, a la vez que el cerebro se encarga de cientos de funciones más. Si continuamos con el ejemplo de la lectura, nuestros sentidos están ofreciendo mucha más información que es procesada de

forma totalmente autónoma; por ejemplo, se percibe el olor a libro nuevo tan característico, el sentido del tacto aprecia la sutil textura de la hoja y otros sentidos evalúan e informan sobre, por ejemplo, el peso del libro en las manos, la sensación térmica o la postura de la espalda.

Pero, **¿cómo se procesa toda esta información?** Básicamente, nuestro cuerpo recibe información a través de los sentidos, esta es interpretada por el cerebro y en función de esta información, se genera una respuesta.

En primer lugar, gracias a **los sentidos,** nuestro cerebro recibe todo tipo de información que llega hasta él a través de una serie de nervios craneales y de la médula espinal. En función del tipo de sentido que esté involucrado, la información llegará a una región cerebral diferente. Aquí es donde ocurre el segundo gran mecanismo y es cómo nuestro cerebro construye en estas zonas, que conocemos como **áreas sensoriales primarias**, diferentes representaciones en función de la información recibida. En particular, la información visual, como hemos comentado, llega a la corteza visual ubicada en el lóbulo occipital. Los estímulos olfativos, son procesados en regiones que se encuentran cerca de nuestros ojos, y

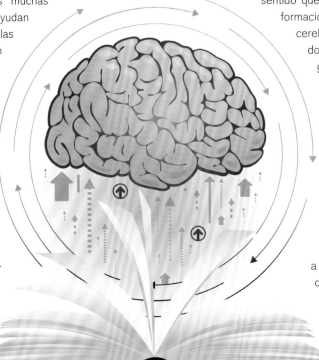

los gustativos en regiones parietales (por encima de las sienes). La información auditiva hace un viaje hasta zonas de la corteza temporal, a través de regiones de nuestro oído como la cóclea, el vestíbulo auditivo, etc., que facilitan y amplifican la señal. Finalmente, la información procedente del sentido del tacto junto con los sentidos que informan sobre nuestro propio estado fisiológico (sentidos de temperatura, dolor, presión…) se procesan en la **corteza somatosensorial** ubicada en el lóbulo parietal. Todas estas regiones, conforman lo que se conoce como el **mapa sensorial del cerebro humano,** que nos muestra de una forma visual dónde están ubicadas.

Una vez que la información llega a las diferentes regiones y es procesada, tiene lugar el tercer mecanismo fundamental, que es la **integración de la información** y la **generación de una respuesta**. Cada región sensorial genera toda una serie de señales que se distribuyen, principalmente, por regiones de la parte más frontal del cerebro. Esta es la región cerebral que nos hace realmente humanos y tiene gran importancia, ya que está relacionada; entre otras, con nuestra **conducta y personalidad,** la respuesta a estímulos o la capacidad cognitiva e intelectual. Es, por lo tanto, donde se integra principalmente la información que procede de las áreas sensoriales junto con otras señales complementarias que el cerebro está procesando constantemente.

Tras esta integración, se genera una respuesta que puede ser una reacción sencilla y rápida, como por ejemplo agarrarse rápidamente a una barandilla si nos tropezamos al bajar una escalera. Pero esta respuesta puede ser mucho más compleja y puede requerir una planificación en función de experiencias previas, como por ejemplo estar buscando un lugar donde cenar y descartar automáticamente un restaurante porque un conocido comentó que un amigo suyo estuvo y la carta era demasiado cara para el servicio ofrecido. Sorprendentemente, ambas respuestas son generadas de forma inconsciente y a la misma velocidad.

Es muy importante destacar que todos estos mecanismos no son tan sencillos, ya que también intervienen otras muchas zonas cerebrales, como las relacionadas con la memoria, experiencias, emociones, etc., o regiones tan interesantes como el **tálamo,** responsable de nuestro comportamiento más instintivo. Esta estructura, con el tamaño aproximado de una castaña y que se encuentra en el centro de nuestro encéfalo, es el punto por el que entran en el cerebro todos los estímulos procedentes de todos los sentidos, menos los olfativos, lo que permite que se pueda generar una respuesta muy rápida en determinadas ocasiones. Tradicionalmente

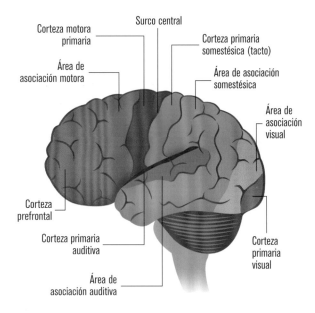

Vista lateral del esquema del cerebro humano con las zonas marcadas en color correspondientes al mapa sensorial (vista, oído, tacto).

también se le ha considerado como un punto de relevo de la información entre los sentidos y las áreas sensoriales cerebrales.

Todo **el rompecabezas** que supone el procesamiento de la información se está comprendiendo cada vez mejor gracias a avances científicos recientes. Una de las últimas piezas encontradas tiene que ver con el **tiempo** que duran todos estos mecanismos. En 2019 se publicó un trabajo en la revista *Nature Communciations* en el que investigadores de la Universidad Pompeu Fabra y de las universidades de Oxford y Aarhus, analizaron las dinámicas cerebrales durante el procesado de la información. Los autores observaron que, en general, tardamos unos 200 milisegundos en ser conscientes de una percepción, por lo tanto, este es el tiempo necesario para procesar e integrar la información desde que es recibida por nuestros sentidos[1]. Este interesante trabajo, además, ofrece una nueva forma de estudiar estos mecanismos y su implicación en algunas enfermedades psiquiátricas.

Lo más fascinante de los mecanismos de procesamiento de la información es que todo lo hacemos de forma totalmente **inconsciente** y a una velocidad casi imposible de percibir. Leemos, escuchamos, comprendemos todo tipo de información sin ser conscientes de ello y mucha de esta información pasa a formar parte de nuestra experiencia, convirtiéndose en un aprendizaje.

1. Deco, G., et al., Nat Commun, 2019. 10(1): p. 583.

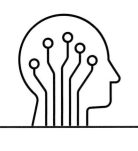

Funciones cognitivas básicas y superiores

A lo largo de la historia de la ciencia se han hecho decenas de clasificaciones relativas al cerebro humano. Una de las más interesantes es con base en las diferentes funciones cognitivas que este desarrolla. La dificultad radica en que muchos aspectos aún son desconocidos, lo que genera que esta clasificación evolucione paralelamente a la investigación en neurociencia.

PARA ENTENDERLO primero debemos responder a la siguiente pregunta: **¿qué es la cognición?** Engloba conceptos descritos en el capítulo anterior. Es la integración de la información sensorial y la basada en la experiencia, junto con *inputs* o factores procedentes de otras funciones cerebrales como la memoria, el aprendizaje o las emociones. Todo ello en su conjunto nos permite interactuar de una forma eficiente con el entorno.

La **memoria** es un proceso cerebral que permite por un lado almacenar y codificar información potencialmente útil y por otro, recuperar y evocar tiempo después esta información, ayudando en la generación de una respuesta. Sin todo ello, no podríamos desarrollar ningún aprendizaje; por lo tanto, ambos componentes suelen estudiarse en conjunto.

Si recuperamos el ejemplo de la lectura, la información interpretada por la corteza visual es almacenada de forma temporal en el **hipotálamo**, eso permite que si se mantiene la concentración, se pueda seguir el hilo de un texto. Si lo que se está leyendo tiene relevancia, puede almacenarse en regiones más corticales asociadas a la memoria, gracias a una serie de **sinapsis neuronales**, las cuales se harán mucho más fuertes si la información genera reacciones emocionales, tanto positivas como negativas.

Las **emociones** juegan un papel muy importante en el aprendizaje, ya que lo condicionan. Es por eso que nuestro primer recuerdo suele tener una gran implicación emocional. Por ejemplo, hay sucesos asociados a momentos de alta carga emocional (como un atentado terrorista), que se recuerdan de manera espontánea e intensa, mientras que nos puede costar mucho tiempo memorizar algo que no nos despierte ningún tipo de interés. Esta relación

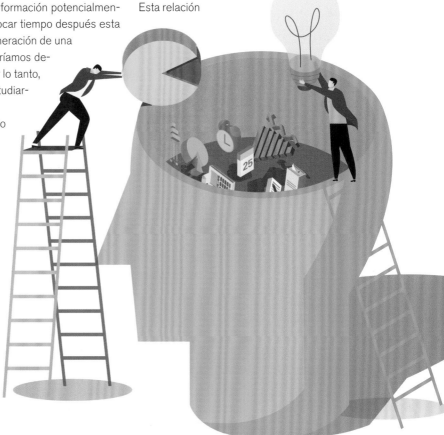

RESPUESTA DEL CEREBRO

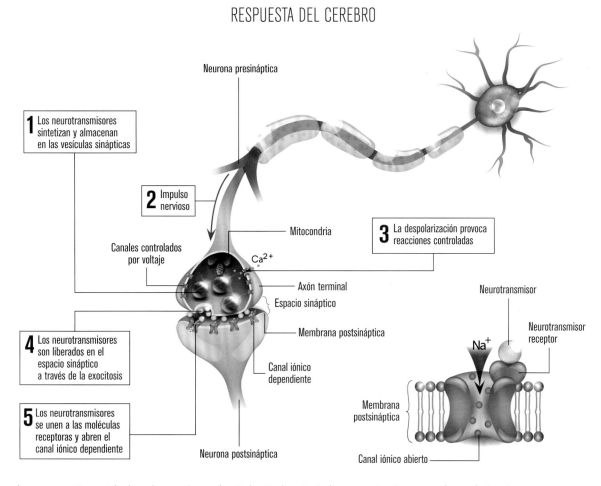

Neurona presináptica

1 Los neurotransmisores sintetizan y almacenan en las vesículas sinápticas

2 Impulso nervioso

3 La despolarización provoca reacciones controladas

Mitocondria

Canales controlados por voltaje

Ca^{2+}

Axón terminal

Espacio sináptico

Membrana postsináptica

4 Los neurotransmisores son liberados en el espacio sináptico a través de la exocitosis

Canal iónico dependiente

Neurotransmisor

Neurotransmisor receptor

Na$^+$

5 Los neurotransmisores se unen a las moléculas receptoras y abren el canal iónico dependiente

Membrana postsináptica

Neurona postsináptica

Canal iónico abierto

Las neuronas están especializadas en la recepción y conducción de estímulos, a través de una comunicación que se produce por la sinapsis.

se conoce desde hace muchos años y se hizo patente con un estudio publicado en 1977 en Estados Unidos, donde se comprobó cómo más de un 90% de los entrevistados recordaban de forma muy vívida dónde estaban y qué estaban haciendo el día que asesinaron a J.F. Kennedy[2].

En todo este complejo proceso con elementos fundamentales como la memoria, el aprendizaje y las emociones, también intervienen otros procesos. Uno de ellos es el **sueño**, que juega un papel fundamental en la consolidación de la memoria. La **atención**, por ejemplo, permite seleccionar de forma eficaz la información que puede ser más relevante, que llegado el momento puede ser memorizada o aprendida. La importancia de estos procesos es tal que hablaremos detenidamente de ellos en los próximos capítulos.

Es bien sabido que una vida sin memoria, no es vida. Somos lo que han hecho de nosotros nuestras experiencias y nuestros **recuerdos**, de hecho, actuamos con base

en ellos. La relevancia es tal que el concepto de memoria y recuerdo trasciende a lo científico, teniendo verdaderas implicaciones filosóficas. Comprender cómo funcionan estos mecanismos nos ayudará a comprendernos a nosotros mismos.

FUNCIONES COGNITIVAS SUPERIORES

Nos encontramos en la localidad de Cavendish, Estados Unidos, un 13 de septiembre de 1848. Phineas Gage, un trabajador en las crecientes obras de construcción de ferrocarril, sufre un terrible accidente. Una barra de más de 1 m de longitud sale proyectada y le atraviesa todo el cráneo, entrando por la parte inferior del pómulo izquierdo y saliendo por la parte superior de la cabeza. Sorprendentemente, Gage sobrevivió al terrible accidente, aunque con varias secuelas. Cambió totalmente su **personalidad**, se volvió más agresivo e impulsivo, cambió su forma de comportarse y de tomar decisiones; básicamente, dejo de ser el Phineas Gage de antes del accidente. Está transformación en un Mr. Hyde le ocurrió porque la barra, al atravesar el cráneo, dañó parte de **la corteza prefrontal** cerebral**,** lugar que alberga algunas de las funciones más humanas como la personalidad, el control de las **emociones,** la toma de decisiones, etc.

La historia de Phineas Gage es una de las más famosas de la historia de la neurociencia, ya que, gracias a él, se comenzó a asumir que muchas funciones superiores se encuentran ubicadas en la corteza frontal.

Otro caso fundamental fue publicado en 1861 por el eminente neurólogo Paul Broca, se trataba de un paciente llamado Louis Victor Leborgne, quien a pesar de comprender todo lo que se le decía, había perdido la capacidad de hablar de tal manera que solo era capaz de decir «tan». Cuando Leborgne falleció, Broca estudió su cerebro y observó que tenía muy dañada una región del lóbulo frontal izquierdo.

Observaciones como las de Broca o Wernicke, otro de los padres de la neurociencia del lenguaje, llevaron a entender cómo funciona la fisiología que subyace a nuestra forma de comunicarnos y expresarnos. Son procesos muy complejos y que han determinado la parte más racional del cerebro humano donde intervienen los sistemas de comunicación y expresión, regiones que integran fonemas para convertirlos en palabras, requiere la intervención de la memoria para el conocimiento del vocabulario y las reglas gramaticales, etc.

La importancia del lenguaje para el ser humano se puede ejemplificar de una forma muy sencilla. Además de ser la herramienta con la que nos comunicamos con el resto de la sociedad, es también la que utilizamos para comunicarnos con nosotros mismos. El lenguaje es la base del pensamiento complejo y por lo tanto, de lo que nos hace más humanos.

Si el lenguaje es una de las funciones superiores que cimentan la humanidad, la otra principal es **la consciencia.** Solo su definición lleva generando debates filosóficos y científicos desde hace décadas. Podemos entenderla como el conjunto de experiencias subjetivas en la que el individuo siente, piensa y actúa sabiendo lo que hace.

Aunque personalmente, siempre me ha gustado la definición que utiliza António Damásio en su obra *Y el cerebro creó al hombre:*

«La consciencia es un estado mental en el que se tiene conocimiento de la propia existencia y de la existencia del entorno».

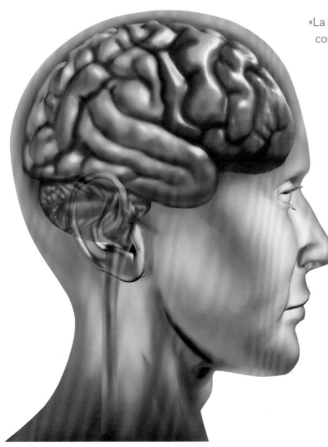

Decenas de casos como el de Gage o el de Lebrogne forman parte de la historia de la neurociencia y han sido fundamentales para ayudar en la comprensión de las funciones cognitivas superiores y ejecutivas del cerebro humano, ya que permitieron ubicar las regiones encargadas de dichas funciones. Hoy día, la irrupción de las **técnicas modernas de neuroimagen** permite ver la actividad del cerebro cuando realiza determinadas tareas. La principal conclusión es que estas funciones superiores no están ubicadas en una sola región, sino que intervienen múltiples zonas distribuidas por todo el cerebro.

El cerebro, como gran ordenador central humano, reúne todas las capacidades que nos distinguen del resto de los seres vivos y casi todas sus funciones superiores se hallan en la corteza prefrontal, iluminado en rojo en la imagen.

2. Brown, R., et al., Cognition, 1977. 5(1): p. 26.

MEMORIA

Es la capacidad de almacenar información, recuperarla después y evocar recuerdos, y es imprescindible para la supervivencia.

APRENDIZAJE

La capacidad de recibir información nueva constantemente y asimilarla nos ayuda a evolucionar.

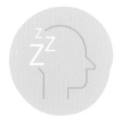

SUEÑO

Ayuda a la memoria a guardar la información a largo plazo y ejerce de regenerador diario del cuerpo y de la mente.

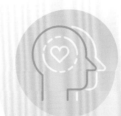

EMOCIONES

La carga emocional es algo que condiciona todos nuestros pensamientos, actos y conductas.

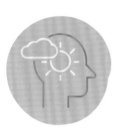

PERSONALIDAD

Es aquella capacidad que nos hace únicos, con actitudes, sentimientos y características que definen a cada individuo en particular.

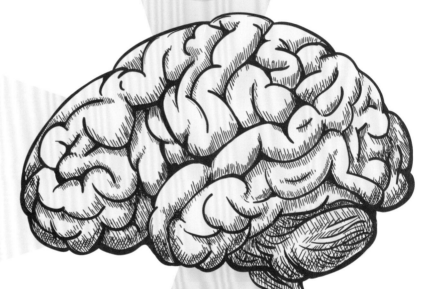

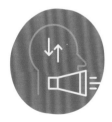

LENGUAJE

Es la herramienta de comunicación más compleja que tenemos y la que nos distingue de los otros animales.

ESTÉTICA

La percepción de la belleza y lo que nos evoca su contemplación también ha intervenido en la evolución humana.

INTELIGENCIA

Genética y ambiente son los responsables del CI, pero, ¿son realmente fiables los famosos test?

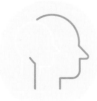

CONSCIENCIA

El estado mental en el que somos capaces de reconocer nuestra propia existencia es quizá lo más complejo del ser humano.

MEMORIA

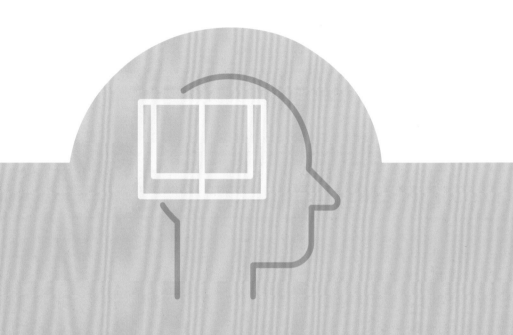

El paciente H.M. y los tipos de memoria

El curioso caso de Henry Molaison, también llamado el paciente H. M., ayudó a avanzar a la neurociencia aportando información acerca de la memoria humana, sus tipos y sus capacidades. Lo que su dañado cerebro recordaba u olvidaba fue la base de muchas investigaciones.

En el año 1953 la vida de **Henry Molaison** cambió para siempre. Cuando solo contaba con nueve años, tuvo un accidente con la bicicleta, tras el cual estuvo más de cinco minutos inconsciente. A partir de ese momento empezó a **sufrir ataques epilépticos** que poco a poco se fueron agravando; cuando tenía 16 años, ya eran incontrolables. Los ataques eran tan frecuentes y agresivos que le incapacitaron para realizar casi cualquier tipo de tarea. Pero cuando su vida cambió realmente fue en 1953, por la intervención de un reputado neurocirujano que le ofreció una alternativa terapéutica. Diferentes estudios habían demostrado que, si se eliminaba el foco cerebral de la epilepsia, esta desaparecía por completo, por lo que

Henry fue sometido a una resección bilateral de los lóbulos temporales mediales. Esta agresiva intervención implicó la **amputación parcial del hipocampo** y de otras regiones como **la amígdala.** El resultado fue un éxito total y las crisis epilépticas desaparecieron por completo.

Dos años después de la operación, Henry acudió a una revisión con uno de sus médicos. Este le hizo una serie de test psicológicos y vio que Henry aparentemente estaba bien, las crisis epilépticas habían desaparecido y apenas recordaba nada de la operación. El doctor Pribram salió unos minutos de la consulta y cuando volvió, Henry no le reconoció, no recordaba nada de lo que habían estado hablando minutos antes. A los pocos días, Molaison fue diag-

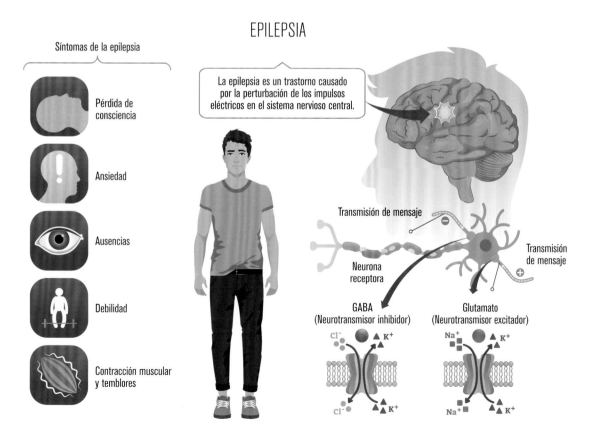

EPILEPSIA

Síntomas de la epilepsia

Pérdida de consciencia

Ansiedad

Ausencias

Debilidad

Contracción muscular y temblores

La epilepsia es un trastorno causado por la perturbación de los impulsos eléctricos en el sistema nervioso central.

Transmisión de mensaje

Neurona receptora

Transmisión de mensaje

GABA (Neurotransmisor inhibidor)

Glutamato (Neurotransmisor excitador)

nosticado de **amnesia retrógrada**; básicamente, todos los recuerdos anteriores a la operación quedaron intactos, pero su cerebro no era capaz de generar los nuevos. En este momento, Henry Molaison se convirtió en el **paciente H.M.,** uno de los casos más estudiados de la historia de la neurología.

Involuntariamente, Henry ayudó a comprender cómo funciona la memoria a corto y largo plazo y los diferentes tipos de esta. También aportó información clave sobre las diferentes regiones cerebrales implicadas en la memoria. Pero él no pudo volver a recordar, aunque un médico o investigador le viera decenas de veces, para él era como la primera vez.

La **memoria** es algo realmente humano, ya que es el reflejo de la experiencia de cada uno, genera una información necesaria para la toma de decisiones en situaciones presentes y es una herramienta fundamental para definir el futuro de cada ser humano. Su estudio es complejo, aunque tradicionalmente se ha clasificado como sensorial, a corto y a largo plazo, con sus respectivas divisiones. Debemos tener en cuenta que no existe una sola memoria como tal, sino que se trata de una serie de tipos de memorias que actúan de forma interrelacionada; por eso mismo las clasificaciones a veces son confusas y están en constante reevaluación.

• **La memoria sensorial:** hace referencia a la información que recibe nuestro cerebro por parte de los sentidos. La memoria a corto plazo es un mecanismo por el cual se almacena una cantidad de información limitada durante un periodo corto de tiempo. Funciona como un almacén temporal de la información que, si resulta de interés para el individuo, pasará a formar parte de la memoria a largo plazo. Nos permite, por ejemplo, recordar un número de teléfono desde que nos lo dictan hasta que lo marcamos y la estructura cerebral responsable es la corteza prefrontal.

• **La memoria a largo plazo:** es el sistema por el cual se puede almacenar una gran cantidad de información durante periodos largos de tiempo (años o incluso toda la vida) y está dividida en dos grandes bloques. Por un lado, encontramos la **memoria explícita o declarativa,** que es la que almacena información, esta es la responsable de que recordemos las capitales de países que aprendimos en la escuela. El otro gran bloque es la **memoria implícita o procedimental,** que se encarga de almacenar procesos aprendidos y perfeccionarlos con el tiempo, desde tocar un instrumento musical al clásico ejemplo de la habilidad para montar en bicicleta.

Ambos tipos de memorias a largo plazo involucran a diferentes regiones del cerebro: la **memoria declarativa** está asociada principalmente al **hipocampo cerebral** y áreas corticales adyacentes como la amígdala. Este conjunto de regiones se encarga de almacenar y recuperar información hasta que esta se consolida. Si recordamos a Henry Molaison, fueron precisamente estas las regiones que le quitaron durante la operación, por eso mismo sufrió amnesia durante el resto de su vida. Su cerebro ya no tenía las herramientas necesarias para crear y consolidar nuevos recuerdos, aunque sorprendentemente sí era capaz de adquirir nuevas habilidades motoras, **su memoria procedimental** funcionaba perfectamente, pero, paradójicamente, no recordaba cómo había adquirido dicha habilidad. Este hecho, junto a que recordaba perfectamente todo lo aprendido antes de la operación, ayudó a comprender que tanto los recuerdos consolidados como la memoria procedimental, se encuentran ubicados en la corteza prefrontal, región que no se vio afectada por la operación.

EL ÚNICO RECUERDO DEL PACIENTE H. M.

H. M. envejeció sin saber que estaba envejeciendo, no se reconocía en fotos posteriores a la operación, vivió toda su vida con 27 años. Hasta que un 2 de diciembre de 2008 falleció por una insuficiencia respiratoria. Tras su muerte, su cerebro fue estudiado en profundidad, se hicieron fotografías de todas las regiones y gracias a técnicas histológicas y microscópicas, hoy día contamos con un exhaustivo modelo tridimensional del cerebro del paciente H.M. Ha sido el caso más estudiado de la historia de la neurología y a pesar de toda la información que ha aportado, también dejó cuestiones sin responder. Y es que, durante todos los años de amnesia, Henry sí que recordó algo: la llegada del hombre a la Luna. En más de 50 años su cerebro generó un solo recuerdo, aún no sabemos el por qué. Lo que aprendimos con Henry Molaison es que para descubrir cómo recordamos, primero debemos saber cómo olvidamos.

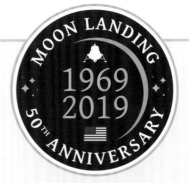

¿Por qué Molaison solo recordaba el primer paso del hombre en la Luna? Nunca lo sabremos.

Memoria de los caracoles marinos

Los estudios sobre memoria sensorial comenzaron en 1740, pero hoy aún es un conocimiento escurridizo, a pesar de que parezca sencilla –es la que se adquiere a través de los sentidos– y la que surgió en primer lugar en el cerebro humano.

Eɴ 1740, el físico y matemático alemán Johann Andreas Segner realizó un experimento. Tomó un trozo de carbón incandescente que fijó a una rueda y comenzó a girarla incrementando poco a poco la velocidad, de forma que la luz del carbón cada vez cubría un mayor diámetro de la circunferencia de la rueda. Finalmente, encontró una velocidad a la que la luz emitida generó una circunferencia completa. Dicha velocidad fue de 10 hertzios o 600 revoluciones por minuto, y el trozo de carbón incandescente dio una vuelta completa en 100 milisegundos. Este experimento sugirió las primeras postulaciones sobre **la memoria sensorial** con los primeros datos sobre el tiempo que emplea el cerebro humano en procesarla.

Como su nombre indica, es la memoria formada por la **información que recibe el individuo a través de sus sentidos.** Es difícil de categorizar y los mismos científicos no se ponen de acuerdo: algunos la ubican como un tipo de memoria a corto plazo, mientras que otros defienden que es un tercer tipo de memoria. Clásicamente se ha dividido en dos tipos: la **icónica** y la **ecoica**, que hacen referencia a la información visual y auditiva, respectivamente, pero también hay memoria sensorial relativa al olfato, gusto y tacto. Si la información sensorial que se genera es de interés, se convierte en memoria a corto plazo y si no, simplemente desaparece. Es, por lo tanto, una memoria totalmente inconsciente, aporta una visión general sensorial de un determinado momento y se desvanece rápidamente. Es el tipo de memoria más prevalente en la escala evolutiva y la que primero surgió.

La información de la memoria sensorial puede servir para completar una memoria a largo plazo. Por ejemplo, una canción o melodía que nos recuerda un momento concreto de nuestra vida o un olor que nos retrotrae a la infancia. Esta información sensorial es muy poderosa en los procesos de evocación de recuerdos.

El experto en memoria Eric Kandel, Premio Nobel de Medicina en 2000, estudió los procesos de memoria y aprendizaje en una especie de caracol marino del género *Aplysia* con una serie de experimentos en los que exponía

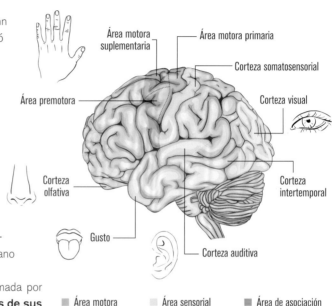

La memoria sensorial se percibe a través de los sentidos y es muy importante en la escala evolutiva.

a los caracoles a un estímulo inocuo que generaba cierta información sensorial en el animal, pero sin ninguna relevancia. Posteriormente, expuso a los caracoles a este mismo estímulo seguido de una pequeña descarga eléctrica. Tras varias repeticiones, cuando los caracoles eran expuestos al estímulo inocuo, rápidamente se retiraban: habían aprendido a relacionar estímulo y descarga eléctrica. Este aprendizaje adquirido podía mantenerse durante días. A este proceso, muy relacionado con la memoria sensorial, se le conoce como **sensibilización**. Los experimentos de Kandel sentaron las bases bioquímicas y celulares de la memoria, ya que identificó los circuitos neuronales responsables de esta respuesta, así como los mecanismos moleculares[3, 4].

Esta respuesta de nematodos o moluscos marinos también la encontramos en humanos: es la que nos hace retirar la mano de algo caliente. O sea, nos ayuda a sobrevivir.

3. Kupfermann, I., et al., Science, 1969. 164(3881): p. 847-50.
4. Kandel, E.R., et al., Science, 1967. 155(3760): p. 346-9.

Memoria a corto plazo. Memoria de trabajo

A todos nos ha ocurrido alguna vez que hemos ido, por ejemplo, a la cocina, a por un vaso de agua. En el trayecto algo nos distrae y, al llegar a la cocina, no recordamos para qué habíamos ido hasta allí. La culpable no es otra que la memoria a corto plazo y su fragilidad temporal.

LA MEMORIA a corto plazo es el **almacén de información temporal** de nuestro cerebro, gracias a la cual podemos hacer una gestión de la información que recibimos «en tiempo real». Nos permite interactuar con el medio, generar respuestas frente a problemas o establecer los primeros pasos del aprendizaje. De todas las definiciones que podemos encontrar, quizás la del Profesor Emérito de la Universidad Autónoma de Madrid, José María Pérez-Vargas, es de las más acertadas:

«Sistema que permite mantener activada y accesible una cantidad limitada de información durante un corto espacio de tiempo, mientras se manipula mentalmente esa u otra información».

Se ha estudiado durante años cuál es la capacidad de este tipo de memoria, uno de los primeros expertos fue George Miller quien, en el año 1956, publicó un trabajo científico llamado *The magic number seven plus or minus two. Some limits in our capacity for processing information,* según el cual una persona es capaz de recordar entre cinco y nueve ítems o elementos distintos utilizando su memoria a corto plazo[5].

Si la información generada tiene alguna utilidad para nuestro cerebro, pasará a formar parte de la memoria a largo plazo, pero si no, **esa información se pierde.** Pero, ¿cuánto tiempo dura este tipo de memoria? La respuesta no es nada sencilla, se estima que, si no hay repetición, esta información puede durar entre 15 o 30 segundos, pero depende de muchos aspectos, como la carga de esa información, la capacidad de atención, etc. De hecho, es un tipo de memoria que se está utilizando constantemente, pero que no es capaz de soportar una gran carga de trabajo. Ese es el motivo por el que, si estamos leyendo en una habitación con mucho ruido, perdemos rápidamente la capacidad de concentración. Y aquí radica una de las principales diferencias con la memoria sensorial y es que en este caso la atención es fundamental, al igual que la consciencia. Es por eso que algunos expertos también la nombran como **memoria consciente.**

Para profundizar un poco más en el tema de la composición de la memoria a corto plazo, se describen a continuación los diferentes elementos que intervienen en su formación:

- **Ejecutivo central:** es el encargado de seleccionar la información y planificar después la acción o respuesta. También es el nexo de unión con la memoria a largo plazo.

- **Visual espacial:** almacena la información sobre el lugar en el que nos encontramos y los diferentes estímulos visuales.

- **Fonológico:** tal y como su nombre indica, está directamente relacionado con el lenguaje.

- **Retén episódico:** hace referencia al almacenamiento del

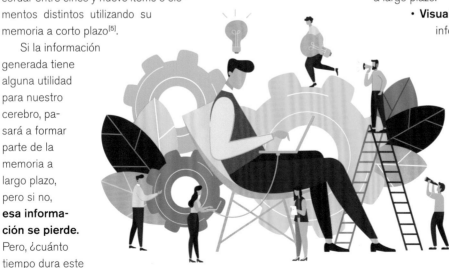

ejecutivo central integrando la información aportada por el visual espacial y el componente fonológico.

Un ejemplo muy gráfico para ver cómo intervienen los componentes sería situarnos en el contexto de un partido de fútbol. Imaginemos que un jugador observa que un compañero está desmarcado y decide pasarle el balón (ejecutivo central). Con precisión, calcula la posición del compañero para aplicar una potencia determinada (visual espacial); a su vez, grita su nombre para que se dé cuenta de que le va a pasar (fonológico). Todo ello en un tiempo inferior a cinco segundos.

Por su gran complejidad, involucra a diferentes regiones del cerebro, aunque los principales responsables son los **lóbulos temporales y parietales.** Mediante estudios de imagen, del tipo de la resonancia, se ha observado cómo cuando se ejercita este tipo de memoria, siempre ocurre una activación de estas regiones. Si recordamos ahora la historia de Henry Molaison, la operación no afectó a ninguna de estas zonas, por eso este tipo de memoria la mantuvo intacta.

Uno de los debates científicos actuales sobre esta memoria es el referente a su capacidad de almacenamiento. Como hemos comentado, George Miller definió que nuestro cerebro es capaz de recordar más o menos siete elementos, aunque actualmente se cree que el número es menor. Lo más interesante es que evolutivamente nuestro órgano maestro ha desarrollado «trampas» para que, dentro de estos elementos, se pueda almacenar mucha más información. Es por eso que los investigadores utilizan conceptos algo abstractos, como elementos o ítems, en lugar de utilizar términos mucho más concretos, como palabras o imágenes. La trampa cerebral consiste en que estos elementos no son palabras sueltas, sino que el cerebro las interpreta como conjuntos de palabras que tienen un sentido y que se almacenan como un solo elemento o ítem. Esta es una de las razones del éxito de las **reglas mnemotécnicas** a la hora de memorizar: al rela-

HEMISFERIO CEREBRAL

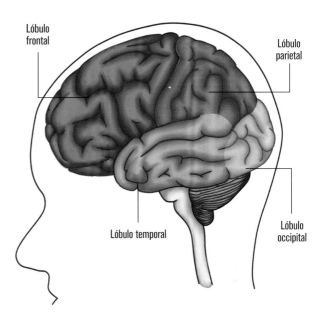

Lóbulo frontal

Lóbulo parietal

Lóbulo temporal

Lóbulo occipital

cionar varias palabras sin conexión aparente en una frase con un sentido, se pueden almacenar más fácilmente que como elementos individuales, pasando a formar parte de la memoria a largo plazo.

Algo parecido ocurre al **memorizar una pieza musical.** Durante el proceso de aprendizaje en un primer momento se memoriza por notas, posteriormente se puede memorizar por acordes, para terminar memorizando varios acordes consecutivos como un solo ítem. Si esto se repite, una y otra vez, al final la memoria a largo plazo puede almacenar una pieza completa con centenares de notas. Pero para que eso ocurra, debe producirse el siguiente paso: la consolidación de la memoria.

5. Miller, G.A., Psychological Review, 1994. 101(2): p. 9.

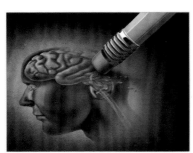
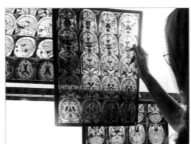
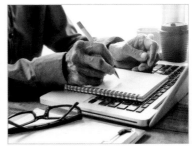

El estudio de la memoria aún es incompleto, pero sí sabemos que hay enfermedades que la borran y actos que la potencian.

La consolidación de la memoria

Recordar algo a largo plazo es una labor que nos gustaría mucho dominar, sobre todo en la etapa estudiantil, pues nos facilitaría tener buenos resultados académicos con más garantías. Para ello, en este capítulo, vamos a ver cómo las emociones y el sueño tienen un papel protagonista e impresdindible en la consolidación de esa memoria que tanto necesitamos.

EL INVESTIGADOR Arnaud d'Argembeau, de la Universidad de Lieja, lleva años investigando el papel de las emociones en la memoria. En uno de sus trabajos mostró a varios voluntarios caras de personas desconocidas, unas horas después volvió a mostrar las mismas imágenes y les pidió que señalaran las que recordaban. Una de las principales conclusiones del trabajo fue que se recuerdan mucho mejor las caras que expresan una emoción frente a las neutras, y sorprendentemente, se recuerdan mucho mejor si las facciones faciales muestran alegría[6].

Los resultados de d'Argembeau y de otros muchos investigadores, nos están indicando que las **emociones** son muy importantes en la consolidación de la memoria, proceso que se define como **el paso de una memoria de corto a largo plazo**. Su estudio es complejo y gracias a las técnicas más modernas se han propuesto dos tipos principales de consolidación:

• **Consolidación sináptica:** hace referencia a una estabilización de nuevas memorias en un tiempo corto, de entre cuatro y ocho horas. Para que tenga lugar, las neuronas tienen que sintetizar nuevas proteínas que favorezcan la comunicación entre ellas.

• **Consolidación sistémica:** es un proceso mucho más largo, que puede requerir de semanas, meses o incluso años. Para que se produzca, tiene lugar una reorganización de la memoria, ya que esta pasa de estar ubicada en el hipocampo a estar en regiones del neocórtex.

El **sueño** es fundamental en procesos de consolidación de la memoria. En un estudio clásico dos grupos de personas tuvieron que memorizar una lista de palabras. El primer grupo lo hizo en torno a las a las 21:00 h, poco antes de dormir, y tuvieron que recordar las palabras a la mañana siguiente. Mientras que el segundo grupo memorizó la lista a las 9:00 h y se les preguntó por las palabras por la noche. El resultado fue asombroso: los que pudieron dormir recordaban mucho mejor las palabras, a pesar de que el tiempo trascurrido desde la memorización hasta el «examen» fue el mismo. Este fue el primero de cientos de estudios del mismo tipo que en conjunto concluyen que el sueño es un mecanismo clave en la consolidación[7].

Por lo tanto, estar toda la noche estudiando para un examen puede que no sea la mejor estrategia para obtener una buena calificación. Es necesario dormir para que todo lo estudiado se almacene en la memoria a largo

Estudios como el de d'Argembeau demuestran que es más fácil recordar rostros alegres que tristes. La emoción, por tanto, influye en la memoria y el aprendizaje.

plazo. Otro hecho relevante sobre la consolidación y relacionado con el estudio es la **repetición**. Si se hace una repetición consciente de un texto, una lista de palabras, números, etc., se favorece la memoria a largo plazo. Aunque si esta repetición ocurre de una manera inconsciente, también se favorece la consolidación, siendo el ejemplo más claro cómo podemos aprender la letra de una canción, aunque no nos guste, simplemente porque esté sonando en la radio constantemente.

La consolidación puede verse influida negativamente por determinados procesos, como el estrés, la falta de sueño o condiciones patológicas, pero, ¿se puede entrenar o mejorar? El estado de **atención** es importante para generar recuerdos más consolidados, obviamente evitar estrés, garantizar el sueño y otros hábitos de vida saludable también influyen. Pero también hay otros factores que pueden influir mucho más insospechados. En otro estudio reciente desarrollado por Johan N. Lunsdtröm y su equipo, del Instituto Karolinska de Estocolmo, observaron cómo algo tan sencillo como respirar por la nariz favorece la consolidación de la memoria. Para llegar a esta conclusión evaluaron la memoria olfativa de varios voluntarios que fueron expuestos a estímulos olfativos, tras los cuales, un grupo estuvo durante una hora respirando por la nariz y otro por la boca. El grupo que respiró por la nariz obtuvo mejores resultados al reconocer los olores iniciales[9]. Aunque podría parecer

CICLO DEL SUEÑO

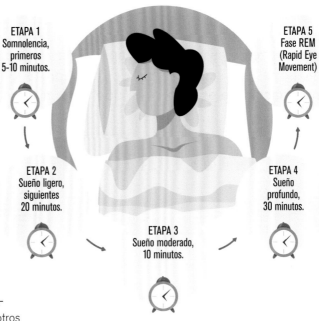

ETAPA 1
Somnolencia, primeros 5-10 minutos.

ETAPA 5
Fase REM (Rapid Eye Movement)

ETAPA 2
Sueño ligero, siguientes 20 minutos.

ETAPA 4
Sueño profundo, 30 minutos.

ETAPA 3
Sueño moderado, 10 minutos.

algo anecdótico, la explicación es bastante compleja, ya que desde hace unos años se ha visto cómo **respirar por la nariz favorece la función eléctrica hipocampal,** en comparación con la respiración por la boca. Y recordemos que es en el hipocampo donde tiene lugar parte de la consolidación.

6. D'Argembeau, A., et al., Emotion, 2007. 7(3): p. 507-15.
7. Rasch, B., et al., Physiol Rev, 2013. 93(2): p. 681-766.
8. Hyun, J., et al., J Gerontol B Psychol Sci Soc Sci, 2019. 74(1): p. 38-46.
9. Arshamian, A., et al., J Neurosci, 2018. 38(48): p. 10286-10294.

 ## EL ESTRÉS, UN PELIGRO PARA LA MEMORIA

El estudio de la consolidación de la memoria es fundamental por su relación con enfermedades neurodegenerativas, amnesias, etc. En un trabajo reciente llevado a cabo por investigadores de la Universidad de Pensilvania se concluyó que el estrés dificulta los procesos de consolidación de memoria. En el estudio participaron 240 voluntarios a los que se monitorizó durante varias semanas utilizando una aplicación de móvil. Varias veces al día debían responder a preguntas que evaluaban el nivel de estrés, a su vez también debían resolver una serie de juegos que requerían de memoria a corto y largo plazo. Lo más sorprendente es que, además del efecto directo generado por una situación de estrés, los autores observaron que el rendimiento también disminuía los días previos a la situación generadora de estrés[8].

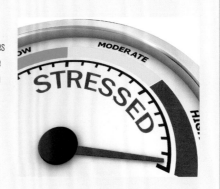

Memoria a largo plazo

Cada día, decenas de investigadores de todo el mundo introducen a ratones o ratas de laboratorio en una pequeña piscina para estudiar la memoria a largo plazo y el aprendizaje. ¿Qué hemos aprendido de estos animalitos? ¿Cuál ha sido su función en los estudios de laboratorio?

EL FAMOSO test de Morris en ratones fue desarrollado por Richard Morris en 1984 y es una forma sencilla y acertada de estudiar la memoria. Para ello se utiliza una piscina pequeña (del tamaño de una piscina hinchable infantil) que se llena de agua con alguna sustancia que la haga opaca, situando en algún punto una plataforma oculta. Cuando se deja al ratón en el interior de la piscina por primera vez, este nadará de forma más o menos aleatoria hasta que encuentre la plataforma. Conforme se va repitiendo el experimento, el ratón cada vez tiene más facilidad para encontrar la superficie, lo cual quiere decir que ha memorizado su localización.

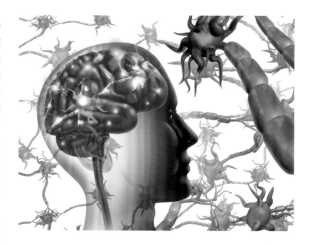

En el ratón, se están cumpliendo los tres pasos de la vida de un recuerdo. En primer lugar, está **la formación del recuerdo**, un proceso en el que influyen la memoria sensorial y la memoria a corto plazo, en este punto el recuerdo puede llegar a perderse. Posteriormente, viene la **consolidación**, en el caso del test de Morris, la repetición juega un papel fundamental. Y finalmente, la **evocación**, que es cuando esa memoria vuelve a estar disponible, y por lo tanto cuando el ratón, una vez en la piscina, se dirige directamente a la plataforma.

La memoria a largo plazo, por lo tanto, requiere de una reorganización cerebral muy compleja, con la for- mación de nuevas conexiones y síntesis de proteínas y otros compuestos que favorecen **la comunicación entre neuronas.** Repetir algo reiteradamente, dormir bien, y todo lo mencionado en el apartado anterior favorece estos complejos procesos. Sabemos que principalmente tiene lugar en la corteza cerebral, pero desconocemos cuál es la «fecha de caducidad» de esta memoria, ya que la mayoría de las personas más longevas del mundo, re- cuerdan con facilidad eventos de su infancia. Por lo que desconocemos el límite temporal, pero también el límite

RAMÓN Y CAJAL, UN PRECURSOR

Aún nos queda mucho por descubrir sobre los procesos que subyacen en la memoria a largo plazo, pero sí que hemos sido capaces de clasificarla para estudiarla mejor, además sabemos que es necesaria una reorganización de conexiones cerebrales para que los recuerdos se puedan consolidar. Se generan nuevas sinapsis, se sintetizan nuevas proteínas e intervienen varias regiones del cerebro. Para obtener estas conclusiones, han sido necesarias décadas de investigaciones, aunque hace más de un siglo, ya hubo alguien que anticipó todo esto.

En 1894, una de las mentes más brillantes de la historia de la humanidad, Santiago Ramón y Cajal afirmó lo siguiente en una conferencia en la *Royal Society*:

«El ejercicio mental facilita un mayor desarrollo de las estructuras nerviosas en las partes del cerebro en uso. Así, las conexiones preexistentes entre grupos de células podrían ser reforzadas por la multiplicación de terminales nerviosas...».

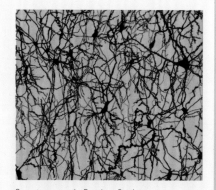

Conexiones, según Ramón y Cajal.

de capacidad. Un ejemplo son las personas con síndrome de Savant o «del sabio», que pueden tener una memoria fotográfica que les hace recordar todo lo que han visto.

A pesar de todo lo que nos queda por saber de este tipo de memoria, a día de hoy sí que podemos hacer una clasificación en función del tipo de información memorizada. Encontramos la memoria declarativa que almacena hechos, eventos, etc., y la no declarativa relacionada con las habilidades.

La memoria declarativa es lo que tradicionalmente se conoce como «memoria», ya que engloba todos nuestros recuerdos, que pueden ser evocados y rememorados. Son todas esas fotografías que componen el álbum de fotos de nuestras vidas y experiencias. A su vez se divide en tres tipos:

• **Memoria episódica:** hace referencia a los recuerdos biográficos, basados en experiencias. Esa que permite evocar momentos fundamentales de nuestras vidas. Además, curiosamente, es un tipo de memoria vulnerable y que incluso puede sufrir «alteraciones» que nos lleven a recordar situaciones de una forma diferente a como sucedieron.

• **Memoria semántica:** es aquella responsable de saber que París es la capital de Francia o que Kafka escribió *La metamorfosis.* La memoria de los significados, de los conceptos, de las definiciones, etc. A pesar de parecer abstracta, está directamente relacionada con el lenguaje. Se caracteriza porque puede ser adquirida de forma consciente o de forma totalmente inconsciente. Un ejemplo sencillo es que podemos definir qué es la felicidad, sin haber estudiado nunca el concepto.

• **Memoria espacial:** es aquella que nos permite ubicarnos, saber cómo movernos y orientarnos por el entorno. A pesar de ser fundamental, hay muchas clasificaciones que todavía no la incluyen dentro de la memoria declarativa.

En cuanto a **la memoria no declarativa,** como bien dice su nombre, es aquella que no se puede expresar de forma verbal. Se refiere a las habilidades y comportamientos adquiridos. Tiene lugar de una forma involuntaria y automática gracias a eventos y experiencias previas. Al igual que las anteriores son fáciles de modificar, esta es más complicado. Por eso mismo es muy difícil que cambiemos todas esas «manías» que tenemos cuando conducimos, practicamos un deporte, tocamos un instrumento, etc.

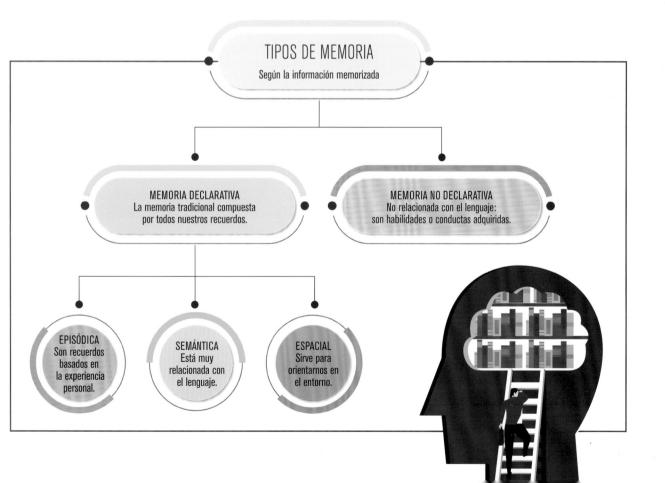

La magdalena de Marcel Proust

Entendemos por evocación de recuerdos la recuperación de información almacenada en la memoria. Durante años, nuestro cerebro guarda una cantidad inmensa de información, algo que es posible gracias a la comunicación entre neuronas.

DE FORMA simplificada, se asume que un conjunto de **neuronas** comunicándose puede almacenar un **recuerdo.** Para que esto sea posible, y debido a que tenemos un número limitado de neuronas, cada una puede formar parte de miles de estos circuitos y por lo tanto, de miles de recuerdos, componiendo un complejo sistema de redes neuronales.

Actualmente, gracias a las **técnicas de neuroimagen**, sabemos que cuando tratamos de recordar algo, **se activan varias regiones del cerebro**, destacando la corteza cingulada anterior, el hipocampo, el globo pálido, el cerebelo y el tálamo. Regiones no solo relacionadas con la memoria a largo plazo, sino también con la imaginación, los procesos inconscientes, las emociones, etc.

Existen una serie de factores fundamentales en la **evocación del recuerdo,** que están directamente relacionados, tanto con la formación de la memoria, como con la consolidación y posterior evocación. De dos de ellos, la **atención** y la **motivación**, hablaremos en profundidad más adelante debido a su relevancia. Pero existen otros también importantes como **el contexto** en el que se adquiere la memoria y posteriormente se evoca.

Los investigadores **Godden** y **Baddeley** publicaron en el año 1975 un estudio con buceadores que puso de manifiesto la relevancia del contexto en la evocación. Observaron que, si un buceador hacía todo su entrenamiento bajo el agua, el resultado era mucho más eficaz que si se realizaba el mismo entrenamiento en la superficie. Aunque nos pueda resultar obvio, este hecho tiene gran relevancia en nuestro día a día; por ejemplo, diferentes investigaciones han demostrado que los estudiantes obtienen mejores calificaciones si estudian en un espacio similar al aula en el que posteriormente se examinarán[10, 11].

Contexto, atención y motivación ayudan a que la evocación de recuerdos sea mucho más eficiente, pero a pesar de ello nos enfrentamos a situaciones en las que **no somos capaces de recordar algo**, a pesar de tenerlo en la punta de la lengua. Este fenómeno está siendo muy estudiado en la actualidad, ya que tiene lugar con mayor frecuencia conforme el cerebro envejece. Los investigadores se preguntan si es así porque se pierden conexiones con la edad, o si, por el contrario, el hecho de que con la edad se almacene más información puede dificultar el acceso a determinados recuerdos. Una de las teorías más aceptadas explica que puede haber fallos en las conexiones entre el conocimiento sobre un tema y las palabras para explicarlo. Aunque pueda resultar anec-

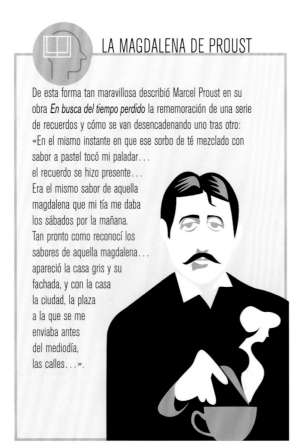

LA MAGDALENA DE PROUST

De esta forma tan maravillosa describió Marcel Proust en su obra *En busca del tiempo perdido* la rememoración de una serie de recuerdos y cómo se van desencadenando uno tras otro:
«En el mismo instante en que ese sorbo de té mezclado con sabor a pastel tocó mi paladar...
el recuerdo se hizo presente...
Era el mismo sabor de aquella magdalena que mi tía me daba los sábados por la mañana.
Tan pronto como reconocí los sabores de aquella magdalena...
apareció la casa gris y su fachada, y con la casa la ciudad, la plaza a la que se me enviaba antes del mediodía, las calles...».

MEMORIA

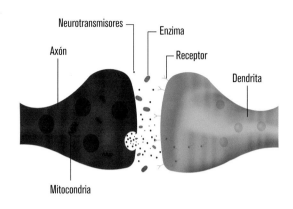

MALA MEMORIA

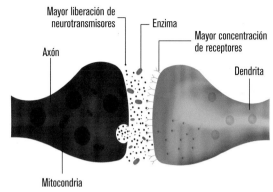

BUENA MEMORIA

dótico, investigar el **fenómeno «punta de la lengua»,** puede ayudar a comprender mejor qué ocurre en patologías como la enfermedad de Alzheimer y otros tipos de demencia.

Otro fenómeno muy común relacionado con la evocación, es la **recuperación involuntaria** de recuerdos. A menudo tenemos ensoñaciones o recordamos la melodía o letra de una canción de forma totalmente involuntaria y, por ejemplo, podemos estar en una reunión importante, cantando mentalmente *La Macarena*. Puede ocurrir con memorias autobiográficas o memorias

semánticas y suele surgir por la aparición en el entorno de claves o pistas que hacen reactivar ese recuerdo. Si, por ejemplo, en esa reunión tan importante interviene una supervisora llamada Macarena, el cerebro automáticamente se puede poner a cantar la famosa canción.

Finalmente, es importante hablar de la evocación de **recuerdos falsos,** algo que precisamente es difícil de estudiar porque las personas suelen ver dichas memorias como reales. Un recuerdo se puede modificar si recibimos constantemente información que sugiere que ese evento no fue tal y como lo recordamos. Al final y sin ser conscientes de ello, puede llegar a ser modificado y lo asimilamos como si fuera real. Un caso particular es la **criptomnesia**, por la cual, de forma involuntaria, la persona cree que tuvo una idea original sobre algo, cuando en realidad esa idea viene de un recuerdo aprendido previamente.

COMUNICACIÓN NEURONAL

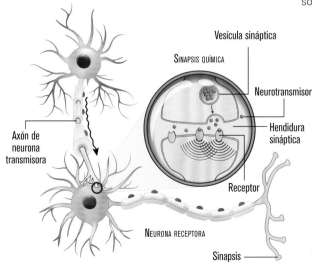

Esquema de la comunicación neuronal o sinapsis química necesaria para los procesos cerebrales.

Evocar ese recuerdo por un olor o por una melodía es algo que nuestro cerebro hace constantemente. Pero según investigaciones recientes, el cerebro también desarrolla mecanismos que nos ayudan a olvidar. La capacidad del cerebro, aunque tremendamente elevada, es limitada y constantemente estamos sometidos a un bombardeo de información, que muchas veces pasa a formar parte de la memoria a largo plazo. Profundizar en el conocimiento de cómo olvidamos ayudará a comprender mejor procesos como el estrés postraumático. Tan importante es recordar como olvidar.

10. Godden, D.R., et al., British Journal of Psychology, 1975. 66(3): p. 6.
11. Grant, H.M., et al., Applied Cognitive Psychology, 1999. 12(6): p. 6.

Las múltiples caras de las alteraciones de la memoria

La amnesia, las lagunas en la memoria provocadas por el alcohol o las drogas y otras alteraciones menos conocidas, como la agnosia o la hipermnesia, son tan fascinantes como la misma memoria.

EL FAMOSO NEURÓLOGO y escritor Oliver Sacks cuenta en su libro *El hombre que confundió a su mujer con un sombrero* la historia de Jimmie G, un marinero de 19 años que un día acudió a su consulta. El doctor le pidió que se mirara al espejo, cuando Jimmie lo hizo, este le devolvió el reflejo de un anciano, algo que le horrorizó profundamente. A los pocos minutos, olvidó por completo lo que acaba de ocurrir, ni siquiera reconoció a Sacks. Jimmie G fue diagnosticado de **síndrome de Korsakoff**, una alteración neurológica consecuencia del consumo excesivo y prolongado de alcohol. Se produce un daño irreparable sobre el tracto digestivo, lo cual dificulta la absorción de vitaminas y minerales esenciales. La consecuencia final es una amnesia que puede ser tanto anterógrada como retrógrada.

La **amnesia** hace referencia a una serie de alteraciones que se manifiestan como la incapacidad de crear nuevas memorias y evocarlas. Puede tener una duración más corta o aparecer mantenida en el tiempo. En cuanto a las causas, puede aparecer consecuencia de una enfermedad o un accidente, o como una respuesta funcional del cerebro frente a un acontecimiento traumático. Existen dos tipos principales con base en la escala temporal. La **retrógrada** es aquella por la que no se recuerdan eventos pasados, mientras que la **anterógrada** hace referencia a la imposibilidad de generar nuevos recuerdos. Este último caso es el que tenían tanto el marinero Jimmie G, como Henry Molaison, de quien hablamos hace unas páginas.

El hecho de que haya sido utilizada como recurso en series de televisión, películas, libros, etc., nos puede llevar a pensar que puede ser algo muy frecuente. Nada más lejos de la realidad: en realidad, son alteraciones poco comunes y en la mayoría de los casos aparecen como eventos temporales. Es mucho más frecuente la pérdida de memoria producida por enfermedades como la de Alzheimer o el accidente cerebrovascular (ictus). En este último caso, lo que ocurre es que los nutrientes y el oxígeno dejan de llegar a una región del cerebro, dañándola. Si

TIPOS DE AMNESIA

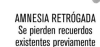 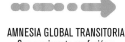

AMNESIA RETRÓGADA	AMNESIA ANTERÓGRADA	AMNESIA GLOBAL TRANSITORIA	AMNESIA INFANTIL
Se pierden recuerdos existentes previamente creados	No se pueden crear nuevos recuerdos	Se experimenta confusión y agitación que aparece y desaparece en el transcurso de varias horas	La mayor parte de las personas no recuerdan nada de sus primeros cinco años de vida

CAUSAS DE AMNESIA

Demencia	Terapia electroconvulsiva	Herida en la cabeza	Alcohol	Traumas o estrés	Anoxemia (disminución de oxígeno)

NEURONA SANA VS NEURONA CON INTOXICACIÓN ETÍLICA

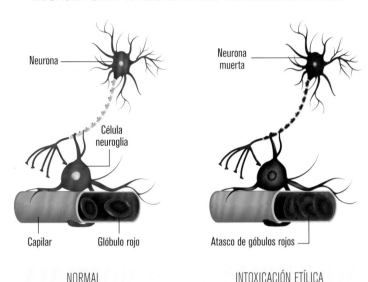

NORMAL   INTOXICACIÓN ETÍLICA

Aunque el daño no viene solo provocado por un «atasco de glóbulos rojos», sí que existen diferencias sustanciales entre una neurona sana y otra con intoxicación etílica.

esta región es el hipocampo, la memoria de esta persona se verá afectada.

Otro tipo de alteración de la memoria es la **agnosia**, por la cual el cerebro es incapaz de procesar determinada información sensorial. Se genera una alteración en los primeros pasos de la formación de memorias; por lo tanto, la principal consecuencia es la incapacidad de reconocer objetos, personas o sonidos. Existen diferentes tipos, como la **prosopagnosia** por la cual la persona es incapaz de reconocer rostros. En este caso, el cerebro interpreta la información de las diferentes características faciales por separado, pero es incapaz de entenderlas en su conjunto y asociarlas con una persona en particular. Otro ejemplo es la **simultagnosia**, según la cual el paciente es incapaz de interpretar imágenes o escenas complejas, a pesar de que sí es capaz de identificar los diferentes componentes por separado.

Hasta el momento se han planteado alteraciones de la memoria asociadas a procesos patológicos, pero ¿puede una persona sana tener problemas de memoria? La respuesta es que sí, ya que existen diferentes factores nocivos que la dañan. Es fundamental cuidar el sueño, alimentarse bien, evitar el estrés o compuestos tóxicos para el cerebro como el alcohol y otras sustancias de abuso. Por desgracia, vivimos en una sociedad donde varios de estos factores son comunes en la mayoría de la población. Un caso muy particular es el del *blackout* o las «la-

gunas» consecuencia del consumo de alcohol. En primer lugar, hay que dejar bien claro que no existe el consumo de alcohol saludable, desde dosis muy bajas puede generar daño cerebral. El consumo excesivo durante un periodo corto de tiempo puede llevar a una neuroinflamación que acaba afectando a la conectividad de las neuronas imposibilitando que se formen nuevas memorias.

En el otro extremo encontramos alteraciones de la memoria que lo que generan es un incremento de la capacidad. Esto se conoce como **hipermnesia** y se define como un incremento cuantitativo de la capacidad de retención y evocación de recuerdos. Un caso muy conocido es el del **síndrome de Savant o del sabio** que afecta a individuos que tienen una memoria prodigiosa, pero que a su vez muestran alteraciones en otras funciones que les generan dificultades en el día a día. A pesar de ser muy poco frecuente, se ha hecho famoso gracias a series como *The Good Doctor* o películas como *Rain man*. Esta última cuenta la historia real de Kim Peek, interpretado por Dustin Hoffman, quien durante su vida memorizó más de 12 000 libros, y a pesar de esta gran capacidad, era totalmente dependiente a la hora de realizar actividades cotidianas como vestirse. El por qué ocurre esto aún se desconoce; por ejemplo, Kim Peek **no tenía cuerpo calloso,** que es la región que conecta los dos hemisferios; además, tenía dañadas regiones del cerebelo, por lo que se piensa que puede aparecer como una respuesta compensatoria del cerebro, que incrementa la actividad en regiones no dañadas.

Kim Peek o el marinero Jimmie G sufrieron alteraciones totalmente distintas, pero con un nexo en común: una descompensación en la memoria. Oliver Sacks introduce su historia del marinero perdido con una bonita frase de Luis Buñuel que en este caso hará de cierre de este capítulo:

«Hay que haber empezado a perder la memoria, aunque sea solo a retazos, para darse cuenta de que esta memoria es lo que constituye toda nuestra vida... Nuestra memoria es nuestra coherencia, nuestra razón, nuestra acción, nuestro sentimiento. Sin ella, no somos nada...».

La enfermedad de Auguste Deter (enfermedad de Alzheimer)

Una de las mayores preocupaciones de la medicina actual es cómo atajar la enfermedad de Alzheimer, que destruye los recuerdos. A falta de un tratamiento que acabe con ella, lo que sí podemos hacer es conocerla en profundidad.

AUGUSTE DETER nació el 16 de mayo de 1850 en un pueblo alemán, llevó una vida muy tranquila hasta que su marido empezó a observar que mostraba comportamientos raros y un deterioro de la memoria. En 1901 ingresó en el Hospital de Enfermos Mentales y Epilépticos de Frankfurt con estos síntomas y otros como desorientación, alucinaciones, afasia (alteraciones del lenguaje), etc. El suyo era un caso particular para la época por lo que la derivaron al **Dr. Alois Alzheimer.** A los cinco años, la paciente falleció y el Dr. Alzheimer hizo un estudio histopatológico de su cerebro. Para su sorpresa, encontró dos estructuras muy raras en el cerebro de Auguste, por un lado, unas **acumulaciones entre las neuronas** y por otro, unas acumulaciones en el interior de las mismas. Alzheimer identificó las placas seniles y los ovillos neurofibrilares, las principales estructuras patológicas de la enfermedad que lleva el nombre del patólogo. Auguste Deter ha pasado a la historia como el primer caso de la enfermedad que lleva el nombre del médico que la trató.

La enfermedad de Alzheimer es una patología progresiva e irreversible que surge por la muerte de un gran número de neuronas en diferentes regiones del cerebro. A día de hoy se desconoce cuál es la causa de esta muerte, pero sí que se sabe que la mayoría de los pacientes muestran las mismas estructuras que el Dr. Alzheimer encontró en el cerebro de Auguste. Conocemos cómo se forman las placas seniles de beta amiloide y los ovillos neurofibrilares de proteína hiperfosforilada Tau, pero aún no sabemos si son causa o consecuencia de la enfermedad.

Una de las primeras regiones que se ve afectada es el **hipocampo**; por eso mismo, la pérdida de memoria es una de las principales causas de diagnóstico. Aun así, se piensa que la enfermedad puede surgir unos 15 o 20 años antes de que estos síntomas se hagan visibles, por lo que podemos dividir la enfermedad en una larga etapa preclínica sin síntomas, seguida de una serie de alteraciones cognitivas que llevan a procesos de demencia. Esta enfermedad se caracteriza, no solo por la pérdida de memoria, sino por un deterioro cognitivo general, incluyendo pérdida del sentido de la orientación, dificultad en la planificación de tareas o resolución de problemas, alteraciones en el lenguaje, cambios en la personalidad, etc. Igualmente, no todos los pacientes desarrollan los mismos síntomas, ni con la misma frecuencia.

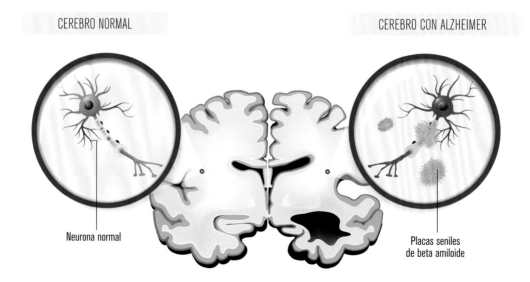

CEREBRO NORMAL

CEREBRO CON ALZHEIMER

Neurona normal

Placas seniles de beta amiloide

El hecho de no conocer el origen de la enfermedad, genera que a día de hoy no exista un tratamiento eficaz. Los medicamentos que se utilizan son, principalmente, para **paliar** algunos de los síntomas y son mucho más efectivos en los primeros años de la enfermedad. Algunos tratamientos experimentales como anticuerpos frente a las placas seniles están generando resultados esperanzadores, pero se necesitan más estudios para comprobar su eficacia[12].

Los factores de riesgo inevitables, como la edad o la genética, no los podemos controlar, pero existen otros sobre los que sí podemos tomar el control: son **los factores de riesgo modificables.** Estos están relacionados con el daño cardiovascular (diabetes, hipertensión, tabaquismo, obesidad, etc.) y con el estilo de vida (nutrición, actividad física y cognitiva, etc.). Pero, ¿controlando estos factores, se podría prevenir la enfermedad? Diferentes estudios afirman que se puede reducir la posibilidad de padecerla. Entre estos trabajos, destaca el estudio FINGER que se realizó en Finlandia con más de 1000 personas en edad de riesgo a las que se sometió a una intervención basada en cuatro puntos principales: sesiones formativas sobre hábitos saludables, ejercicio físico supervisado, entrenamiento cognitivo y monitorización de factores de riesgo vasculares. Pasados los dos años de intervención observaron cómo hubo una reducción significativa en la incidencia de la enfermedad. Los expertos ven con optimismo estos resultados, ya que se hicieron sobre una población en riesgo de padecer la enfermedad. Actualmente se están alargando este y otros estudios similares a individuos más jóvenes (50 años de edad)[13, 14].

Han pasado más de 100 años desde la muerte de Auguste Deter, en los cuales hemos aprendido mucho sobre esta terrible enfermedad. Las técnicas de neuroimagen permiten hacer diagnósticos más fiables, y el control de factores de riesgo parece ser una posibilidad terapéutica de gran interés, junto con la irrupción de nuevos fármacos como los anticuerpos, pero aún nos queda mucho por aprender sobre ello. Unos años atrás, un grupo de científi-

CEREBRO NORMAL

Corteza cerebral

Hipocampo

CEREBRO CON ALZHEIMER

Ventrículos más grandes

Contracción del hipocampo

Proteína precursora amiloide (APP)

NEURONA

Proteína beta amiloide

AXÓN

ENZIMA

Anillos neurofibrilares

PLACAS SENILES

DENDRITA

La APP es la molécula precursora del beta amiloide, que es lo que compone principalmente las placas seniles, relacionadas con el Alzheimer.

cos reexaminó el caso de Auguste Deter utilizando técnicas médicas modernas y pudieron concluir que padeció la variable familiar de la enfermedad, lo cual explica el estado avanzado de la enfermedad a los 50 años, edad en que su vida se cruzó con la del Dr. Alois Alzheimer.

12. Selkoe, D.J., Nat Rev Neurol, 2019.
13. Lehtisalo, J., et al., J. Alzheimers Dement, 2019. 15(3): p. 410-417.
14. Coley, N., et al., Alzheimers Dement, 2019. 15(6): p. 729-741.

FACTORES DE RIESGO INEVITABLES DEL ALZHEIMER

El principal es la edad, ya que está directamente ligada con el envejecimiento. De hecho, la incidencia se incrementa conforme aumenta la edad, siendo de más del 30% en mayores de 80 años. El actual ritmo de envejecimiento de la población produce que cada vez haya más personas en el mundo con esta enfermedad: se estima que cada cuatro minutos se diagnostica a un nuevo paciente. Otro factor es el genético; por un lado, hay mutaciones en genes que favorecen que aparezca la enfermedad, uno de los más comunes es el gen APOE. Por otro lado, existe una variable de la enfermedad que sí es causada exclusivamente por alteraciones genéticas, en particular en tres genes relacionados con las placas seniles. Esta variable genética se caracteriza por aparecer en pacientes más jóvenes (de entre 30 y 60 años) y por ser hereditario, pero supone un porcentaje muy bajo del total de casos (en torno al 1%).

APRENDIZAJE

Plasticidad neuronal

El cerebro humano recibe información constantemente, mucha de la cual pasa a formar parte de los recuerdos. Pero además es un órgano dinámico que elimina la información que ya no es útil. Teniendo un tamaño y capacidad limitada, ¿cómo gestiona todo esto? La respuesta es la plasticidad cerebral o neuroplasticidad.

LA **NEUROPLASTICIDAD** se define como el conjunto de cambios en la estructura del cerebro como consecuencia de nuevos aprendizajes, habilidades, interacciones sociales, etc. Todo ello, por lo tanto, genera modificaciones en circuitos y redes neuronales que cambian sus funciones en virtud de lo que vamos aprendiendo y experimentando a lo largo de la vida. A través de alteraciones microscópicas, se forman nuevas conexiones que albergan nuevos recuerdos y se eliminan las que ya no usamos. Gracias a este mecanismo, podemos aprender durante toda nuestra vida.

A finales del siglo XIX y principios del XX, William James y Ramón y Cajal describieron el concepto de neuroplasticidad desde diferentes puntos de vista. Pero la idea que prevaleció fue la de que el cerebro era una estructura estática y muy **compartimentalizada**. Según esta corriente científica, el cerebro está formado por diferentes regiones que se encargan cada una de ellas de funciones muy concretas, sin comunicación ni interacción con otras zonas. Con el paso del tiempo, estas regiones se van deteriorando y por lo tanto se van perdiendo funciones. Fue a partir de finales de los 50 cuando esta idea empezó a cambiar, confirmando que nuestro órgano maestro es mucho más complejo. No solo tiene miles de millones de neuronas y billones de sinapsis, sino que estas se comportan de una forma dinámica, formando parte de diferentes circuitos en función de la tarea en la que estén implicadas. Llegando

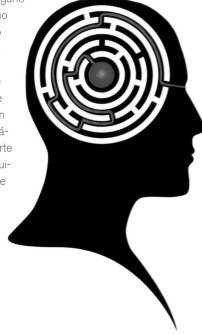

a un punto en que, si una región del cerebro se lesiona, las funciones de las que se encarga pueden llegar a ser desarrolladas por otra zona. Este hecho tiene unas consecuencias increíbles, que estamos empezando a explorar en la actualidad.

Es en los **primeros años de vida** cuando este proceso es más activo. Se forman conexiones según la información que recoge el cerebro, para que esté disponible el resto de la vida. Es por eso que, en esta fase, los bebés deben interactuar con el entorno, conocer, descubrir y alimentar su bendita curiosidad. En los siguientes años, la plasticidad también se mantiene muy activa. En un reciente estudio de la Universidad de Barcelona y el centro de investigación Idibell, se comprobó que la plasticidad durante un aprendizaje está muy influenciada por la edad de inicio de entrenamiento. Para ello estudiaron el cerebro de pianistas profesionales, en los que observaron que aquellos que habían comenzado a practicar antes de los siete años, habían entrenado mejor a su cerebro. Este factor también se ha observado en otros estudios relacionados con aprendizajes musicales o de idiomas[15].

A partir de la **adolescencia** todo empieza a cambiar. El cerebro es el principal responsable de los cambios de humor que viven los adolescentes, en particular por un proceso relacionado con la plasticidad llamado **«poda neuronal»**. Durante los años anteriores, el cerebro trata de asimilar toda la

La razón por la que no se deja nunca de aprender es la plasticidad neuronal, capaz de asumir nueva información indefinidamente.

información que puede, pero esto no es muy útil energéticamente, por lo que se inicia este proceso, que produce una gran pérdida de conexiones entre neuronas. Pero tampoco hay que asustarse, pensemos que lo que realmente ocurre es que se pierden las conexiones relacionadas con tareas y funciones que no son muy utilizadas para, de esta forma, poder potenciar y destinar más recursos en aquellas funciones que han sido entrenadas con mayor frecuencia.

Ya en la **edad adulta,** la plasticidad de nuestro cerebro va disminuyendo, pero si se mantiene un nivel de aprendizaje constante y se alimenta al cerebro con nuevas experiencias, puede mantenerse relativamente activa. Llevar una vida saludable a nivel cerebral es fundamental para llegar con él en plena forma a la vejez.

Conforme **envejecemos**, en el cerebro pueden aparecer diferentes patologías donde se reduce casi por completo la plasticidad, como es el caso de la enfermedad de Alzheimer. Pero en cerebros sanos también se observa de forma más o menos generalizada un descenso en el volumen cerebral y en consecuencia de la plasticidad que caracteriza a la juventud. En estudios recientes se ha visto que esto no ocurre en toda la población, ya que hay personas donde apenas se observa este descenso. Al estudiar sus vidas se ha observado cómo cumplen con varios de los patrones de vida saludable, entre ellos el ejercicio físico. Varios estudios realizados en la Universidad de Pittsburgh, dirigidos por Kirk Erickson, han demostrado cómo el ejercicio físico moderado incrementaba el volumen cerebral de personas con edad avanzada, sobre todo el hipocampo y corteza prefrontal[16]. En su conjunto, factores de vida saludables, mantener el cerebro activo, llevar una vida social, etc., puede reducir esta pérdida de plasticidad. En definitiva, si lo queremos, podemos ser escultores de nuestro propio cerebro durante toda la vida.

15. Vaquero, L., et al., Neuroimage, 2016. 126: p. 106-19.
16. Erickson, K.I., et al., Neurobiol Aging, 2014. 35 Suppl 2: p. S20-8.

PLASTICIDAD NEURONAL Y ETAPAS VITALES

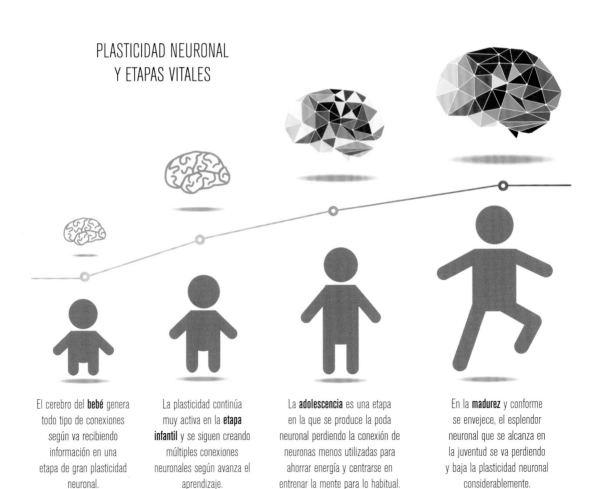

El cerebro del **bebé** genera todo tipo de conexiones según va recibiendo información en una etapa de gran plasticidad neuronal.

La plasticidad continúa muy activa en la **etapa infantil** y se siguen creando múltiples conexiones neuronales según avanza el aprendizaje.

La **adolescencia** es una etapa en la que se produce la poda neuronal perdiendo la conexión de neuronas menos utilizadas para ahorrar energía y centrarse en entrenar la mente para lo habitual.

En la **madurez** y conforme se envejece, el esplendor neuronal que se alcanza en la juventud se va perdiendo y baja la plasticidad neuronal considerablemente.

Las neuronas de los taxistas de Londres

El apasionante tema de la plasticidad neuronal es vital en procesos de regeneración de algún daño cerebral, pero también se puede entrenar en cerebros sanos. El mejor ejemplo es el de los taxistas londinenses y sus increíbles mapas cerebrales.

EN EL APARTADO ANTERIOR hemos visto cómo nuestro cerebro es un órgano dinámico, donde las conexiones entre neuronas se modulan en función de la tarea que vayan a realizar. Conocer estos procesos puede ofrecer una nueva oportunidad terapéutica en diferentes enfermedades, como el ictus. Cuando ocurre un accidente cerebrovascular o ictus, una parte del cerebro se ve privada de oxígeno parcial o totalmente, afectando en muchas ocasiones a la región motora de la corteza. El resultado es que el individuo pierde la movilidad de una o varias extremidades. En los últimos años se ha visto cómo se puede reeducar al cerebro para que esta extremidad recupere el movimiento, esto no ocurre porque la región cerebral dañada vuelva a funcionar, sino que otra zona, que suele estar cercana al área dañada, aprende y se encarga del movimiento de dicha extremidad.

Por ejemplo, si el ictus afecta **a la región responsable del movimiento de un brazo,** se hace todo lo posible para que el paciente mueva ese brazo, aunque sea solo intentar moverlo mentalmente. Esto potenciará la actividad cerebral de la región que se va a encargar de esta función. Esta recuperación muy ligada con la **neuroplasticidad** y la formación de nuevas conexiones, tiene un límite y depende de muchos otros factores como la edad, grado de afectación por el ictus, regiones dañadas, etc.

Algo fundamental a tener en cuenta es que hace unos años un accidente cerebrovascular era considerado como una lesión sin solución, pero a día de hoy, los médicos no solo tratan con fármacos la patología, sino que también favorecen mediante ejercicios físicos y mentales la neuroplasticidad. El conocimiento de estos procesos ofrece una nueva perspectiva terapéutica para estos pacientes, pudiendo sentar los cimientos de novedosas terapias cognitivas.

Hemos visto cómo **estimular** la plasticidad puede ser algo útil durante el envejecimiento o en patologías como el ictus, pero ¿se puede estimular en cerebros sanos? Para responder a esta pregunta debemos hablar de los taxistas de Londres. Para obtener el título deben pasar una dura prueba conocida como *The knowledge*, en la que deben memorizar las más de 25000 calles que tiene la ciudad.

CIRCUITO NEURONAL Y MUSCULAR

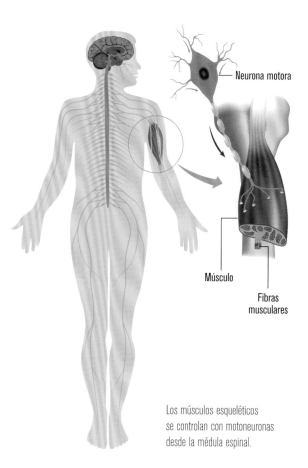

Neurona motora

Músculo

Fibras musculares

Los músculos esqueléticos se controlan con motoneuronas desde la médula espinal.

Este duro examen sirvió a la investigadora Eleanor Maguire para realizar uno de los estudios más bonitos de la historia de la neurociencia. Investigó el hipocampo de personas que se estaban preparando este examen, ya que en él están ubicadas unas neuronas llamadas **«células de lugar»** responsables de la orientación espacial. Y lo hizo utilizando técnicas de neuroimagen con las que cuantificó el volumen hipocampal. El resultado fue que era significativamente mayor en aquellos que aprobaban el examen. Por lo tanto, el

EL HIPOCAMPO

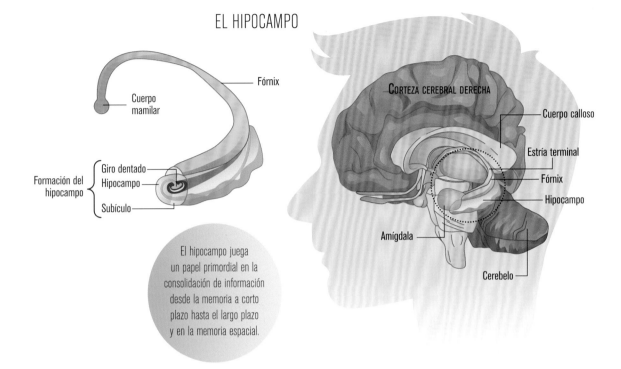

Fórnix

Cuerpo mamilar

Formación del hipocampo
{ Giro dentado
Hipocampo
Subículo

Corteza cerebral derecha

Cuerpo calloso

Estría terminal

Fórnix

Hipocampo

Amígdala

Cerebelo

El hipocampo juega un papel primordial en la consolidación de información desde la memoria a corto plazo hasta el largo plazo y en la memoria espacial.

aprendizaje incrementa el volumen del hipocampo. Esto se puede deber a una **respuesta de plasticidad,** con un incremento en el volumen de conexiones o porque esté ocurriendo algo maravilloso: **la neurogénesis** o la formación de nuevas neuronas[17].

Durante el siglo XX se pensó que en el cerebro solo se formaban nuevas neuronas en los primeros años de vida y que, por lo tanto, en la edad adulta, era un órgano estático. De hecho, se afirmaba que, desde el nacimiento, el número de neuronas solo podía descender. Sorprendentemente, diferentes estudios habían observado neurogénesis en animales. Como los estudios del neurocientífico argentino Fernando Nottebohm, quien comprobó en la década de los 70 que ciertas especies de pájaros generan **nuevas neuronas** asociadas al proceso del canto. Hasta finales de los 90 no empezaron a aparecer estudios que demostraran la neurogénesis adulta humana. Desde entonces, la evidencia científica indica que sí que existe en determinadas regiones cerebrales, como el hipocampo o los núcleos olfativos.

Un ejemplo es un reciente estudio publicado por investigadores del Centro de Biología Molecular Severo Ochoa de Madrid en la prestigiosa revista *Nature Medicine.* Analizaron muestras de cerebro de 13 donantes sanos que fallecieron con edades entre los 43 y los 87 años. En todas las muestras observaron neurogénesis en el hipocampo. Y aunque la producción se reduce con la edad, también lo vieron en las muestras de pacientes más ancianos. Estos resultados, además de confirmar la neurogénesis adulta, ofrecen una vía terapéutica para la enfermedad de Alzheimer, ya que es en esta región donde se produce una gran muerte neuronal[18].

17. Maguire, E.A., et al., J Neurosci, 1997. 17(18): p. 7103-10.

18. Moreno-Jimenez, E.P., et al., Nat Med, 2019. 25(4): p. 554-560.

NEUROGÉNESIS, ESTRÉS Y DEPRESIÓN

A día de hoy ya existen estudios que muestran cómo hay sustancias tóxicas, por ejemplo, algunas drogas o factores como el estrés, que reducen la neurogénesis y la plasticidad. Durante procesos fuertes de estrés, se acumulan en nuestro cerebro los glucocorticoides que nos mantienen en estado de alerta, pero que a la larga acaban siendo tóxicos para el cerebro, dañando las neuronas del hipocampo. Algo similar se ha observado en cerebros de pacientes con depresión. La neurogénesis en adulto es un proceso de reciente descubrimiento y, por lo tanto, su alteración está empezando a ser estudiada en la actualidad. Aunque la evidencia científica muestra que es un proceso delicado y susceptible de alteraciones.

Pávlov, el condicionamiento

Iván Petróvich Pávlov ha pasado a la historia como uno de los padres de la psicología del aprendizaje por sus experimentos sobre condicionamiento, un pionero en las teorías acerca del aprendizaje que merece la pena conocer.

LA PREMISA era muy sencilla: si Pávlov tocaba una campana antes de darle de comer a sus perros en repetidas ocasiones, al final los perros salivaban solo con oír el sonido de la campana. Sin embargo, la historiadora Victoria Donovan, han demostrado que curiosamente, no utilizó campanas. La historia real es mucho más apasionante: Pávlov observó cómo los perros salivaban con diferentes tipos de estímulos previos a la comida. Por ejemplo, si se prendía una luz tres minutos antes, salivaban con solo ver la luz. Algo que también ocurría con determinados acordes musicales, relojes, etc., incluso utilizando un metrónomo, eran capaces de salivar cuando oscilaba a 100 veces por minuto, pero no cuando lo hacía a 94 veces por minuto.

Entendemos **por aprendizaje** los cambios en el comportamiento que son inducidos por experiencias (observación, práctica, ensayo, imitación, etc.) y desencadenan nuevas habilidades. Es un concepto totalmente ligado a la **memoria**: solo aprendemos si recordamos lo aprendido. Podemos dividirlo en tres procesos simultáneos: adquisición del conocimiento, adaptación de este a nuestras necesidades y evaluación para comprobar si es válido. Las diferentes corrientes de pensamiento han generado distintas formas de clasificar el aprendizaje. Una de las más clásicas lo divide en **asociativo** (aprendemos al relacionar dos estímulos) y **no asociativo** (no hay relación entre sucesos).

Los perros de Pávlov aprendieron que ciertos estímulos se acompañaban de comida, lo que se conoce como condicionamiento en del aprendizaje asociativo. Básicamente, es **la relación** consciente o inconsciente entre dos sucesos: un estímulo (comida) que inconscientemente genera que saliven, y si se asocia este estímulo con otro neutro (luces, sonidos, etc.), pasa a generar la misma reacción. O sea, se genera **un proceso de aprendizaje,** porque antes del condicionamiento, el estímulo neutro no genera ninguna respuesta. Años después, Thorndike y Skinner impulsaron otro tipo de condicionamiento, el **operante**; basado en que cuando una conducta genera una consecuencia positiva, es probable que esta se repita, y si las consecuencias son negativas, la probabilidad disminuirá. Skinner creó una caja que suministraba comida a las palomas al activar una palanca, pero sus investigaciones durante la Segunda Guerra Mundial en un sistema de misiles guiados por palomas condicionadas, fracasó y se le retiró la financiación.

La diferencia es que con Pávlov es por asociación con estímulos y en el operante es la consecuencia de una conducta. Hoy, varios estudios han identificado las neuronas responsables del condicionamiento[19].

---

19. Canto, C.B., et al., Proc Natl Acad Sci U S A, 2018. 115(40): p. 9824-9826.

PRUEBA DE CONDICIONAMIENTO CLÁSICO DE PAVLOV

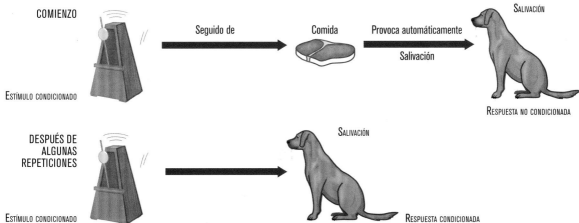

COMIENZO

Seguido de — Comida — Provoca automáticamente — Salivación — SALIVACIÓN

ESTÍMULO CONDICIONADO

RESPUESTA NO CONDICIONADA

DESPUÉS DE ALGUNAS REPETICIONES

SALIVACIÓN

ESTÍMULO CONDICIONADO

RESPUESTA CONDICIONADA

Motivación

¿Por qué alguien hace lo que hace? Esta es una pregunta que la psicología lleva décadas tratando de responder. El ser humano está acostumbrado a marcarse objetivos y, aunque al final están muy influenciados por el azar, la motivación es el motor fundamental para llevarlos a cabo.

L A MOTIVACIÓN es un factor fundamental en diferentes procesos como la percepción. Hay estudios que muestran cómo el ser humano es mucho más sensible a estímulos relacionados con la comida cuando tiene hambre. Por lo tanto, la **motivación**, junto con la **atención** (que veremos en el siguiente apartado), interviene en el procesamiento de la información influyendo en aspectos básicos como la mencionada percepción, memoria, aprendizaje o la toma de decisiones.

Para estudiar la motivación, durante décadas, los psicólogos han buscado cuáles eran los pilares, elaborando listas de los diferentes motivos que mueven a las personas a actuar y a tomar decisiones. Algunas de estas listas, como la de **Luther Lee Bernard,** tenían un número muy elevado de componentes, en el caso del sociólogo americano, nada más y nada menos que 14 000 motivos diferentes. **Henry Alexander Murray** redujo esta lista a 20 motivos fundamentales. Dentro de todas estas clasifi-

caciones, la más conocida es la elaborada por **Abraham Maslow,** quien creó la pirámide de las necesidades humanas.

Según **la pirámide de Maslow**, las necesidades tienen un orden jerárquico, y hasta que un grupo no se ve satisfecho, no se considera el siguiente. A pesar de que a día de hoy está en desuso, sigue siendo utilizada por psicólogos e incluso aparece en libros de texto.

Todas estas listas, ponen de manifiesto lo difícil que resulta clasificar las motivaciones y responder a la pregunta «¿Por qué alguien hace lo que hace?». Estas motivaciones están muy ligadas y condicionadas a las diferentes **generaciones** y lo que a día de hoy puede ser una motivación para toda una generación, hace cuatro o cinco décadas ni si quiera existía. La corriente científica actual afirma que, básicamente, no tiene mucho sentido categorizar de una forma cerrada todo lo que puede motivar a un ser humano.

En lo que sí existe un acuerdo entre la comunidad científica es que existen tres motivos básicos que mueven las acciones del ser humano (aprendizaje, toma de decisiones, etc.). Estas son: **el logro, poder y afiliación.** Encontramos personas que se sienten motivadas por la superación personal, por lograr metas y objetivos planteados, por otra parte, están aquellos cuya motivación

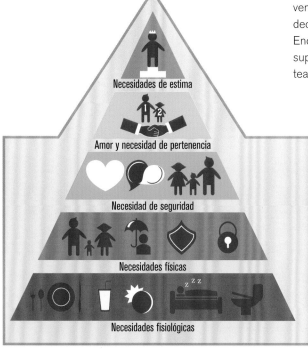

Necesidades de estima

Amor y necesidad de pertenencia

Necesidad de seguridad

Necesidades físicas

Necesidades fisiológicas

LA PIRÁMIDE DE MASLOW

La pirámide de Maslow sitúa en la base las necesidades básicas, como respirar, comer, beber, dormir, etc. A continuación, se sitúan las necesidades de seguridad y protección, en las que se ubican tener una casa o los suficientes recursos económicos. El tercer estadio son las necesidades sociales, tales como tener pareja, amigos o familia y sentirse aceptados en la sociedad. Cerca de estas se sitúan las necesidades de estima, que incluyen sentimientos como la independencia, el respeto, la reputación o la fama. La cúspide de la pirámide es la autorrealización, psicológicamente más elevada: el sentido de la vida para cada ser humano.

LAS VÍAS DE LA DOPAMINA Y LA SEROTONINA

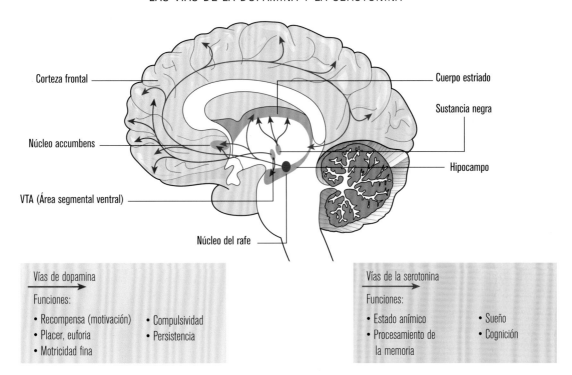

Corteza frontal

Cuerpo estriado

Sustancia negra

Núcleo accumbens

Hipocampo

VTA (Área segmental ventral)

Núcleo del rafe

Vías de dopamina

Funciones:

- Recompensa (motivación)
- Placer, euforia
- Motricidad fina
- Compulsividad
- Persistencia

Vías de la serotonina

Funciones:

- Estado anímico
- Procesamiento de la memoria
- Sueño
- Cognición

principal es el sentirse superiores al resto y por último aquellas personas que anteponen los intereses del resto por el suyo propio. Estos tres componentes parecen tener una gran carga evolutiva, ya que han sido observados en otros mamíferos. Por lo tanto, existen tres motivos básicos, relacionados con nuestro cerebro más primitivo y un número muy elevado de motivos secundarios que se derivan de estos primeros.

Debido a que la motivación es uno de los motores fundamentales en el comportamiento humano, la ciencia lleva años buscando cuál es su base fisiológica y cerebral. Investigadores de la universidad Pierre y Marie Curie/CNRS, observaron mediante resonancia magnética que cuando la motivación actúa sobre diferentes tareas cognitivas, se activa el **estriado ventral.** Esta es una región relacionada con el placer y la recompensa que, de hecho, forma parte de un circuito fundamental en nuestro cerebro, que es **el circuito de recompensa**[20].

Una vez ubicada la región que regula la motivación, también se ha estudiado qué sustancias químicas pueden estar implicadas. Ann Graybel y su equipo publicó hace unos años un estudio en la revista *Nature*, donde demuestra que la dopamina es el neurotransmisor responsable de la motivación. Para llegar a esta conclusión hicieron una serie de experimentos con ratas, a las que se les mostró cómo al final de un laberinto había una recompensa. Tras esto, estudiaron los niveles de **dopamina** y observaron cómo conforme el animal se iba acercando a la meta, estos se incrementaban[21]. Y, ¿por qué la dopamina? Este neurotransmisor es fundamental en la función motora de nuestro cerebro, pero también está directamente relacionada con las emociones, la memoria, el placer, etc.; además, interviene en el circuito de recompensa cerebral. Este sistema, muy arraigado evolutivamente, es el que se activa cuando realizamos alguna tarea con utilidad para nuestra supervivencia (comer, beber, tener relaciones sexuales, etc.), pero también cuando hacemos alguna tarea que nos gusta y por lo tanto nos resulta placentera.

La motivación surge como un elemento fundamental en el aprendizaje, comportamiento social, toma de decisiones o incluso en la percepción. Su éxito depende de otros componentes como la **persistencia**, necesaria para lograr los objetivos personales. No solo se necesita motivación para iniciar una tarea, como puede ser escribir un libro, prepararse una maratón o hacer un viaje soñado, también hay que mantener esta motivación durante todo el proceso, para así poder tomar de verdad las decisiones deseadas.

20. Schmidt, L., et al., PLoS Biol, 2012. 10(2): p. e1001266.

21. Howe, M.W., et al., Nature, 2013. 500(7464): p. 575-9.

La capacidad de atención contra la multitarea

La atención es la capacidad de tomar consciencia de un estímulo o varios en un determinado momento y una herramienta que permite, de forma inconsciente, filtrar información de interés en un ambiente saturado de estímulos sensoriales; o sea, aislarnos cuando estamos concentrados, y es la enemiga de la multitarea.

L A ATENCIÓN es responsable de que dos personas que están en una misma situación estén percibiendo la realidad de una forma totalmente diferente. Un ejemplo es durante un viaje en coche; al terminar, el conductor recordará las curvas, la salida que tuvo que tomar para llegar al destino, si encontró algún obstáculo durante el camino, etc., mientras que el acompañante recordará elementos del paisaje, la música que sonó durante el trayecto, etc. Ambos han vivido experiencias totalmente diferentes, a pesar de haber realizado la misma acción general. Es un filtro fundamental en el aprendizaje, y por lo tanto está muy arraigado a nivel evolutivo.

Se pueden destacar tres funciones básicas en la atención: selección, vigilancia y control. Como **mecanismo de selección**, ayuda a filtrar la información sensorial más relevante. En relación a la **vigilancia**, regula el tiempo que somos capaces de mantener el interés en una determinada tarea o información. Finalmente, como

sistema de control voluntario, activa el cerebro ante diversas situaciones para ofrecer respuestas rápidas.

A nivel cerebral, interviene todo el sistema ejecutivo que engloba áreas cerebrales como la **corteza prefrontal,** la cingulada y la orbitofrontal. Todas ellas trabajan en común para mantener un pensamiento focalizado y controlar respuestas impulsivas. De manera que intervienen factores muy importantes, como la motivación, ya vista, el interés, la curiosidad, las experiencias previas, la personalidad, las expectativas o incluso el cansancio, el estrés, el estado de reposo, etc. Todo esto a nivel interno y fisiológico, pero es que también influyen componentes extrínsecos relacionados con las características del estímulo, como la novedad, complejidad, frecuencia, procedencia, color, intensidad, etc. Si volvemos al ejemplo del viaje en coche, para una persona que ha realizado ese trayecto decenas de veces, la atención se pondrá en otros componentes totalmente diferentes a la de una persona que lo

FUNCIONES EN LA ATENCIÓN

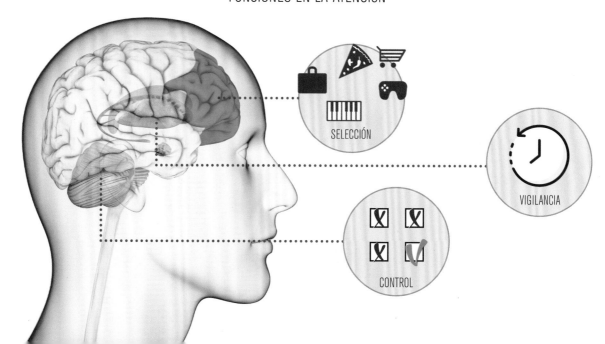

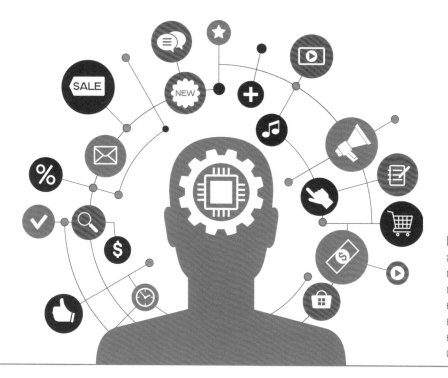

Dispersar la atención con múltiples elementos o multitareas no es eficiente. Es mejor enfocar la atención en una sola cosa cada vez.

realiza por primera vez, a pesar de ser el mismo trayecto con los mismos estímulos. En este caso, la novedad es uno de los principales factores que estarían influenciando en la capacidad atencional.

Una vez visto su funcionamiento y condicionantes a nivel cerebral, es importante destacar que existe **una clasificación** en función del tipo de atención:

• **Selectiva:** permite focalizar la atención en un número reducido de estímulos, ignorando otros menos relevantes. Es el tipo que se utilizaría durante el estudio memorístico. Por ejemplo, estar delante de un libro, centrado en el texto, sin pensar en el efecto que tiene el contacto de la ropa con la piel.

• **Sostenida:** permite mantener la atención durante periodos más largos de tiempo. Por ejemplo, es la utilizada al ver una película que nos está gustando.

• **Dividida:** permite mantener la atención en diferentes procesos al mismo tiempo. Es lo que ocurre si se está haciendo una tarea mecánica y a la vez se mantiene una conversación. Es un sistema que está en constante funcionamiento.

El hecho de su relación con el aprendizaje y la memorización ha despertado el interés en su relación con la educación escolar. Está claro que la falta de atención es una de las grandes batallas a las que se enfrentan los docentes en el aula. Pero, ¿se puede modular nuestra capacidad de atención? En este caso la respuesta es

ni sí, ni no, ya que se pueden hacer algunas «trampas» que han demostrado tener gran efectividad. Un ejemplo es trabajar con objetivos definidos y factibles, o evitar el estrés. Tener buena calidad de sueño también favorece la capacidad de atención, al igual que evitar todo tipo de distracciones cerca, por eso mismo favorece estudiar en una mesa ordenada y limpia o tener el teléfono móvil guardado durante las largas horas de estudio.

Todo esto lleva a desmentir una de las tendencias de trabajo más común en la actualidad, como es **la multitarea:** el realizar varias tareas al mismo tiempo. Diferentes estudios han demostrado que es algo totalmente ineficiente; de hecho, se emplea más tiempo si se desarrollan dos tareas en paralelo que si se hacen por separado y secuencialmente. En un estudio de la Universidad de California se comprobó cómo cuando se está realizando una tarea y esta se ve interrumpida por otra diferente (por ejemplo, recibir un e-mail y contestarlo), se necesitan 25 minutos para volver a recuperar el nivel de atención previo a la interrupción[22]. Por lo que puede que una buena estrategia para favorecer la atención en la escuela o en el trabajo, sea empezando por descartar la multitarea y poner el foco en una sola tarea. No hay que olvidar que debemos prestar mucha atención a nuestra propia capacidad de atención.

22. Mark, G., et al., Proceedings of the SIGCHI Conference on Human Factors in Computing Systems, 2008.

Trastornos de la atención

En los sistemas de educación actuales, debido al incremento de la población, la competitividad es muy alta, y esto lleva a que alteraciones en el aprendizaje o la atención puedan representar un grave problema para quien lo padece.

En el caso del **Trastornos por Déficit de Atención Hiperactividad (TDAH),** afecta a un 7 % - 8 % de estudiantes en edad escolar. Según el tipo y gravedad de la sintomatología, puede comprometer el rendimiento escolar, pero también la vida familiar, social y laboral, ya que muchos de los casos mantienen estas alteraciones en la edad adulta. Con el paso a la adolescencia, los síntomas relacionados con la hiperactividad tienden a disminuir, pero los problemas de falta de atención, desorganización y un mal control de los impulsos se mantienen.

El TDAH representa una de las alteraciones más complejas y difíciles de entender de las que afectan al cerebro humano. La mayoría de los estudios muestran cómo tiene un **factor genético** muy importante, debido a que se han identificado mutaciones en genes receptores de dopamina y otros componentes relacionados con este neurotransmisor. También existen factores no genéticos que pueden causarlo, aunque en una menor proporción. Entre ellos se destacan los traumatismos, sobre todo en la corteza prefrontal. Existe también cierto riesgo debido

TRASTORNOS POR DÉFICIT DE ATENCIÓN E HIPERACTIVIDAD (TDAH)

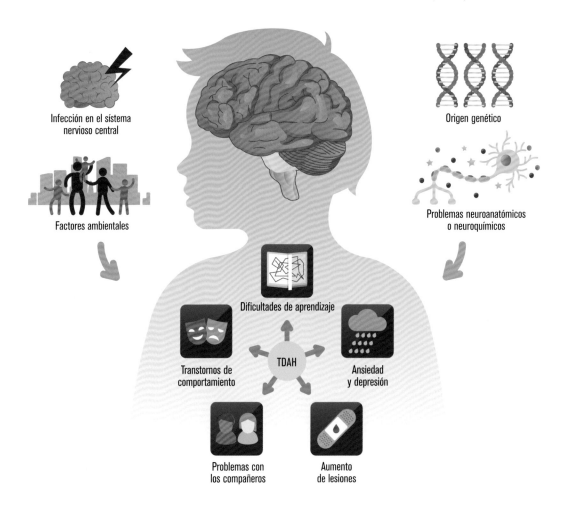

Infección en el sistema nervioso central

Factores ambientales

Origen genético

Problemas neuroanatómicos o neuroquímicos

Dificultades de aprendizaje

Transtornos de comportamiento

TDAH

Ansiedad y depresión

Problemas con los compañeros

Aumento de lesiones

ALTERACIONES FRECUENTES EN PACIENTES CON TDAH

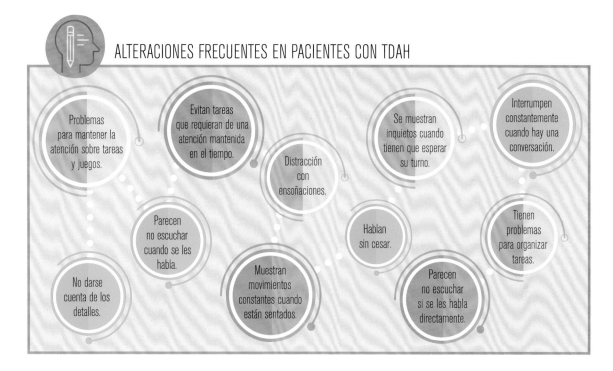

a algunos factores durante el embarazo. Se ha visto que el estrés o el consumo de sustancias como el tabaco, el alcohol u otras drogas pueden ser factores ambientales de riesgo. Por otra parte, no hay ninguna evidencia que relacione el consumo de azúcar, chocolate o aditivos alimenticios con la aparición del TDAH. En la actualidad, se están llevando a cabo grandes estudios sobre conductas de vida saludable y embarazo que en los próximos años aportarán mucha más información sobre estos factores de riesgo ambientales. Otro aspecto epidemiológico de interés es que aparece más en niños que en niñas y que existe un mayor riesgo si los padres o los hermanos lo tienen, aunque los estudios no aclaran en qué proporción[23].

A nivel clínico, el diagnóstico puede suponer un desafío, ya que muchos niños cursan con alguna de las manifestaciones del TDAH sin padecerlo. Según el *Manual Diagnóstico y Estadístico (DSM-5)* de la Asociación Americana de Psiquiatría, se caracterizan por un patrón de **inatención prolongada** en el tiempo, **inquietud motora** e **impulsividad**. Esto supone alteraciones en diferentes tareas (véase recuadro).

Esta lista de problemas, junto con muchos otros, aparece en la guía básica de información sobre el TDAH del Instituto Nacional de Salud Mental de Estados Unidos y está basada en un gran número de estudios. Pero hay que destacar de nuevo que el tener alguna de estas características, no es indicativo de que se padezca TDAH, ya que muchas de ellas cursan con otros problemas como

la ansiedad, depresión, estrés, etc. Uno de los principales problemas del TDAH es que conforme la persona crece, empieza a tener dificultades sociales derivadas, que le llevan a conflictos familiares, académicos y sociales. Todo esto lleva a que en la edad adulta puedan aparecer trastornos psiquiátricos. Por el **diagnóstico temprano** es fundamental, acompañado de una adaptación educativa desde una edad temprana[23].

De hecho, el tratamiento actual hace hincapié en promover que el niño tenga un desarrollo educativo y social normal. Para ello, profesionales de la salud no solo deben ayudar al niño, sino también formar a los padres y a los profesores. En el caso de los padres, se les enseña cuáles son las destrezas que se deben reforzar y recompensar. Por otra parte, deben aprender técnicas de manejo del estrés que ayudarán a educar al niño frente a la **frustración.** También es importante destacar cómo si desde las escuelas se ayuda a estos niños con formadores especializados, se puede conseguir el éxito educativo. Por lo tanto, es fundamental que desde el diagnóstico de un TDAH, se normalice esta condición y se busquen estrategias que fomenten un desarrollo normal, ya que si desde los primeros años se consigue que el niño aprenda a vivir con el TDAH, podrá tener una vida adulta sin complicaciones. De nuevo, la educación y la formación juegan un papel clave en los primeros años de vida.

23. Thapar, A., et al., Lancet, 2016. 387(10024): p. 1240-50.

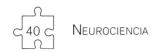

Adicción en el cerebro del siglo XXI

Hace cientos de miles de años, el cerebro humano desarrolló un poderoso sistema que se activaba frente a las acciones necesarias para la supervivencia, como el sexo o la comida. Esa transformación cerebral cambiaba la conducta, con una sensación de placer si se cumplía la tarea. Hoy, con la supervivencia solucionada, pero el sistema aún activo, tenemos comportamientos adictivos.

SISTEMA DE DOPAMINA

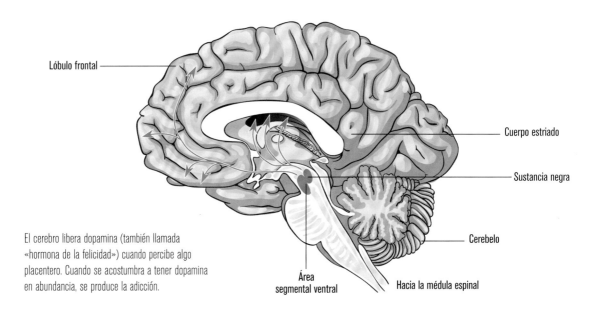

Lóbulo frontal

Cuerpo estriado

Sustancia negra

Cerebelo

Área segmental ventral

Hacia la médula espinal

El cerebro libera dopamina (también llamada «hormona de la felicidad») cuando percibe algo placentero. Cuando se acostumbra a tener dopamina en abundancia, se produce la adicción.

EN EL SISTEMA de recompensa cerebral interactúan las partes más primitivas de nuestro cerebro, junto con las más evolucionadas. Básicamente, ingerir comida, practicar sexo, etc., liberan **dopamina** en el cerebro, lo cual genera una sensación de placer y bienestar. Aunque es un sistema realmente útil para nuestra supervivencia, es también uno de los mayores demonios que encontramos en el cerebro, ya que, si se sobre activa, habrá una necesidad permanente de mantener esa sensación de placer y bienestar.

En la actualidad, este sistema se ha visto *hackeado* por todo tipo de sustancias, generando una de las mayores epidemias de la historia de la humanidad. Más de 200 000 personas mueren cada año como consecuencia de sobredosis o enfermedades relacionadas con el consumo de drogas, según la OMS. Vivimos en un mundo con más de 1 000 millones de fumadores y en torno a uno de cada 20 adultos es adicto al alcohol. Son cifras escalofriantes que sitúan a ambas sustancias de abuso (porque son sustancias de abuso) entre las cinco principales causas de muerte en el mundo. Investigaciones de las últimas décadas han demostrado cómo todas estas drogas generan cambios anatómicos, fisiológicos, bioquímicos, etc., en el cerebro humano, alterando el deseo, placer, control emocional, toma de decisiones, aprendizaje, cognición, etc. Uno de los principales problemas radica en que el exceso de dopamina altera el circuito de recompensa y dispara un proceso conocido como *craving*, que se podría resumir como el ansia de consumir.

A nivel diagnóstico, todos los grandes manuales de medicina incluyen la **adicción** como una enfermedad basada en la **repetición compulsiva de comportamien-**

tos que tienen un marcado **carácter destructivo** sobre la salud. En este punto es donde se tiene que hablar de las «nuevas adicciones». Entre ellas destaca la ludopatía, que ya se incluye como adicción en guías médicas más importantes como el *Manual de Diagnóstico y Estadístico de los Trastornos Mentales.* Estudios de imagen cerebral muestran cómo el cerebro ludópata se comporta de forma similar al adicto a cocaína, alcohol, etc. Pero no solo encontramos la ludopatía entre estas nuevas drogas, diferentes expertos tienen ya en cuenta la **adicción a la comida o al sexo**, consecuencia directa de nuestro cerebro más primitivo, pero también otras adicciones contemporáneas como a **internet**, las compras o los teléfonos móviles. En todas ellas el afectado tiene comportamientos muy similares a los clásicos asociados a sustancias de abusos, incluso **síndrome de abstinencia.**

El avance en el estudio del cerebro adicto está ayudando a comprender mejor los procesos que subyacen y por lo tanto, a la identificación de nuevas opciones terapéuticas. Un ejemplo es el emergente potencial terapéutico de la **estimulación magnética transcraneal.** Un grupo de científicos italianos observaron que la región cerebral implicada en la inhibición de la conducta (en la corteza prefrontal) tenía una actividad anormalmente baja en el cerebro de adictos. Esta región está relacionada con esa ansia por consumir que tienen los adictos, por lo que probaron a activar la actividad de estas zonas utilizando estimulación magnética. El resultado fue que, al activar esta región por medio de impulsos magnéticos en pacientes adictos a la cocaína, estos mostraban una menor adicción. Gracias a estos resultados, actualmente se están haciendo estudios similares con muchos más pacientes para demostrar su eficacia[24].

Otro componente muy importante en el tratamiento de las adicciones es el **cerebro social,** ya que hay un vínculo entre estas y la sensación de pertenencia a un grupo. De hecho, muchas adicciones se inician por querer formar parte o mantenerse dentro de un determinado grupo social. Además, el factor social juega un papel muy importante en las **recaídas,** muchas veces son consecuencia de la pertenencia a grupo y el aislamiento que supone la penalización de las adicciones. Existe un caso de éxito en el tratamiento de la drogadicción que es el de Portugal, donde desde hace más de 10 años de descriminalizó el consumo de drogas y se hizo un gran esfuerzo en la reinserción social y laboral. Básicamente, se combinaron los tratamientos farmacológicos clásicos y la terapia psicológica con programas que buscaban la reinserción social de antiguos adictos y por lo tanto que fomentaban la pertenencia a un grupo «no adicto». El caso de Portugal es un ejemplo de que la adicción es un problema multifactorial, donde comprender cada uno de los componentes puede ayudar a luchar contra una de las epidemias más importantes del siglo XXI.

RESPUESTA DE LA DOPAMINA ANTE UNA DROGA COMO LA COCAÍNA

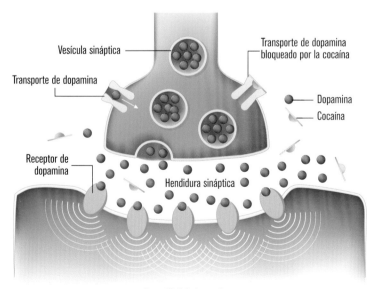

Vesícula sináptica

Transporte de dopamina

Transporte de dopamina bloqueado por la cocaína

Dopamina

Cocaína

Receptor de dopamina

Hendidura sináptica

Intensidad de la señal

24. Terraneo, A., et al., Eur Neuropsychopharmacol, 2016. 26(1): p. 37-44.

SUEÑO

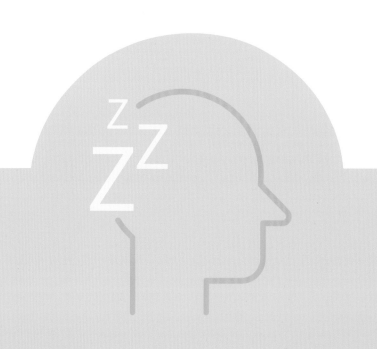

¿Por qué dormimos?

Dedicamos casi un 30% de nuestro tiempo a dormir pero, ¿qué es dormir? Responder a esta pregunta es en realidad muy complejo, aunque hay algo que sí está realmente claro: dormir es importante y necesario.

A SIMPLE VISTA, dormir es algo poderosamente útil y necesario para la supervivencia, ya que aparece en casi todos los animales con cerebro o sistema nervioso complejo. Quizá no de la misma forma en que aparece en mamíferos superiores, pero sí que se ha visto que organismos más sencillos, como los nematodos, tienen **pautas de sueño.** Un caso sorprendente es el de los mamíferos marinos, los cuales tienen que dormir manteniendo el cuerpo flotando para no ahogarse. Algunas especies lo hacen manteniéndose de forma vertical y flotando, pero la mayoría han desarrollado un sistema de sueño en el que aproximadamente la mitad del cerebro está «despierto», con niveles bajos de atención, pero lo suficiente como para poder mantenerse nadando y poder respirar mientras duermen.

El acto de dormir está regulado principalmente por los **ciclos de luz y oscuridad** (día y noche), que actúan sobre nuestro **reloj biológico** interno. Este controla funciones elementales como la temperatura corporal, el ritmo cardiaco, etc., y tiene su sede de control en **la glándula pineal.** Cuando la luz solar entra por los ojos, se envían señales a esta glándula y se regula la secreción de la **melatonina,** la conocida como hormona del sueño. Cuando incrementa sus niveles en nuestros sistemas, se genera relajación y somnolencia; por lo tanto, conforme el nivel de luz va descendiendo, se secreta en mayor proporción, llegando a picos máximos durante la noche.

Este sistema es realmente preciso y regular, y cuando se altera, necesita varios días para volver a funcionar correctamente. Por ejemplo, cuando se hace un viaje de avión largo, aparece el *jet lag*, como consecuencia de una alteración de este sistema. Es por eso que algunos especialistas recomiendan tomar melatonina para controlarlo.

Este ciclo no es igual en todas las personas y en los últimos años se está empezando a hablar de **cronotipos,** que hacen referencias a los diferentes patrones de sueño/vigilia que aparecen en las personas. Estudios recientes han mostrado cómo detrás de estos patrones diferenciales pueden estar más de 20 genes diferentes[25]. Actual-

GLÁNDULA PINEAL

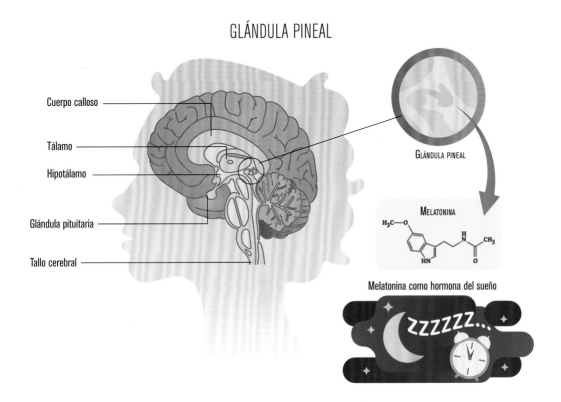

Cuerpo calloso

Tálamo

Hipotálamo

Glándula pituitaria

Tallo cerebral

GLÁNDULA PINEAL

MELATONINA

Melatonina como hormona del sueño

ZZZZZZ...

FORMACIÓN DE UNA PLACA AMILOIDE

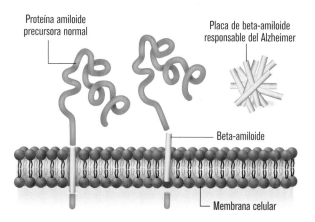

Proteína amiloide precursora normal

Placa de beta-amiloide responsable del Alzheimer

Beta-amiloide

Membrana celular

mente se clasifican en tres tipos: aquellas personas que tienen mayor actividad por la mañana **(cronotipo matutino),** los que la tienen por la tarde-noche **(vespertino)**, y por último los que muestran una actividad similar durante prácticamente todo el día **(cronotipo intermedio),** que representan el 50% aproximado de la población. Su estudio y caracterización es clave hoy día en el tratamiento de pacientes con alteraciones del sueño.

El sueño, por lo tanto, es un proceso fundamental, pero ¿cuál es su verdadera utilidad? Esta pregunta lleva intentado responderse desde hace años y existen varias teorías al respecto. Una de ellas defiende que dormir favorece la cicatrización de heridas, lo cual podría estar relacionado por el estrés que causa un estado permanente de vigilia. Otras teorías hablan de que puede ayudar a aplacar las emociones negativas o que podría ser un sistema de defensa frente a los depredadores. Existen evidencias que demuestran un proceso de «cribado de recuerdos» durante el sueño, ya que se debilitan conexiones entre neuronas que ya eran débiles de por sí. De todas ellas, la principal es que durante el sueño se produce la **consolidación de la memoria.** Es en esas horas cuando toda la información recibida durante el día se integra con la almacenada previamente en el cerebro.

Por otra parte, también se ha demostrado que durante el sueño se produce una «limpieza» del cerebro, ya que se eliminan sustancias tóxicas producidas a consecuencia de la actividad diaria. Entre otros compuestos, se ha visto que durante el sueño se eliminan **placas de beta-amiloide**, que forman las placas seniles asociadas directamente con la enfermedad de Alzheimer[26]. Por lo tanto, no debemos hablar de la función del sueño, sino de las múltiples funciones, donde destacan la consolidación de recuerdos y la **limpieza de residuos,** pero también puede cumplir otras muchas funciones, como alguna de las propuestas en las diferentes teorías mencionadas.

25. Jones, S.E., et al., PLoS Genet, 2016. 12(8): p. e1006125.
26. Xie, L., et al., Science, 2013. 342(6156): p. 373-7.
27. Larcher, S., et al., Diabetes Metab, 2015. 41(4): p. 263-71.
28. Hudson, A.N., et al., Neuropsychopharmacology, 2019.
29. Vargas, I., et al., Sleep Med Rev, 2018. 41: p. 234-243.

LOS RIESGOS DE NO DORMIR

Es debido a todas estas funciones que la alteración del sueño es un auténtico problema. Según la Organización Mundial de la Salud, los problemas de sueño se están convirtiendo en una cuestión de salud pública, ya que se estima que casi un tercio de la población los tiene. Diferentes estudios muestran cómo pueden generar un mayor riesgo de diabetes tipo 2 y enfermedad cardiovascular[27]. Afecta al estado emocional, ya que la falta de sueño hace que se recuerden mejor las experiencias negativas y, por lo tanto, todo se vea desde otra perspectiva. Si no dormimos, se empiezan a generar unos cambios fisiológicos increíbles, no solo aumentan los niveles de estrés, sino que nuestro sistema inmune se debilita, existe un incremento de la obesidad, etc.[28]. También se genera una alteración de la memoria, de la empatía, se induce una mayor agresividad y se altera significativamente la toma de decisiones; todo ello, seguramente, por el incremento de hormonas relacionadas con el estrés, como el cortisol[29]. En condiciones de privación de sueño, el cerebro llega a provocar micro sueños que no se pueden controlar. Conocer y cuidar la calidad del sueño es fundamental para garantizar una mejor calidad de vida.

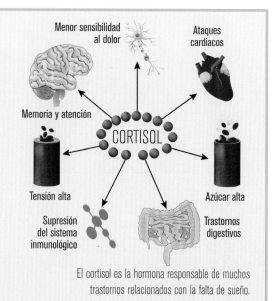

Menor sensibilidad al dolor

Ataques cardiacos

Memoria y atención

CORTISOL

Tensión alta

Azúcar alta

Supresión del sistema inmunológico

Trastornos digestivos

El cortisol es la hormona responsable de muchos trastornos relacionados con la falta de sueño.

¿Qué sucede mientras dormimos?

El proceso del sueño, siempre misterioso, puede estudiarse en lo que se ha definido como fase no REM y fase REM. La actividad cerebral que se ha podido observar en personas dormidas y el fascinante mundo de los sueños nos enseña lo más profundo del ser humano.

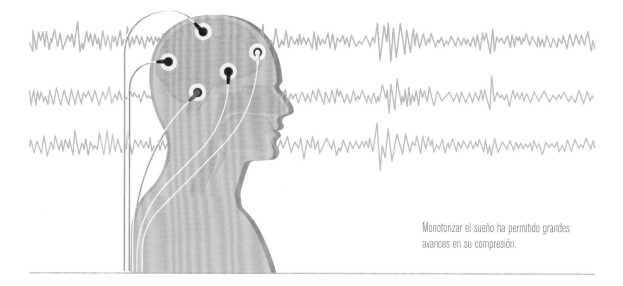

Monotorizar el sueño ha permitido grandes avances en su compresión.

EN LOS AÑOS 50, Eugene Aserinsky trabajaba en el laboratorio del eminente científico Nathaniel Kleitman, uno de los padres de la medicina del sueño. Fue en su laboratorio cuando Aserinsky se percató de algo curioso en los pacientes a los que les estaban monitorizando el sueño, y era que se producían unos movimientos muy rápidos y casi imperceptibles en los párpados. A pesar de que al principio no le dieron mucha importancia, William C. Dement, otro investigador de laboratorio y Aserinsky acabaron identificando una relación entre estos movimientos y patrones característicos de ondas cerebrales durante un periodo concreto del sueño al que llamaron *Rapid Eyes Movement* (movimientos oculares rápidos) o REM.

Décadas después, sabemos que la función cerebral durante el sueño tiene una estructura cíclica formada principalmente por las etapas I, II, III y IV que conocemos como **sueño no REM** y una fase posterior que conocemos como **sueño REM.** Durante una noche cualquiera, tienen lugar entre cuatro y seis ciclos con estas dos fases, con una duración aproximada cada uno de ellos de 90 minutos.

Esta estructura no siempre se distribuye igual; conforme la noche avanza, la fase REM adquiere una mayor importancia, estando más concentrada en la segunda mitad del tiempo que dedicamos a dormir.

La fase no REM comprende desde las primeras etapas, donde el sueño es más ligero, hasta que gradualmente se va haciendo más profundo, dando paso a la fase REM, donde el cerebro pasa a estar muy activo. Ambas fases juegan papeles muy relevantes y evolutivamente se han mantenido, ya que estos patrones han sido observados en diferentes mamíferos superiores.

A nivel de estructura cerebral, **la corteza prefrontal** y **el hipocampo** se activan durante el sueño para garantizar la consolidación de la memoria, pero también entran en funcionamiento otras regiones, como la **corteza entorrinal,** muy relacionada con la memoria de trabajo.

El **tronco del encéfalo** también tiene una gran actividad, ya que es el responsable de inhibir la actividad motora. La cual ocurre para evitar movimientos involuntarios mientras se sueña, aunque no siempre funciona, como cuando

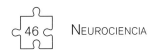

CICLOS DEL SUEÑO

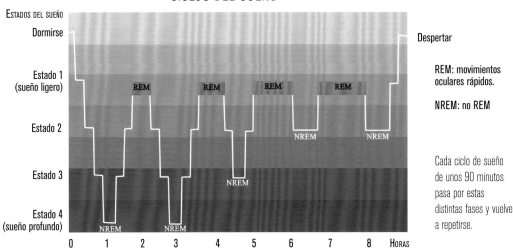

Cada ciclo de sueño de unos 90 minutos pasa por estas distintas fases y vuelve a repetirse.

aparece el **espasmo mioclónico.** Se trata de una peque-ña tara cerebral durante el sueño, en la que, cuando tienen lugar las primeras fases, el cerebro siente una pérdida de la estabilidad y genera un espasmo en una o ambas extre-midades inferiores. Hay personas que lo tienen tan fuer-te que a veces llega a despertarles abruptamente. No se sabe mucho sobre esto, pero sí que aparece mucho más en las primeras etapas de la vida y por lo tanto en periodos de formación y consolidación de las estructuras cerebra-les más importantes. Hay muchas teorías sobre su origen, entre ellas una que lo define como un **residuo evolutivo** que se ha mantenido desde los tiempos en que nuestros ancestros dormían en ramas de árboles y cuya función era evitar que cayeran de la rama durante el sueño. Otros estudios demuestran que puede estar relacionado con si-tuaciones prolongadas de estrés y ansiedad, ya que se ha visto que se incrementa durante estas etapas.

Pero al dormir, ocurre el fascinante proceso de **los sue-ños**, esas imágenes y situaciones que parecen totalmente reales a pesar de estar cargadas de incoherencias. Para que sean posibles, sucede una activación de la corteza pre-frontal y la parietal. Ambas regiones están relacionadas con el procesamiento e interpretación de imágenes, ingrediente principal de pesadillas y sueños. La corteza prefrontal, sin embargo, se activa para tratar de poner orden en todas las ideas que se mezclan en el sueño, algo que no se consigue. Esta actividad es además la responsable de darle un aspec-to de realidad al sueño, por muy increíble que sea.

A continuación, profundizaremos en las fases del sue-ño y en los procesos cerebrales que subyacen a ellas.

ACTIVIDAD CEREBRAL DURANTE EL SUEÑO

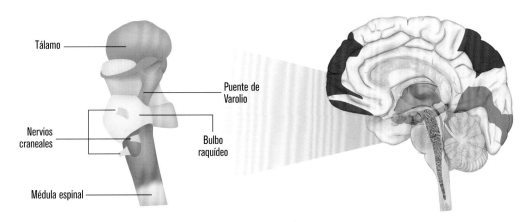

A la izquierda, ilustración del tronco encefálico, que regula la actividad motora mientras dormimos. A la derecha, ilustración de un primer plano de las áreas cerebrales que se activan al estar durmiendo.

Fase no REM

Uno de los grandes misterios que oculta el cerebro humano es el de las ondas cerebrales. Son patrones de actividad eléctrica cerebral cuya función aún no está clara, pero que se pueden medir con las técnicas de electroencefalografía.

En RESUMEN, durante la fase no REM lo que ocurre es que se producen ondas de actividad e inactividad de neuronas que afectan a grandes superficies cerebrales de una forma **coordinada.** Las **ondas** más lentas son cada 0.5 y 4 segundos, y son fundamentales para reforzar recuerdos, porque tienen lugar en las regiones implicadas en esta función. Otras ondas diferentes son los **husos**, donde la actividad se acelera con unos 12 a 15 ciclos de activación-inactivación por segundo, estos se originan en el hipotálamo. Se observan diferencias en los patrones de estas ondas durante la fase no REM del sueño que ha permitido dividirla en cuatro etapas diferentes.

• **Etapa I:** fase de adormecimiento, durante la cual predominan las ondas alfa, con una frecuencia de entre 8 a 13 Hz. Se produce una relajación muscular y el movimiento de los ojos es lento. Es el periodo más corto, ya que representa en torno a un 5% del total.

• **Etapa II:** fase de sueño ligero en la que las ondas cerebrales se vuelven más lentas. Ocupa un 50% del tiempo total de sueño y se caracteriza por una mayor relajación muscular y una ralentización de la respiración. En esta fase es cuando aparecen los husos del sueño.

• **Etapas III y IV:** se suelen estudiar juntas, ya que no está clara su separación. Aquí se produce una profunda relajación y es cuando realmente se descansa, (sueño profundo). Predominan las ondas cerebrales de tipo delta y representa un 20% del tiempo. Son etapas que determinan la calidad del sueño y es donde aparecen trastornos como el sonambulismo.

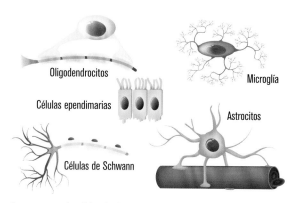

Distintos tipos de células de glía o células gliales.

A nivel fisiológico la fase de sueño no REM se caracteriza por una reducción del ritmo cardiaco, la respiración y la tensión arterial, y otros procesos importantes como la secreción de hormona de crecimiento. A nivel cerebral, la actividad va descendiendo conforme transcurren las etapas, lo que hace que sea más difícil despertar en las etapas III y IV y si ocurre, habrá una sensación de desorientación.

En la fase no REM también ocurre la acción de las **células de glía.** Estas son el tipo celular más frecuente en el cerebro (hay unas 10 por cada neurona). Estudios recientes han demostrado que las células de glía reducen su tamaño en torno a un 60%, lo que genera que el líquido cerebroespinal fluya de mejor manera a través del cerebro. Este líquido se encarga de limpiar los residuos generados durante la actividad cerebral, o sea que durante esta fase del sueño ocurre un proceso de «limpieza cerebral».

 ## TRASTORNOS DEL SUEÑO EN LA FASE NO REM

• **SONAMBULISMO:** la persona se levanta y camina durante la noche sin ser consciente de ello. Es más frecuente en los primeros años de vida, aunque puede aparecer en adultos. Puede ocurrir que la persona realice tareas complejas o incluso salga de casa, con el riesgo de sufrir golpes o accidentes. En edad adulta puede estar relacionado con falta de sueño, estrés, etc.

• **TERRORES NOCTURNOS:** muy comunes en niños (afectan al 40%) y que suelen desaparecer en la adolescencia. En el primer tercio de la noche el niño se despierta agitado y con miedo, aunque no recuerda lo que le ha despertado. Puede tener una relación directa con el sonambulismo, con problemas en la respiración durante el sueño, el síndrome de piernas inquietas o, en los adultos, con el consumo de alcohol.

Fase REM

En esta fase hay un incremento en actividad cerebral, llegando a ser muy similar a la que tiene el cerebro despierto. Las frecuencias cardiaca y respiratoria se vuelven irregulares y similares a como son el resto del día y suele ser cuando el cerebro despierta, si el sueño ha tenido una calidad suficiente.

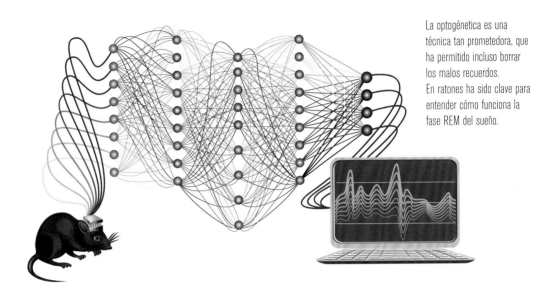

La optogénetica es una técnica tan prometedora, que ha permitido incluso borrar los malos recuerdos. En ratones ha sido clave para entender cómo funciona la fase REM del sueño.

HACE POCOS AÑOS se descubrió la **optogenética**, una avanzada técnica que permite activar o desactivar poblaciones específicas de neuronas utilizando luz. Esta aproximación fue la que utilizó Richard Boyce y varios colaboradores para desactivar neuronas del hipocampo de ratones y alterar el patrón de ondas theta, que son las que aparecen durante el sueño REM. De esta forma, consiguieron que los ratones, a pesar de que podían dormir, no tenían fase REM. Gracias a este complejo experimento comprobaron cómo en estos ratones se vio muy afectada la capacidad de generar memorias. Esta investigación, publicada en el año 2016 en la revista *Science*, no hizo más que confirmar la importancia de esta fase para la consolidación de la memoria[30].

Durante la fase REM se producen en torno al 85 % de los **sueños** más intensos, aunque esta cifra es difícil de calcular. El sueño REM ocupa el 25 % aproximado del tiempo que se dedica a dormir, aunque esta cifra varía con la edad: los bebés duermen más de la mitad del tiempo y están en fase REM durante un porcentaje muy grande de este tiempo. Son años de formación de memorias y experiencias, años donde todo estímulo externo genera

información útil para el cerebro; por lo tanto, años en los que hay que cuidar mucho la salud y calidad del sueño.

Durante una noche se pueden presentar en torno a cuatro o cinco periodos REM, más cortos al principio y más largos después. También es habitual despertarse en esta fase del sueño y por eso recordamos lo que hemos soñado en muchas ocasiones.

Parece ser que el **tronco encefálico** es el responsable de enviar señales a diferentes zonas de la corteza cerebral relacionadas con el aprendizaje, pensamiento y almacenamiento de la información. Otra región que también las recibe es la **médula espinal,** que en este caso se encarga de generar una «parálisis» durante el sueño para evitar así movimientos consecuencia de lo que está ocurriendo en nuestro cerebro más onírico.

Previamente se mencionó la teoría de que durante el sueño se hace una «limpieza» del cerebro. Se piensa que en esta fase este proceso se mantiene, generándose, no solo el almacenamiento de nuevas memorias, sino también la eliminación de aquellas que a priori no son útiles. Ambas teorías coexisten sin ningún tipo de problema; de hecho, grandes expertos del sueño coinciden en que pro-

LA NARCOLEPSIA

Al igual que con la fase no-REM, también existen alteraciones y enfermedades asociadas a la fase REM. Una de las más llamativas es la narcolepsia, enfermedad que se caracteriza por una excesiva somnolencia durante el día y cataplejía. Esto último significa que cuando los narcolépticos viven una situación emocional fuerte (miedo, sorpresa, etc.) pueden perder el vigor muscular, entrando en una parálisis momentánea. Además, la somnolencia diurna puede llevarles a dormir en cualquier momento y circunstancia. Otro síntoma son las alucinaciones, consecuencia de ensoñaciones durante el día o en momentos previos a dormir. Aproximadamente la sufre una de cada 4 000 personas y gracias a avances recientes se sabe que tiene un componente autoinmune muy fuerte, aunque la causa de este aún no se conoce. Sorprendentemente, los narcolépticos no suelen tener problemas de memoria, algo que intriga a los investigadores del sueño.

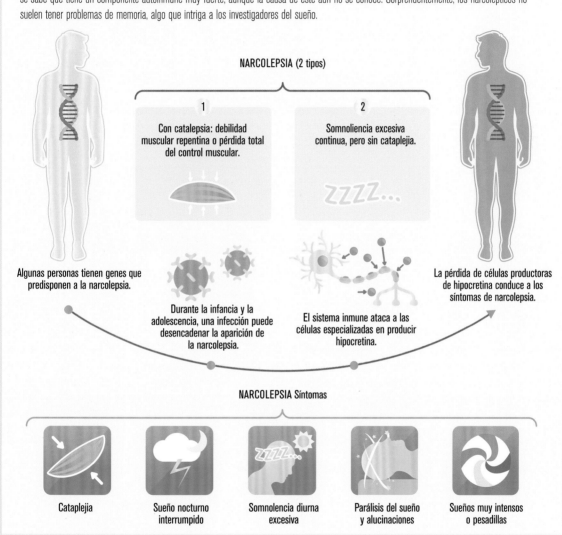

bablemente haya otras muchas funciones que a día de hoy estén siendo pasadas por alto.

El hecho de **recordar** o no un sueño también está muy relacionado con esta fase, ya que se recuerdan mejor si antes de despertar el individuo se encuentra en REM. Es más probable recordar sueños en la segunda mitad de la noche que es cuando la parte correspondiente a esta fase en el ciclo del sueño se alarga. Pero

un aspecto importante es que estos sueños deben ser recordados y memorizados rápidamente, ya que se olvidan en cuestión de minutos. Además, es muy probable que, al tratar de recordarlo, el propio cerebro intente rellenar con información que no ha tenido por qué aparecer durante el sueño.

30. Boyce, R., et al., Science, 2016. 352(6287): p. 812-6.

Sentido de los sueños

Los sueños acompañan al ser humano desde el comienzo de su propia historia, es por eso que su interpretación ha sido recurrente en todas las sociedades. La respuesta a esta cuestión ha generado una larga lista de hipótesis y teorías (algunas muy disparatadas), pero a día de hoy aún no tiene respuesta.

UN ASPECTO muy interesante del sentido de los sueños es la interpretación **subjetiva** de cada individuo, ya que algo que aparece comúnmente en los estudios sobre este tema es que cada persona le da un valor a sus sueños y puede llegar a tomar decisiones en su vida, en función de lo soñado. Durante la **consolidación de la memoria,** se relacionan recuerdos antiguos con nuevas experiencias aprendidas y vividas recientemente. Por eso mismo, cuando se sueña, se entrelazan de forma aleatoria experiencias antiguas y nuevas sin sentido ni relación aparente. Por eso también se suceden una serie de fragmentos vividos recientemente o recreaciones de experiencias, pero con otros protagonistas, lugares, etc., cambiando por completo el escenario. Los estudios más recientes definen el contenido del sueño como una mezcla de **memorias** muy recientes adquiridas ese mismo día que empiezan a consolidarse, con memorias de días anteriores que están finalizando este proceso. A esta mezcla hay que sumarle **recuerdos** mucho más antiguos que se activan cuando los más recientes se consolidan,

probablemente porque ambos estén relacionados. Aunque todo esto genere situaciones que no tienen ningún sentido, durante el sueño no somos conscientes de todas estas incoherencias. Esto ocurre porque la **corteza prefrontal** también se activa e intenta poner orden a todas estas ideas, algo que sin duda no consigue, pero que es responsable de que creamos que todo tiene un sentido.

El hecho de que se integre información reciente con recuerdos almacenados, puede ser el responsable de que durante los sueños se obtengan soluciones a problemas y aparezca ese **«momento Eureka»** que muchos dicen haber tenido. Son famosos los casos de Mary Shelley, que soñó con los personajes de su moderno Prometeo o de Paul McCartney, que soñó con la melodía de *Yesterday*.

Todo ser humano busca **respuestas**, es algo inherente a nuestra naturaleza, es por eso que encontrar esas respuestas en los sueños es algo evocador e inspirador. Pero parece ser que no es así, y que simplemente son

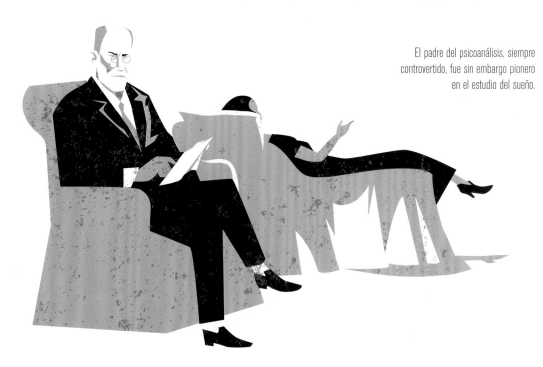

El padre del psicoanálisis, siempre controvertido, fue sin embargo pionero en el estudio del sueño.

CONSOLIDACIÓN DE LA MEMORIA DURANTE EL SUEÑO

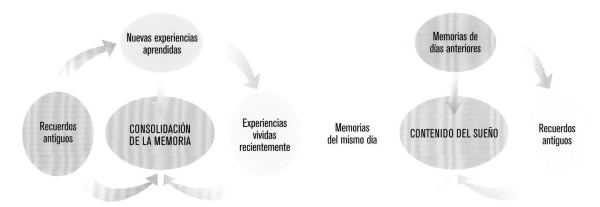

secuencias al azar de una película formada por recuerdos antiguos y experiencias recientes. Pero igualmente, estas secuencias pueden verse alteradas por estados fisiológicos como el estrés o la ansiedad. Es por eso que la interpretación de los sueños puede tener cierta relevancia.

Pero tenemos que viajar atrás en el tiempo para dar con la revolución de este tema, gracias a las teorías de **Sigmund Freud,** según las cuales, cuando soñamos, nuestro inconsciente toma el control de la situación. Se libera el pensamiento que tenemos más reprimido, ya sea sexual o relacionado con aspectos vergonzantes. La interpretación de los sueños planteada por la escuela de Freud no solo se centra en darle un sentido a lo ocurrido en el sueño, sino también en interpretar motivos subyacentes ocultos en el mismo sueño. Esta idea carece de sustento científico y hoy día ha perdido mucha relevancia. Uno de los principales problemas es que es muy difícil recordar los sueños y toda la información de estos, y probablemente al recordarlos incurrimos en grandes errores para rellenar la información soñada. Es por eso que puede ser un gran error basar una terapia en interpretaciones subjetivas de sueños.

Sí existe evidencia de una relación directa entre **pesadillas** y situaciones con altos niveles de **estrés**. También relacionado con el estrés están los **sueños recurrentes,** los cuales aparecen al intentar consolidar memorias de un tema que genera gran preocupación, por esta razón pueden aparecer durante varias noches seguidas. Por otra parte, se ha observado que los sueños son más vívidos tras haber tenido una situación con una gran carga emocional como la pérdida de un familiar cercano. Esto está relacionado con la importancia de la **emoción** en los procesos de consolidación de la memoria.

Otro caso fascinante es el de los **sueños lúcidos,** en los que la persona puede influir en el devenir del sueño, o al menos cree que puede influir. Aunque parecen una rareza, se estima que un 80 % de la población ha tenido alguna vez este tipo de sueños. Estudios de imagen cerebral han demostrado, por un lado, que aparecen en un estado a medio camino entre el sueño y la vigilia y por otro, que intervienen algunas regiones diferentes del cerebro en comparación con el resto de sueños.

Otra curiosidad que ha servido para tratar de interpretar sueños es que en torno a un 10 % de la población suele soñar **en blanco y negro**, pero este porcentaje se dispara a cifras muy superiores si hablamos de personas mayores de 60 años. Según expertos del sueño, esto es porque estas personas durante su juventud solo consumían cine y televisión en blanco y negro y esto les ha condicionado su forma de soñar para el resto de sus vidas. ¿Estarán las redes sociales, videoconsolas, teléfonos móviles, etc., condicionando nuestra forma de soñar?

¿Podemos controlar los sueños?

En el maravilloso libro *Un mundo feliz* de Aldous Huxley, cuando los ciudadanos duermen, se generan mensajes con consignas políticas que acaban siendo asimiladas como propias por toda la sociedad. Esta idea, que conocemos como hipnopedia o el aprendizaje mientras dormimos, ¿es posible?

HACE MÁS DE 60 años, Lawrence Leshan, realizó un interesante experimento en un campamento infantil. En él había muchos niños que se mordían las uñas compulsivamente, por lo que decidió poner una grabación en un fonógrafo sobre el mal sabor de las uñas, mientras estos dormían. La frase sonaba cientos de veces durante la noche y lo repitió durante varias semanas. El resultado final fue que un 40 % de los niños dejaron de morderse las uñas, mientras que en otra habitación donde no hubo condicionamiento alguno, ningún niño lo hizo. Este experimento supuso toda una revolución, pero tuvo ciertos fallos experimentales, el principal fue que en ningún momento se monitorizó a los niños para saber si estaban dormidos o por el contrario estaban despiertos y por lo tanto constantemente escuchando la frase. Experimentos posteriores pusieron en duda estos resultados y la **hipnopedia** cayó en desuso.

En la actualidad, está volviendo a resurgir, pero de una forma mucho más sutil, y es a través de otros **sentidos.** Los experimentos de Ken Paller y otros investigadores muestran que sonidos u olores pueden favorecer el aprendizaje durante el sueño. El planteamiento es sencillo: se hace memorizar objetos y su localización a varios individuos y cuando interaccionan con los objetos, se oye un sonido u olor característico. Durante el sueño posterior, se les reproducen los olores o sonidos y el resultado es que al despertar recuerdan mucho mejor lo aprendido que aquellos que no tuvieron los estímulos adyuvantes[31].

Controlar qué sueña cada persona es algo mucho más complicado que repetir mensajes durante toda una noche en un campamento infantil, pero resultados como los de Paller dan pistas sobre cómo se puede influir en el **aprendizaje** durante el sueño, aunque no controlarlo. Y saber lo que sueñan los demás, ¿es posible? De nuevo se trata de una pregunta que la ciencia ficción ha respondido en numerosas ocasiones, pero que en la realidad es algo mucho más complejo.

El neurocientífico Moran Cerf lleva tiempo trabajando en dispositivos que sean capaces de recopilar in-

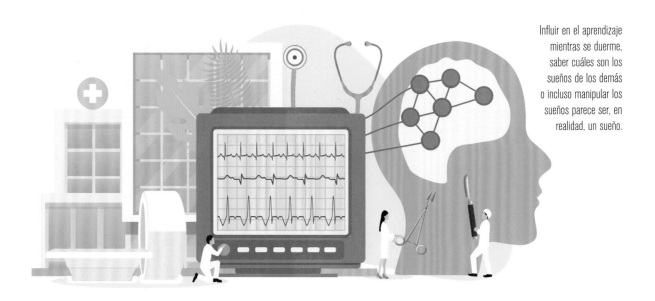

Influir en el aprendizaje mientras se duerme, saber cuáles son los sueños de los demás o incluso manipular los sueños parece ser, en realidad, un sueño.

HORAS DE SUEÑO SEGÚN LA EDAD

La edad determina distintos patrones de sueño; de manera que se duermen muchas más horas en la primera infancia y va disminuyendo paulatinamente con la edad. Los sueños también son más frecuentes por tanto en las primeras etapas de la vida.

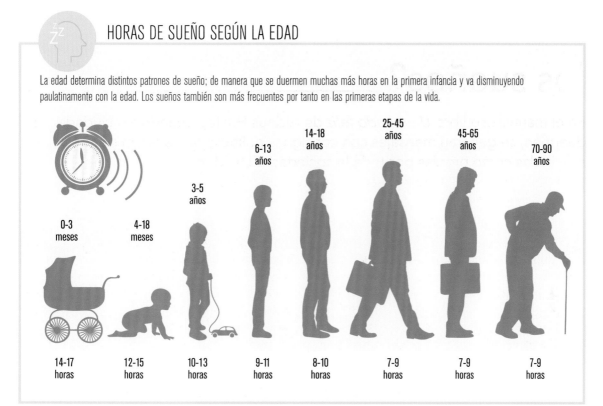

0-3 meses	4-18 meses	3-5 años	6-13 años	14-18 años	25-45 años	45-65 años	70-90 años
14-17 horas	12-15 horas	10-13 horas	9-11 horas	8-10 horas	7-9 horas	7-9 horas	7-9 horas

formación sobre los sueños de cada persona. Para ello se basa en la llamada **teoría de la «neurona Jennifer Anniston»,** según la cual en el cerebro hay neuronas encargadas de codificar información muy concreta y especializada. Esto se comprobó mediante estudios de imagen que mostraban la activación de diferentes neuronas cuando se mostraba a varias personas imágenes de personas famosas, entre ellas Jennifer Anniston. Según Cerf, si somos capaces de tener electrodos que identifiquen neuronas especializadas en diferentes conceptos, personas, etc., en un individuo, se le puede monitorizar durante el sueño y ver si las diferentes neuronas se han activado o no y, por lo tanto, tener información real de lo soñado. Aunque la base científica es sólida, la investigación debe avanzar mucho para aproximarse a algo similar a **una grabadora de sueños.** Con el dispositivo que quiere diseñar Cerf se conseguiría algo de información, pero muy poca. Además, a día de hoy, para conseguir información de este tipo se utilizan electrodos muy invasivos.

Otros estudios han buscado obtener información de los sueños a través de la monitorización de diferentes partes del cuerpo. Existen personas que durante el sueño mueven levemente los labios, pudiendo tener relación con algo que se esté diciendo en sueños. Hay gru-

pos de investigación que han intentado relacionar estos movimientos con patrones de habla cuando el individuo está despierto, sin conseguir resultados muy positivos.

Lo más sencillo a día de hoy es monitorizar la actividad cerebral durante el sueño mediante técnicas de imagen avanzadas como **la resonancia magnética funcional,** que mide con precisión la actividad de las diferentes partes del cerebro. Esta técnica es utilizada por el equipo del investigador Yuhiyasu Kamitani en Kioto. En uno de sus experimentos monitorizaron el sueño de voluntarios mediante esta técnica y cada vez que se veían alteraciones en diferentes regiones despertaban a los participantes en el experimento y se les preguntaba sobre qué estaban soñando. La aproximación parece bastante rudimentaria, pero consiguieron ver patrones asociados a conceptos como vehículos o personas. Este experimento, que no tuvo que ser nada agradable para los voluntarios, aporta algo de información, pero pone de manifiesto que aún no sabemos cómo leer los sueños. En este caso, quizá la pregunta más acertada sería si de verdad queremos saber qué sueña cada persona.

31. Paller, K.A., Curr Dir Psychol Sci, 2017. 26(6): p. 532-537.

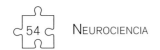
Consejos para dormir mejor

Ya sabemos de las complejidades que implica algo tan maravilloso como dormir o soñar. Pero nos queda un último aspecto por abordar y es si la neurociencia puede ayudar a tener una mejor calidad de sueño. La buena noticia es que sí.

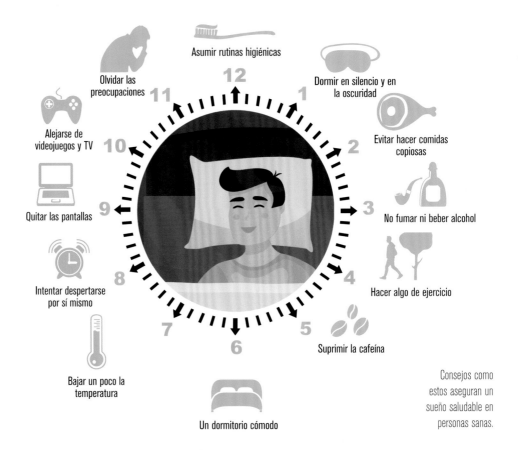

Asumir rutinas higiénicas

Olvidar las preocupaciones

Dormir en silencio y en la oscuridad

Alejarse de videojuegos y TV

Evitar hacer comidas copiosas

Quitar las pantallas

No fumar ni beber alcohol

Intentar despertarse por sí mismo

Hacer algo de ejercicio

Bajar un poco la temperatura

Suprimir la cafeína

Un dormitorio cómodo

Consejos como estos aseguran un sueño saludable en personas sanas.

S E HA VISTO QUE existen diferentes conductas y actividades que pueden alterar los patrones de sueño, pero, ¿cómo podemos saber si las **horas de sueño** son suficientes? No existe una fórmula matemática que lo defina, solo aproximaciones según la edad como pudimos ver en el esquema de la página 53, pero sí está estudiado que, si el cerebro ha dormido el tiempo suficiente, no necesita ningún estímulo externo que lo despierte. Si se tiene una buena calidad de sueño, no debería ser necesario el **despertador.** En esto influyen varios factores como tener una buena rutina de sueño, la alimentación, actividad física, niveles de estrés u otros que no podemos controlar como la edad o la genética (que también tiene influencia sobre el sueño). Pero veamos algunos **hábitos** y aspectos que sí pueden mejorar el sueño:

• **Sueño «rutinario»:** es muy importante crear una rutina de sueño. Hay que hacer todo lo posible por tener el mismo horario, tanto para la hora de ir a la cama como la de despertar. Por desgracia, nuestro cerebro no sabe si es fin de semana o día de diario, o si estamos de vacaciones. Además, si esta rutina coincide con las horas sin sol, el ritmo circadiano será mucho más constante y por lo tanto será más fácil conciliar el sueño.

• **La luz:** se recomienda reducir la exposición a luz (natural o artificial) antes de dormir, lo cual se puede lograr teniendo una iluminación tenue que facilitará la secreción de melatonina. También es importante, sobre todo si se vive en la zona entre los trópicos, que la habitación esté bien aislada lumínicamente.

• **¿Y la luz del teléfono móvil?:** existen estudios que demuestran que mirar una pantalla como la del móvil o una tablet antes de dormir puede alterar los niveles de melatonina, generando una reducción del sueño que puede llegar al 22 %[32].

• **Temperatura:** durante el sueño se reduce la temperatura corporal, normalmente un poco más de un grado, por eso durante las grandes olas de calor es difícil conciliar el sueño. Razón por la cual es recomendable que la temperatura de la habitación donde se duerme esté un poco más baja que en el resto de habitaciones. Un baño tibio antes de dormir, que reduzca levemente la temperatura corporal, también puede ayudar.

• **No acostarse sin sueño:** si esto se hace, se puede generar un mayor estado de ansiedad al no conciliar el sueño, que lo único que va a hacer es dificultarlo mucho más.

• **Sustancias que quitan el sueño:** la cafeína altera los patrones de sueño y aunque no todas las personas tienen la misma respuesta a este compuesto, no se recomienda consumir bebidas con cafeína desde primera hora de la tarde. Otra sustancia que puede alterar el sueño es el alcohol, ya que, debido a su proceso de metabolización, puede romper el ciclo y que una vez despierto sea muy difícil volver a dormir. También se ha estudiado cómo la nicotina puede alterar el ciclo del sueño.

• **Ejercicio físico:** existen estudios que muestran cómo hacer ejercicio moderado durante 20 o 30 minutos puede ayudar a conciliar el sueño, siempre que este se haya realizado varias horas antes de dormir (última hora de la tarde).

• **No interrumpir el sueño cuando ha comenzado:** la situación es sencilla, estar delante del televisor viendo un programa que a priori interesa, pero el sueño vence; aun así, se fuerza estar despierto para terminar de ver tan interesante programa. En el momento en el que el cerebro dice que dormir, si se puede, hay que dormir.

Como ya se ha comentado en este libro, los problemas de sueño son cada vez más comunes en la sociedad y suponen una preocupación creciente en la salud pública. Afecta al rendimiento en el trabajo, puede generar accidentes, etc. A pesar de que estos consejos pueden ayudar a mejorar la calidad del sueño, si no se consigue hay que consultar a un médico o a un especialista en sueño, porque pueden existir problemas subyacentes. Los principales síntomas de trastornos de sueño son no poder conciliarlo durante días y días o despertarse siempre con la sensación de estar cansado. Dormir es un proceso necesario para la supervivencia, influye en la formación de recuerdos y en el mantenimiento del cerebro, además de otras muchas funciones que aún desconocemos. Dedicamos un tercio de nuestro tiempo de vida a estar durmiendo, por lo que esas horas de descanso deben ser mimadas y cuidadas desde los primeros años de vida hasta la edad adulta.

32. Ostrin, L.A., et al., Ophthalmic Physiol Opt, 2017. 37(4): p. 440-450.

POSTURAS CORRECTAS PARA DORMIR MEJOR

ELIGE EL COLCHÓN CORRECTO

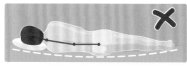

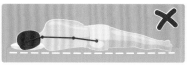
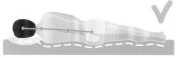

Demasiado blando

Demasiado duro

Firmeza correcta

ELIGE LA ALMOHADA CORRECTA

Demasiado alta

Demasiado baja

Correcta posición de la cabeza

EMOCIONES

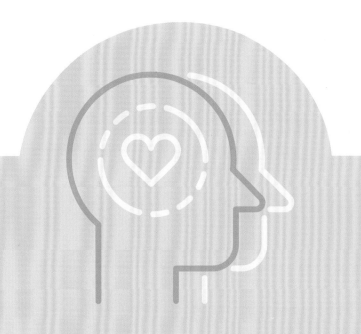

¿Qué son las emociones?

Estamos hechos de emociones: desde que nos levantamos sentimos alegría, envidia, miedo o asco constantemente. Son responsables de las lágrimas por una escena de una película, son aquellas que hacen saltar de alegría o que encogen el corazón detrás de esa canción o ese poema… Somos pura emoción.

EN LA ANTIGUA Grecia pasión y razón eran dos componentes totalmente antagónicos y se estudiaban por separado, idea que se ha mantenido con el paso de los siglos llegando a que incluso hoy día emoción (pasión) y cognición (razón) se sigan viendo como entidades separadas. Pero el cerebro humano nos ha demostrado que ambas están muy entrelazadas. La **emoción** es fundamental para las funciones cognitivas como **el aprendizaje** y **la memoria** o la toma de **decisiones**. Definir emoción no es una tarea sencilla y toda definición presenta defensores y detractores. De forma general, entendemos las emociones como estados funcionales del cerebro que ayudan a regular de manera flexible la interacción con el entorno y las relaciones sociales. Son, por lo tanto, las herramientas necesarias para generar respuestas. Esta descripción ya indica que van ligadas a la parte racional de nuestro cerebro, pero también de nuestro cuerpo, ya que las respuestas fisiológicas que generan las emociones se manifiestan de muchas formas como el sudor, el temblor, la sonrisa, etc.

A nivel cerebral, al ser responsables y formar parte de tantos procesos, el control de las emociones está relacionado con diferentes regiones que en su conjunto conforman el **sistema límbico.** El cual está compuesto por una serie de zonas a las que se les ha asignado clásicamente la actividad emocional: amígdala, múltiples regiones de la corteza frontal, tálamo, hipotálamo, etc. A pesar de que la **amígdala** ha sido considerada tradicionalmente como el centro cerebral de las emociones, todas las regiones funcionan integradas. Un ejemplo es la respuesta frente a una posible agresión: la amígdala es la principal responsable de procesar esta información, pero

 ## LAS EMOCIONES COMO MÉTODO DE ADAPTACIÓN

Las emociones no son un capricho de la evolución, sino que tienen funciones únicas y esenciales, entre las que se encuentra desde la evaluación rápida de situaciones y estímulos ambientales; o la preparación para realizar una acción, para generar una respuesta; hasta formas de expresión y de comunicación; aprendizaje; toma de decisiones o el control de las relaciones sociales, tan importante en animales como en nosotros que vivimos en comunidad. Si lo pensamos despacio, las relaciones sociales están sustentadas sobre emociones complejas como amor, envidia, apego, celos, etc. Todas estas funciones se han ido desarrollando a través de la evolución; de hecho, se considera que surgieron como método de adaptación a un mundo cambiante e impredecible.

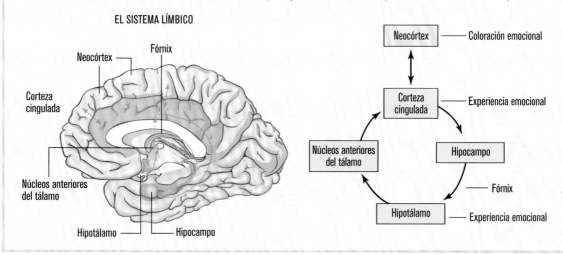

EL SISTEMA LÍMBICO

Neocórtex
Fórnix
Corteza cingulada
Núcleos anteriores del tálamo
Hipotálamo
Hipocampo

Neocórtex — Coloración emocional
Corteza cingulada — Experiencia emocional
Núcleos anteriores del tálamo
Hipocampo
Fórnix
Hipotálamo — Experiencia emocional

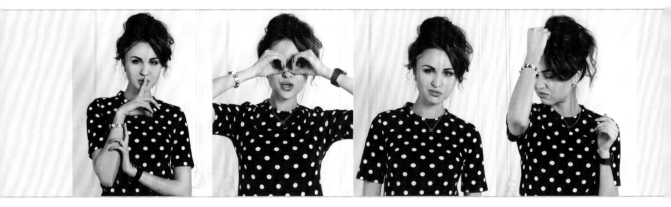

estructuras como el tálamo e hipotálamo facilitan que se generen respuestas rápidas. Mientras tanto, otros sistemas se activan para poder generar una respuesta muy enérgica gracias a un incremento de adrenalina. Además, el hipocampo entra en acción al recordar si el estímulo es o no peligroso y por lo tanto requiere respuesta. Por último, intervienen varias regiones de la corteza; por ejemplo, aquellas responsables de generar expresiones asociadas con emociones en el rostro.

A nivel teórico, hoy día siguen existiendo debates sobre las emociones y su clasificación, nomenclatura, etc., que engloban no solo a neurólogos y psicólogos, sino también a sociólogos, filósofos, etc., dejando bien clara la compleja comprensión de estas. Hay clasificaciones sencillas que dividen las emociones en **positivas** o **negativas**, aunque incluso en esta sencilla categorización también hay debate por todos aquellos que consideran la existencia de emociones neutras.

La clasificación según la naturaleza de la emoción más aceptada es la propuesta por Paul Ekman, con base en **expresiones faciales.** En un principio se pensó que las expresiones eran aprendidas al observar e imitar desde pequeños, pero Ekman demostró que no era así. Para ello se fue hasta Papúa Nueva Guinea, donde hizo un estudio con integrantes de una tribu totalmente aislada de la sociedad. Los participantes en el estudio fueron capaces de identificar las expresiones faciales asociadas a emociones básicas; por lo tanto, Ekman demostró que estas no dependen de la cultura, sino que son universales. Su lista de emociones universales está compuesta por seis: **alegría, miedo, ira, asco, tristeza y sorpresa.**

A pesar de ser muy aceptada, en 2014 se hizo un estudio en el que se medían con complejas técnicas de imagen los músculos respon sables de cada expresión. Los investigadores comprobaron que miedo/sorpresa y asco/ira compartían las mismas estructuras musculares, por lo que esta clasificación podría verse reducida a cuatro [33]. Sea como fuere, estas serían las **emociones básicas** a partir de las cuales se componen todas las complejas como el apego, remordimiento, ternura, vergüenza, orgullo, euforia, ilusión, tensión, compasión y un largo etcétera. Las próximas páginas de este libro estarán destinadas precisamente a comprender mejor las diferentes emociones básicas identificadas por Ekman.

33. Jack, R.E., et al., Curr Biol, 2014. 24(2): p. 187-92.

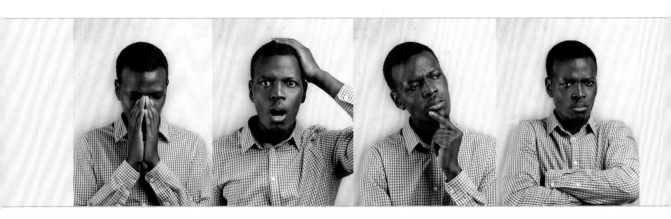

El miedo y su relevancia evolutiva

En mitad de un bosque, durante un plácido paseo, un senderista se encuentra con un objeto alargado en el suelo. Como hay sombras procedentes de los árboles que cubren el sendero, nuestro protagonista no es capaz de distinguir bien si lo que ve es un palo, una cuerda o…. ¡Una serpiente! Y surge el miedo…

EL MIEDO ES una de las emociones más viscerales y profundas que tiene el ser humano. Es muy difícil de controlar y por su naturaleza se engloba dentro de las emociones conocidas como **negativas**, además de **primaria**. Enmarcar al miedo como negativo es por sus consecuencias ya que, por su función, evolutivamente ha sido realmente útil como herramienta de supervivencia, porque es la respuesta inmediata de la aparición de un peligro cercano. Si aparece un elemento que debido a la experiencia es considerado como peligroso o amenazante, se producen una serie de cambios fisiológicos que se preparan para responder frente a este. Volviendo al ejemplo, nuestro protagonista se encuentra en una situación donde el miedo aparece, a pesar de que él nunca se ha encontrado con una serpiente real, su experiencia le dice que en un bosque de ese tipo puede aparecer y en ese caso, no es recomendable acercarse a ella, porque es un animal venenoso.

Una vez que el miedo campa a sus anchas por el cerebro, percibimos cierta inseguridad y se desencadenan una serie de **cambios fisiológicos** muy poderosos. El pulso y la respiración se aceleran y los músculos se preparan para una posible huida. Pero nuestro senderista no opta por huir, sino que se queda totalmente paralizado. Esta respuesta, conocida como *freezing* es bastante común y a veces puede ser contraproducente. Evolutiva-

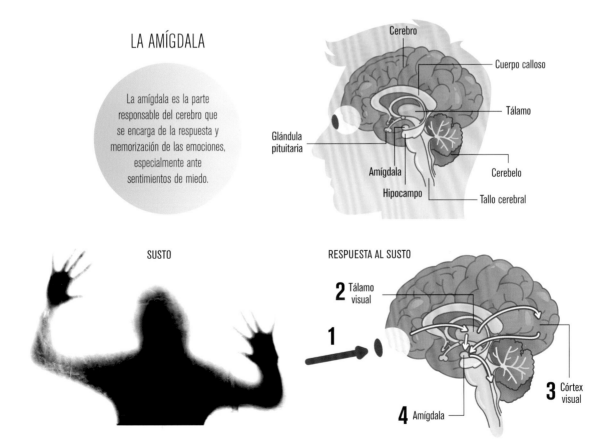

LA AMÍGDALA

La amígdala es la parte responsable del cerebro que se encarga de la respuesta y memorización de las emociones, especialmente ante sentimientos de miedo.

Cerebro
Cuerpo calloso
Tálamo
Glándula pituitaria
Amígdala
Cerebelo
Hipocampo
Tallo cerebral

SUSTO

RESPUESTA AL SUSTO

2 Tálamo visual
1
3 Córtex visual
4 Amígdala

mente, bloquearse frente a un posible peligro también fue muy útil, ya que esto supone no hacer ruido y por lo tanto no delatar la posición a un posible depredador. En la situación de la posible serpiente esta respuesta será la más práctica, pero por desgracia, no es fácil de mantener. Cuando el miedo invade el cerebro humano también genera respuestas impulsivas guiadas por el clásico axioma de la retirada a tiempo. El desenlace de la historia que hemos planteado es precisamente que el senderista decidió dar media vuelta para no cruzarse con la posible serpiente y así garantizar su supervivencia.

Las emociones se forjan desde los primeros años de edad, y es ahí cuando el cerebro aprende a medir qué puede generar miedo o qué no. En ese caso, la educación de los más pequeños es fundamental, ya que una excesiva **sobreprotección** puede generar un adulto que desarrolle diferentes miedos o **fobias**. De hecho, la sociedad actual está llena de un abanico enorme de expresiones y dimensiones del miedo, que están fuertemente arraigadas en nuestra personalidad.

Pero, ¿cómo funciona el miedo a nivel cerebral? La principal región implicada es la **amígdala**, que se encarga de identificar y procesar estímulos que lo producen. Estudios recientes utilizando técnicas de imagen cerebral han mostrado que no solo se activa esta región, sino que hay muchas otras como la ínsula bilateral, la corteza cingulada anterior dorsal o la corteza prefrontal dorsolateral. Para saber todo esto, los investigadores monitorizan

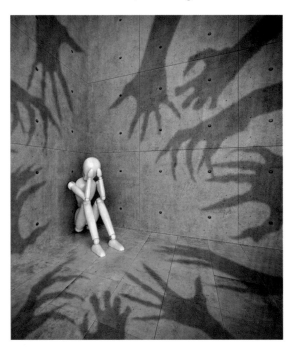

Nuestra sociedad ha generado miedos que no existen, que no son evolutivos.

la actividad cerebral de diferentes voluntarios, a los que se les expone a un estímulo neutro y a un estímulo relacionado con el miedo (un chillido, sonido de amenaza, etc.)[34]. Todas estas zonas se activan, porque, como se ha visto previamente, frente a una situación de miedo, se generan diferentes posibles respuestas, surgen memorias almacenadas, etc.

Por lo tanto, si el miedo parece estar ubicado preferentemente en la amígdala, acompañado de la actividad de otras regiones, una lesión en esta zona, debería hacer desaparecer esta poderosa emoción, ¿es esto posible? Pues sorprendentemente es lo que ocurre en una enfermedad rara conocida como **Síndrome de Urbach-Wiethe** con una sintomatología muy compleja. Principalmente genera daños dermatológicos como desgarros cutáneos o una mala cicatrización, acompañada de heridas en párpados u otras regiones sensibles. Hay pacientes con esta enfermedad que, además, sufren una calcificación en la amígdala, esto significa que se reduce el flujo sanguíneo a esta región hasta que detiene casi por completo su actividad. Cuando esto ocurre, **los enfermos no sienten miedo.** En diferentes estudios se ha observado cómo estos no presentan ninguna respuesta frente a estímulos como arañas, serpientes, películas de miedo, situaciones amenazantes, exposición a armas, etc.

Investigadores de la Universidad de Iowa publicaron en la prestigiosa revista *Nature Neuroscience* un trabajo con pacientes con esta rara patología. Por un lado, se les expuso a estímulos como los mencionados previamente y no observaron respuesta alguna. Pero todo cambió cuando se les sometió a una situación que desencadena un miedo totalmente diferente y mucho más visceral. Se les expuso durante un periodo corto de tiempo en una habitación con una atmósfera con un alto porcentaje de dióxido de carbono. Esto genera sobre nuestro cuerpo una respuesta de estrés consecuencia del descenso de oxígeno en sangre, generando una sensación de pánico. Algunos de los pacientes del estudio se mostraron muy sorprendidos al percibir esta sensación ya que, al estar asociada con el miedo, la desconocían. Pero lo más interesante que revela este estudio es que la respuesta de pánico activó otras regiones del cerebro diferentes a las del miedo. Los investigadores destacan que conocer estos circuitos no solo puede ayudar a estos pacientes, sino a todos aquellos que sufren situaciones de estrés postraumático[35].

34. Fullana, M.A., et al., Mol Psychiatry, 2016. 21(4): p. 500-8.
35. Feinstein, J.S., et al., Nat Neurosci, 2013. 16(3): p. 270-2.

Alegría y la apasionante historia de su descubridor

Si hemos hablado del miedo como una emoción con un gran poder sobre nuestro cerebro, la segunda protagonista de este bloque no tiene nada que envidiarle en relevancia. Se trata de la alegría, una emoción tradicionalmente clasificada como positiva, que define el estado de ánimo la actitud frente a situaciones del día a día.

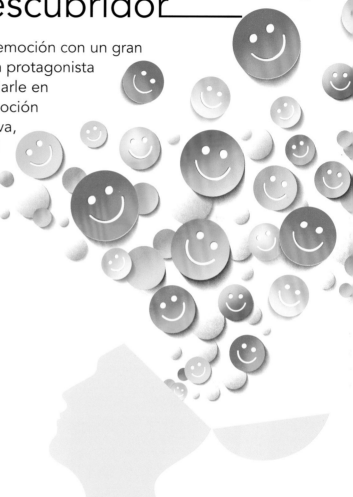

LA ALEGRÍA va mucho más allá de sonrisas y carcajadas, que son respuestas que se pueden relacionar rápidamente con esta emoción. Es fundamental en comportamientos básicos del ser humano que nos han hecho evolucionar como especie, como es la **empatía** y las **conductas altruistas.** De la primera, se hablará más adelante con detenimiento, pero es importante destacar el altruismo y su valor evolutivo. El ser humano presenta una tendencia egoísta en el sentido evolutivo, que busca la supervivencia y que sus genes pasen de una generación a otra. Pero en el momento en el que la supervivencia del individuo estuvo directamente relacionada con la supervivencia del grupo, el ayudar al prójimo se convirtió en una poderosa herramienta. De hecho, el cerebro humano genera **premios dopaminérgicos,** a través del ya mencionado circuito de recompensa cerebral, cuando se producen actos altruistas, algo que se comprobó hace unos años gracias a un estudio con técnicas de neuroimagen[36]. Ser altruista genera bienestar, lo que produce que quien desarrolla este tipo de actos, repita.

La alegría también está relacionada con una mayor eficiencia en resolución de problemas y rendimiento cognitivo. Cualquiera que se haya enfrentado a una larga sesión de estudio, sabe que, si el temario le gusta, es mucho más fácil de memorizar o comprender.

Al analizar los desencadenantes de la alegría, se entra en un campo complejo, ya que aparecen los más obvios, como la consecución de objetivos, logros y éxitos, el cumplimiento de expectativas o la satisfacción (en todos los sentidos). Pero dentro de la complejidad del ser humano, también puede aparecer asociada a comportamientos y conductas, que *a priori,* no se asocian con alegría.

A nivel fisiológico, al igual que con el miedo, se incrementa la frecuencia cardiaca y respiratoria, pero la reacción es totalmente diferente. En el cerebro se activan regiones como el **hipotálamo** o la **amígdala.** También se activan zonas de la **corteza** que generaran cambios en la expresión facial o aquellas responsables de controlar una de las respuestas más llamativas de la alegría: la **risa.**

Desde el punto de vista psicológico, es una emoción que permite disfrutar de aspectos de la vida; de hecho, se relaciona con una **estabilidad emocional duradera.** Genera actitudes positivas que pueden ser contagiadas, lo que favorece las relaciones sociales. Está directamente relacionada con la **autoestima** y **autoconfianza,** influye en la toma de decisiones, etc.

Pero si hablamos de alegría debemos hablar de uno de los científicos que más han contribuido a su compren-

SINAPSIS QUÍMICA

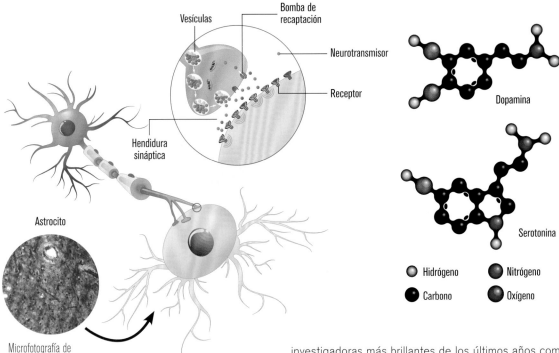

Vesículas

Bomba de recaptación

Neurotransmisor

Receptor

Hendidura sináptica

Astrocito

Microfotografía de astrocito en el cerebro.

HORMONAS DE LA FELICIDAD

Dopamina

Serotonina

○ Hidrógeno ● Nitrógeno

● Carbono ● Oxígeno

sión, y a la del cerebro en general. Se trata del neurólogo y neurocientífico estadounidense Paul Greengard. Tuvo una vida fascinante, dedicado a la investigación desde los 17 años. En la década de los 50 trabajó en los mecanismos por los que las células se comunican, la **sinapsis.** Hasta ese momento se pensaba que era una comunicación estrictamente eléctrica, pero gracias a la investigación de Greengard y la del médico sueco Arvid Carlsson, se descubrió que hay un componente bioquímico. Cuando llega un mensaje eléctrico a una neurona, este se transmite y desencadena la liberación de una serie de moléculas que llevan dicho mensaje a la siguiente neurona. Entre estas, se encuentra la **dopamina**, sustancia que se asocia con la alegría y el bienestar. Se trata de un neurotransmisor responsable del circuito de recompensa y que por lo tanto se asocia con el placer, pero también con la motivación o con las relaciones sociales.

Por este descubrimiento, Greengard, junto con Carlsson y Kandel (del que ya se ha hablado en este libro), recibió el premio Nobel en el año 2000. Utilizó el dinero del premio (300 000 dólares aproximadamente), para crear junto con su mujer un premio para mujeres científicas que ya se ha convertido en uno de los más prestigiosos del mundo, el Pearl Meister Greengard Prize. Desde entonces, lo han ganado algunas de las

investigadoras más brillantes de los últimos años como Elisabeth Blackburn, Carol Greider, Suzanne Cory, Lucy Shapiro o Jennifer Doudna. El premio está dotado con 100 000 dólares y, por cierto, lleva el nombre de la madre de Greengard, que murió durante el nacimiento de este. Paul Greengard murió en 2019 y todo el mundo le recuerda por una persona brillante, afable y **siempre de buen humor.**

36. Morishima, Y., et al., Neuron, 2012. 75(1): p. 73-9.

DOPAMINA

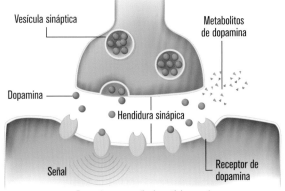

NEURONAS DOPAMINÉRGICAS
(Células nerviosas productoras de dopamina)

Vesícula sináptica

Metabolitos de dopamina

Dopamina

Hendidura sináptica

Señal

Receptor de dopamina

Dopamina que recibe las células nerviosas

La emoción más difícil de controlar: la ira

Esta emoción, tradicionalmente considerada como negativa, también tiene su utilidad, siempre y cuando seamos capaces de controlarla y no dejemos que tome el mando de nuestro ordenador central de modo permanente…

En el año 2015 las emociones entraron en las salas de cine de todo el mundo gracias a la magnífica película de Pixar *Inside Out (Del revés),* donde aparecen las emociones «humanizadas» a los mandos del centro de control del cerebro. La película contó con un gran asesoramiento científico, y a pesar de estar destinada a un público infantil, también cautivó a todos los adultos que la vieron; en gran parte, gracias a la excelente labor de los guionistas. Uno de los personajes más divertidos es Ira, que aparece como un ser rojo y pequeño que cuando entra en escena y pierde el control, desprende una llamarada de fuego por la cabeza y puede llegar a apartar al resto de emociones y dirigir las decisiones de Riley, la protagonista. En efecto, su forma de actuar es muy similar a cómo funciona la ira en el cerebro humano, y aunque obviamente no es un personaje chiquitito y rojo, sí que puede llegar a tomar el mando de control cerebral cuando aparece, no siendo las consecuencias siempre las mejores. Pero entonces, ¿por qué una emoción que genera respuestas irracionales es tan útil y necesaria?

La **ira** aparece como respuesta a situaciones injustas que van en contra de unos valores morales de cada individuo. Al igual que las emociones anteriores, también está muy relacionada con la memoria y la experiencia. Suelen ser situaciones que muestran un control sobre nuestra forma de pensar o que son consideradas injustas, aunque no lleguen a representar un ataque frente a uno mismo. Por norma general, viene acompañada de **frustración**, ya que se genera por eventos que no se pueden controlar o sobre los que el individuo no tiene poder de cambio. Puede desencadenar una serie de emociones más complejas como furia, rabia u odio, y respuestas de autodefensa, ataque, etc.

A nivel fisiológico, el cuerpo experimenta una sensación de **energía** e **impulsividad.** Se acelera la actividad cardiaca y se genera una elevada actividad muscular. A nivel cognitivo también tiene efectos, ya que puede ayudar a focalizar la atención en obstáculos que impiden lograr un objetivo o que están generando una situación injusta,

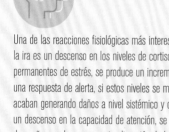

A MÁS ESTRÉS, MENOS CORTISOL

Una de las reacciones fisiológicas más interesantes generadas por la ira es un descenso en los niveles de cortisol. En situaciones permanentes de estrés, se produce un incremento de cortisol como una respuesta de alerta, si estos niveles se mantienen muy elevados, acaban generando daños a nivel sistémico y cerebral. Aparece un descenso en la capacidad de atención, se alteran los patrones de sueño, con la consecuente alteración de la consolidación de la memoria, etc. Es por esto que un descenso en los niveles de cortisol generados por una respuesta de enfado, pueden ser muy positivos para el cerebro y el cuerpo en general. Las amenazas que desencadenan emociones como ira o miedo, también generan un incremento del estrés, por lo que este sistema podría haber evolucionado así para contrarrestarlo, algo que se ha observado en un estudio llevado a cabo por de la Universidad de Osnabrück[37].

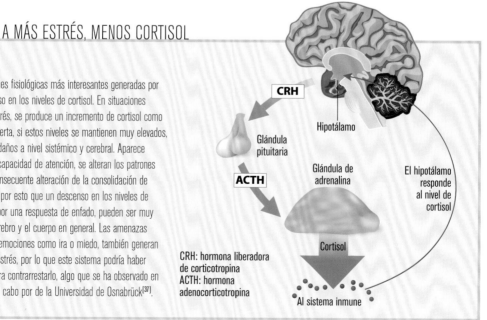

CRH
Hipotálamo
Glándula pituitaria
ACTH
Glándula de adrenalina
El hipotálamo responde al nivel de cortisol
Cortisol

CRH: hormona liberadora de corticotropina
ACTH: hormona adenocorticotropina

Al sistema inmune

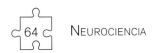

TRASTORNOS EXPLOSIVOS INTERMITENTES

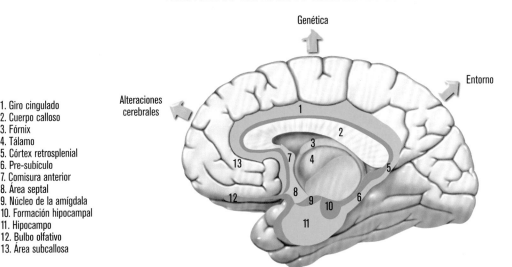

1. Giro cingulado
2. Cuerpo calloso
3. Fórnix
4. Tálamo
5. Córtex retrosplenial
6. Pre-subículo
7. Comisura anterior
8. Área septal
9. Núcleo de la amígdala
10. Formación hipocampal
11. Hipocampo
12. Bulbo olfativo
13. Área subcallosa

pero a su vez dificulta la ejecución por la obnubilación. Si observamos el interior de un cerebro cuando aparece la ira o el enfado, se observa una activación de regiones similares a las activadas por el miedo, como la amígdala o el hipocampo, la razón de esto es que ambas emociones se desencadenan por **amenazas**, aunque en el caso de la ira, están más relacionadas con el grupo o con la vulneración de algún derecho, más que con amenazas físicas. Gracias a estudios de imagen cerebral, investigadores han observado cómo también se activa una región de la corteza orbitofrontal, que está relacionada con la **obtención de objetivos.**

A diferencia de otras emociones, la ira puede perdurar durante varios días o incluso semanas. Una situación injus-

ta que produce enfado es muy fácil que se perpetúe en el cerebro. Esto ocurre por la ya mencionada activación de la amígdala y el hipocampo. Juntos generan **memorias a largo plazo** con un alto contenido emocional, esta es la razón por la que un enfado puede ser duradero y se reactiva cuando la situación injusta se repite o reaparece.

Pero, ¿qué ocurre cuando la ira no se puede controlar? Los ataques de ira son conocidos en la clínica como **Trastornos explosivos intermitentes.** Se caracterizan por episodios repentinos de conductas agresivas y violentas, con una duración aproximada de 30 minutos que aparecen con mayor frecuencia durante la infancia y los primeros años de la edad adulta. Las causas aún se desconocen aunque se piensa que tienen un componente multifactorial con tres causas principales:

• **Entorno:** con una especial importancia en la infancia, personas que crecieron con una mayor inestabilidad, muestran una tendencia a tener este tipo de reacciones.

• **Genética:** aunque aún no se ha descubierto la implicación de genes específicos, hay estudios que apuntan a una posible alteración genética, ya que sí que existe una tendencia a que esta alteración se trasmita de padres a hijos.

• **Alteraciones a nivel cerebral:** al igual que ocurre en el síndrome de Urbach-Wiethe, podría existir la alteración de algún circuito o región cerebral encargada del control de la ira. Al igual que en el caso anterior, aún no se ha identificado y los estudios realizados se basan solo en hipótesis.

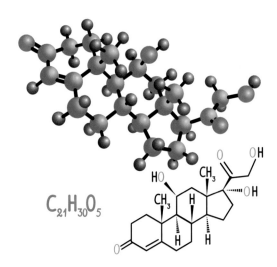

$C_{21}H_{30}O_5$

Ilustración y fórmula química de la molécula del cortisol.

37. Kazen, M., et al., Biological Psychology, 2012. 91(1): p. 8.

El asco, la emoción que nos ha permitido sobrevivir

Esta emoción es una interpretación del mundo exterior. Ante la exposición a una sustancia pestilente o putrefacta se desencadena una desagradable sensación de asco como respuesta que genera rechazo hacia un objeto, situación, comportamiento o recuerdo. Algo muy útil para la supervivencia.

EL ASCO SE VE DESENCADENADO por estímulos desagradables que evolutivamente se asociaban a sustancias potencialmente **tóxicas**, material en descomposición, contaminación del entorno, etc. Investigadores como el psicólogo Paul Rozin, de la Universidad de Pensilvania, destacan este papel **protector** en la evolución que fue clave en la supervivencia.

La principal respuesta que se genera en el cuerpo es el **distanciamiento** y la **separación**, aunque esta puede ser mucho más compleja. A nivel fisiológico se produce un reflejo facial, se arruga la nariz y los labios superiores se elevan. Todo esto puede ir acompañado de una profunda náusea y salivación, pudiendo llegar a generar alteraciones de presión sanguínea y el consecuente desmayo. El estímulo que produce el asco es variable y está fuertemente influenciado por el componente social y educativo. Se ha visto cómo hay bebés que hasta los tres años no muestran asco frente a estímulos que sí lo desencadenan en adultos.

Un ejemplo muy sencillo está relacionado con la comida. Existen culturas que tradicionalmente utilizan insectos para su alimentación. A nivel nutricional suponen un gran aporte proteico y energético, pero este no es motivo para que, en sociedades como la europea, la comida con insectos produzca sensación de asco en la mayoría de la gente. Algo similar ocurre en zonas donde no se utilizan las vísceras de animales para alimentación o con determinadas especies de mamíferos como el conejo, que en muchos países son considerados como animales incomestibles.

Por lo que, aunque existe una reacción **con un marcado carácter evolutivo**, la educación social es fundamental en los parámetros que rigen esta emoción. En el año 2004, Tom Simpson publicó un breve ensayo titulado *The Development of Food Preferences and Disgust,* donde analiza todos estos aspectos de una forma muy detallada. También habla de cómo el ser humano siente mucho más asco por restos de animales en descomposición frente a restos de plantas. Aunque en su trabajo relaciona muy estrecha-

CONEXIONES CEREBRALES ANTE EL ESTÍMULO DEL ASCO

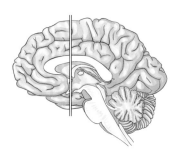

Aunque ante un estímulo que cause asco, se activa sobre todo la región cerebral de la ínsula, hay otras zonas que también se muestran activas: la amígdala, el hipotálamo, el tálamo y el cerebelo.

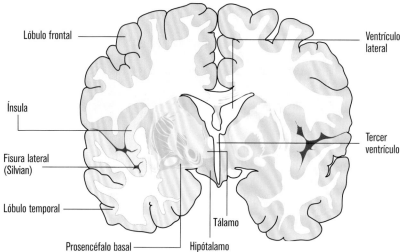

Lóbulo frontal

Ventrículo lateral

Ínsula

Fisura lateral (Silvian)

Lóbulo temporal

Tercer ventrículo

Tálamo

Prosencéfalo basal

Hipótalamo

ENFERMEDAD DE HUNTINGTON

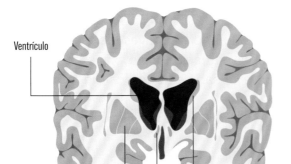

CEREBRO NORMAL

Ventrículo

Ganglios basales

ENFERMEDAD DE HUNTINGTON

Ventrículos más grandes

Atrofia del tejido nervioso cerebral de los ganglios basales

mente el asco con la comida, esta emoción es mucho más compleja y puede ser desencadenada por situaciones, comportamientos o incluso opiniones.

A nivel cerebral, un estudio de investigadores del Hospital del Mar de Investigaciones Médicas en Barcelona, mostró una activación de una gran variedad de regiones cerebrales cuando se exponía a varios voluntarios a imágenes de fruta podrida. Se activan zonas clásicas en el control emocional como la amígdala, hipocampo, pero otras muchas zonas corticales o incluso tálamo y cerebelo. Esta

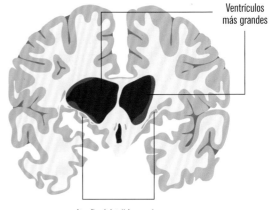

EFECTO EN EL CEREBRO

CAUSA

EFECTO Y REACCIÓN FÍSICA

Músculos faciales

Presión sanguínea

Sistema digestivo

Las reacciones fisiológicas se producen tras la visión y su correspondiente circuito neuronal.

complejidad se debe a que influyen experiencias vividas, estímulos varios, se produce una reacción fisiológica que afecta a músculos faciales, presión sanguínea, sistema digestivo, etc. Conocer los circuitos neuronales implicados en el asco puede ser muy importante para entender mejor qué ocurre en el cerebro de pacientes con trastornos de la alimentación. De hecho, este es el tema en el que está centrado el grupo de investigación Jesús Pujol, investigador principal de este trabajo[38]. Otra zona que se activa frente al asco es la ínsula, una curiosa e interesante región que también actúa frente al dolor, al identificar errores gramaticales o al evaluar estados de ánimo.

Tras estos párrafos se puede asumir que el asco es una emoción muy importante en el cerebro y su relación con el entorno. Tanto es así que en determinadas patologías como **trastornos obsesivo-compulsivos o ansiedad,** pueden presentar una sensación permanente de asco. También puede estar relacionado con la aparición y perpetuación de las fobias. De una forma algo distinta, se ha observado una alteración en cómo el cerebro interpreta el asco en la **enfermedad de Huntington.** Una enfermedad rara neurodegenerativa y hereditaria, que causa la pérdida progresiva del tejido neuronal en diferentes zonas como los ganglios basales o la ínsula. Debido a la afectación de esta última, se ha observado que algunos pacientes con esta enfermedad tienen dificultad para identificar los rasgos asociados al asco en otras personas[39].

38. Pujol, J., et al., Hum Brain Mapp, 2018. 39(1): p. 369-380.
39. Hennenlotter, A., et al., Brain, 2004. 127(Pt 6): p. 1446-53.

La importancia de la tristeza

Todas las emociones primarias se conjugan como una batería de herramientas que permiten las relaciones sociales, por lo tanto, todas son importantes, incluso aquellas que tradicionalmente se han considerado como negativas. Es el caso de la tristeza, que tiene una relación directa con las situaciones no placenteras y que aparece por la frustración de un deseo que se sabe será imposible.

SI ATENDEMOS detenidamente a las causas subyacentes a la tristeza, observamos que surge cuando las expectativas creadas no se ven cumplidas, estando también relacionada con la **pérdida personal** y el **fracaso**, la **decepción**, **pérdida de esperanzas**, etc. Por lo tanto, está influenciada por factores externos que la desencadenan y que generan toda una batería de sensaciones como el desánimo, melancolía, desaliento y pérdida de energía. Comprender, asumir e integrar la tristeza como una emoción más es fundamental para reponerse de situaciones difíciles.

Lo que ocurre en un cerebro triste es algo realmente complejo. Se ha observado actividad en un gran abanico de regiones que incluye el lóbulo temporal, corteza orbitofrontal, tálamo, cerebelo, mesencéfalo, putamen y caudado. Se relaciona también con un descenso en el nivel de **serotonina**, un neurotransmisor clave en el control de las emociones. También influyen otros compuestos como la **norepinefrina**, además de una larga serie de hormonas. A nivel fisiológico se expresa con cambios faciales (rostro abatido), una sensación de decaimiento, falta de apetito y pudiendo desembocar en llanto.

Si volvemos a la película *Del Revés*, uno de los mensajes principales que aborda es la importancia de la tristeza

LA SEROTONINA

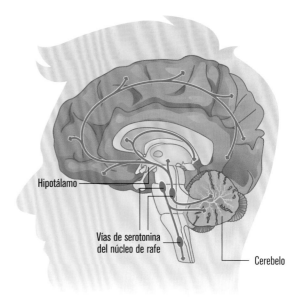

Hipotálamo

Vías de serotonina del núcleo de rafe

Cerebelo

EJE INTESTINO - CEREBRO

La microbiota intestinal influye en el cerebro y el comportamiento

El cerebro influye en la microbiota intestinal

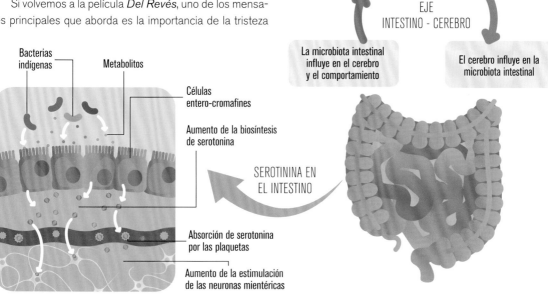

Bacterias indígenas

Metabolitos

Células entero-cromafines

Aumento de la biosíntesis de serotonina

SEROTININA EN EL INTESTINO

Absorción de serotonina por las plaquetas

Aumento de la estimulación de las neuronas mientéricas

para la consecución de objetivos. Riley, la protagonista, es una niña de 11 años que vive un cambio total en su vida al mudarse de ciudad, dejando atrás sus amigos, escuela, etc. Esto genera en ella un **torrente emocional** donde interactúan varios componentes del cerebro. En la vida real, una gran variedad de estudios psicológicos demuestran la importancia de la tristeza durante la etapa infantil. Las principales conclusiones son que no se debe eliminar la tristeza como método de protección durante estos años, algo que a menudo se intenta, ya que ayuda a comprender e integrar el resto de emociones. Algo similar a lo que ocurre en el trascurso de esta recomendable película.

La tristeza está relacionada con la **amígdala**, aunque influyen muchas otras regiones. En un reciente estudio de la Universidad de California, encontraron cómo una estrecha conexión entre amígdala e **hipocampo** se activa cuando se experimenta tristeza o melancolía. De nuevo aparece el hipocampo en relación con las emociones y pone de manifiesto el papel que juegan estas sobre la memoria y el aprendizaje[40].

La alteración o desajuste en esta emoción se ha asociado con la **depresión.** A pesar de que esta enfermedad es multifactorial e intervienen muchos procesos cerebrales, sí que existe esta relación. Es importante hablar y definir bien qué es la depresión y por qué ocurre, ya que afecta a millones de personas en todo el mundo, siendo una de las principales causas de discapacidad y baja laboral. La tristeza aparece de una forma desproporcionada y puede que incluso sin relación con factores externos que la produzcan. Los síntomas que caracterizan el **Trastorno Depresivo Mayor** según el DSM-5 son un descenso en la capacidad de sentir placer con acciones varias, fatiga, alteración del sueño, falta de apetito, falta de atención, sentimientos de inutilidad, etc.

Su complejidad es tal, que se ha visto una interacción de factores genéticos, ambientales como el estrés y la

SISTEMA DE NORADRENALINA

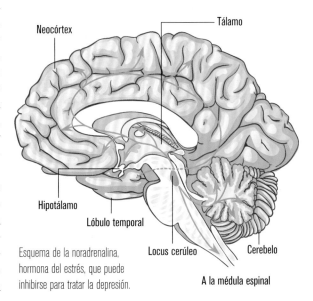

Esquema de la noradrenalina, hormona del estrés, que puede inhibirse para tratar la depresión.

ansiedad, junto con alteraciones bioquímicas, neuroanatómicas, etc. Debido a la importancia de esta enfermedad se ha hecho un gran esfuerzo en buscar las principales regiones cerebrales afectadas. Actualmente, se han visto alteraciones en la corteza prefrontal, hipotálamo, ganglios basales, sistema límbico, etc. Un aspecto interesante es que las áreas de las emociones no aparecen alteradas en todos los casos y cuando aparecen, siempre están acompañadas por el daño en otras muchas áreas. La variedad de posibles alteraciones moleculares y bioquímicas también es amplia, lo que dificulta mucho la aparición de un fármaco realmente eficiente. Esta enfermedad también tiene una gran dimensión social por su efecto sobre la calidad de vida general de toda una población. Es por eso que la Organización Mundial de la Salud está haciendo un gran esfuerzo en comprender la depresión, identificar sus causas y obtener medicamentos e intervenciones psicológicas eficientes.

Por lo tanto, es muy importante no confundir tristeza con depresión. Es normal experimentar esta emoción en muchas situaciones y de hecho es saludable. No saber diferenciar tristeza o melancolía de la depresión puede llevar al uso (y abuso) inadecuado de fármacos como los antidepresivos. Ya en el año 2002 se publicó un trabajo en la prestigiosa revista JAMA que ponía de manifiesto este problema[41] y es un tema que preocupa a los servicios de salud pública de todo el mundo.

MOLÉCULA DE LA NORADRENALINA

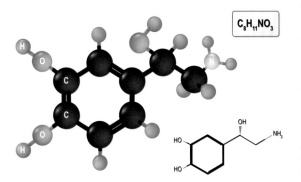

$C_8H_{11}NO_3$

---

40. Kirkby, L.A., et al., Cell, 2018. 175(6): p. 1688-1700 e14.
41. Olfson, M., et al., JAMA, 2002. 287(2): p. 203-9.

Sorpresa, ¿la emoción olvidada?

La sexta de las emociones básicas definida por Elkman es una respuesta muy breve e intensa que rápidamente se transforma en otra sensación diferente. Surge por una situación o estímulo imprevisto e inesperado; por lo tanto, aparece siempre que ocurre algo cuyas consecuencias o resultados no estaban planeados.

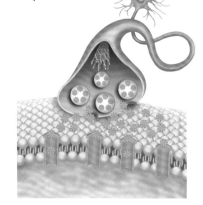

Cuando se interrumpe una actividad u ocurre algo totalmente fuera de contexto, aparece la sorpresa, de manera que puede aparecer frente a **estímulos positivos** o **negativos**. Su percepción es fugaz porque rápidamente se generan respuestas emocionales diferentes en función de la naturaleza del estímulo.

Al igual que el resto de emociones básicas, tiene una **utilidad evolutiva** muy potente: prepara al individuo para responder a situaciones inesperadas que surgen a gran velocidad. O sea, **activa la atención**. A nivel fisiológico se produce una disminución de la frecuencia cardiaca y un incremento de la actividad neuronal en determinadas regiones. También ocurre una vasoconstricción periférica e incluso dilatación pupilar.

Es la emoción básica menos estudiada (incluso no es considerada como tal por muchos psicólogos), pero un interesante estudio publicado en la revista *Cell* por investigadores de los laboratorios Cold Spring Harbor de Estados Unidos, mostró cómo se activan un grupo de neuronas colinérgicas ubicadas en la región basal anterior del cerebro ante la sorpresa. La función de estas neuronas es permanecer en un **estado de alerta constante** y se activan cuando ocurre algo inesperado. En ese momento nace un mensaje que será transmitido a otras regiones de la corteza cerebral implicadas en la respuesta. De nuevo interviene también la amígdala, cuya función se piensa que es la de identificar si el estímulo que ha generado la respuesta es positivo o negativo, y por lo tanto si se debe desencadenar una respuesta u otra. Por ejemplo, si el estímulo es positivo, se activa el núcleo accumbens, y el consecuente incremento de dopamina, acompañado de la sensación de bienestar[42].

Ilustración esquemática de la sinapsis colinérgica, con las neuronas responsables de la sorpresa.

Esclerótica

Los círculos musculares del iris causan la contracción de la pupila

Los músculos radiales del iris se contraen a causa de la pupila dilatada

Ante la emoción de la sorpresa, una de las señales fisiológicas es la dilatación de la pupila.

La sorpresa también juega un papel determinante durante el aprendizaje por su relación directa con la **curiosidad,** ya que cuando un aprendizaje implica novedad se almacena de una forma más eficiente. Este factor de la sorpresa, por ejemplo, se está teniendo muy en cuenta hoy día a la hora de diseñar todo tipo de tecnologías y productos de consumo como videojuegos, series o películas[43].

42. Hangya, B., et al., Cell, 2015. 162(5): p. 1155-68.
43. Barto, A., et al., Front Psychol, 2013. 4: p. 907.

LAS NECESITAMOS TODAS

Como resumen de todo lo que se ha hablado acerca de las emociones básicas, hay que destacar la importancia de todas ellas y cómo actúan en conjunto. Son fundamentales para el comportamiento humano y para los aspectos sociales. Actúan sobre el almacenamiento de recuerdos, aprendizaje, toma de decisiones y sobre todo tipo de respuestas frente a diferentes estímulos. Una desregulación puede llevar a situaciones patológicas complejas y la educación desde los primeros años es fundamental para un crecimiento y madurez emocional y, por lo tanto, cerebral.

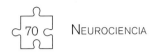
(Auto) Control de las emociones

Las emociones son fundamentales en el comportamiento humano, surgen y brotan de forma casi espontánea, con todo lo que ello representa. ¿Es posible controlar las emociones? ¿Por qué se deben controlar? ¿Cómo se las arregla el cerebro para poner orden y sentido en situaciones con una alta carga emocional?

EL PROCESO EMOCIONAL consiste en una serie de pasos que están bastante bien clasificados. Comienza por un estímulo que es el que genera una primera reacción totalmente emocional, y que posteriormente es analizada cognitivamente pudiendo verse modificada la reacción o respuesta. De este modo, la razón, que se basa en todo lo aprendido, regula la reacción emocional inicial de una forma totalmente inconsciente. En nuestro día a día, el cerebro se encuentra constantemente reprimiendo respuestas emocionales. Según la antropología, este control emocional ha sido una herramienta muy útil durante la evolución, porque gracias a ella se favorece la **cohesión social** y el sentimiento de pertenencia al grupo. Además de este control, donde interviene la corteza prefrontal, existe también una variable consciente de la regulación emocional.

La representación más común de las emociones es a través de los gestos en el rostro, controlar las expresiones es la parte más sencilla de este proceso. Aun así, la **represión** de la exteriorización puede tener consecuencias negativas. A mediados del siglo pasado, Franz Alexander

La pérdida de control emocional es responsable de muchas actitudes negativas hacia nosotros mismos o hacia los demás. Aprender a controlar las emociones es vital en cualquier etapa de la vida.

observó que las personas que reprimían sus sentimientos sufrían una serie de cambios fisiológicos como una elevación de la presión arterial. En un estudio más reciente, desarrollado por James Gross de la Universidad de Stanford, se hicieron dos grupos de voluntarios a los que se les obligó a ver imágenes muy desagradables. A uno de los grupos, además, se les obligó a hacer todo lo posible para no exteriorizar ninguna emoción mientras veían aquellas imágenes. El resultado del experimento fue que ambos grupos tuvieron una respuesta emocional interior muy similar, pero en el grupo que no pudo exteriorizar, además, se observó una activación del **sistema nervioso vegetativo,** que está muy relacionado con un incremento en los niveles de estrés en el ser humano. Este mismo investigador ha estudiado también la relación entre la represión de emociones como la ira o la tristeza y una mayor incidencia de depresión [44].

Por otra parte, la represión emocional a este nivel también puede generar alteraciones en los procesos de memorización, lo cual ocurre a causa de la importancia de las emociones sobre la memoria a largo plazo.

La **regulación emocional** es mucho más compleja que regular las expresiones, algo que, si nos paramos a pensarlo, ocurre constantemente en el día a día. En el mundo actual, reprimimos expresiones para tratar de no dañar a otras personas, para no mostrar debilidad, etc. Pero a nivel

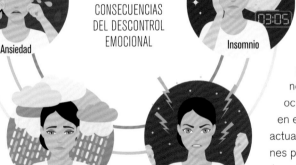

Sentimiento de culpa

CONSECUENCIAS DEL DESCONTROL EMOCIONAL

Ansiedad

Insomnio

Depresión

Resentimiento

PASOS DEL PROCESO EMOCIONAL

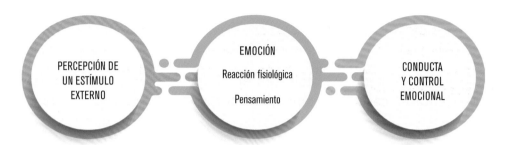

PERCEPCIÓN DE UN ESTÍMULO EXTERNO

EMOCIÓN
Reacción fisiológica
Pensamiento

CONDUCTA Y CONTROL EMOCIONAL

más cerebral, también se puede buscar evitar que ciertas emociones tomen el control. A priori, esto no es algo positivo, como se ha comentado previamente, pero existen situaciones en las que puede ser una buena **herramienta terapéutica**. Un ejemplo es tratar de focalizar la atención en cualquier otro aspecto, cuando aparecen estímulos que generan una u otra emoción. Kevin Ochsner y su equipo desarrollaron un interesante estudio en el que mostraron a diferentes voluntarios imágenes muy desagradables mientras les realizaban estudios de resonancia magnética funcional. Se trataba de imágenes terribles, cuyo objetivo era desatar emociones muy profundas. Algunos ejemplos fueron vídeos de un rottweiler ladrando y en actitud agresiva, de niños muy enfermos o imágenes procedentes de operaciones quirúrgicas. A un grupo de voluntarios se les pidió que imaginaran situaciones que les alejaran de esa situación o que pensaran en soluciones para tratar de engañar al cerebro como «imagina que el bebé se recupera muy rápido» o «imagina que entre el perro y tú hay una valla que impide que te ataque». En este momento observaron cómo se activaba la corteza

prefrontal, asociada al **control ejecutivo.** Conforme se activa esta región, mayor era la sensación de calma de los sujetos estudiados y se reducía la actividad del sistema límbico, responsable en estos casos de las emociones negativas [45]. Con base en este y otros estudios, sabemos que el control ejecutivo por parte de la corteza prefrontal es capaz de regular la respuesta emocional, aunque los autores destacan que en la vida real es por supuesto mucho más complejo que en la situación que ellos estudiaron, donde los voluntarios solo eran expuestos a ese estímulo irreal.

Este método de tratar de **alejarse mentalmente de la situación**, es similar al sistema que usa la **meditación**, donde se busca separarse de todo estímulo y por lo tanto, de generar respuestas. De hecho, Davidson y otros colaboradores publicaron en 2004 un estudio al respecto en la prestigiosa revista científica *PNAS*, en el que estudiaron la actividad cerebral mediante encefalografía de una serie de monjes budistas durante sus ejercicios de meditación. Todos ellos eran grandes expertos con más de 10 000 horas de entrenamiento en esta compleja disciplina. En ellos observaron una mayor proporción de ondas gamma en las regiones de la corteza prefrontal relacionadas con el control ejecutivo [46].

Según estos estudios, se puede tratar de **controlar las emociones** de forma consciente, e incluso es un aspecto que se puede entrenar. Este autocontrol puede verse alterado tanto al alza como a la baja, lo cual aparece en diversas enfermedades como la depresión o la ansiedad, pero también en conductas como el perfeccionismo, el resentimiento, la autocrítica o el sentimiento de culpa. Una adecuada educación en inteligencia emocional ayuda a tener un mayor control de estas y así se pueden evitar este tipo de conductas o problemas más graves como las citadas enfermedades.

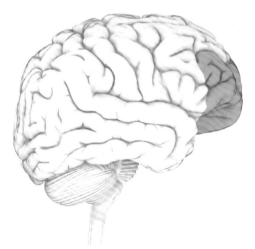

Recreación digital de la corteza prefrontal del cerebro humano resaltada en verde. La corteza prefrontal está asociada al control ejecutivo.

44. Gross, J.J., et al., J Pers Soc Psychol, 2003. 85(2): p. 348-62.
45. Ochsner, K.N., et al., Ann N Y Acad Sci, 2012. 1251: p. E1-24.
46. Lutz, A., et al., Proc Natl Acad Sci U S A, 2004. 101(46): p. 16369-73.

Inteligencia emocional

Conocer el estado emocional interno de cada uno y saber cómo interpretar el de las personas de nuestro entorno es lo que se conoce como inteligencia emocional, algo que ha sido demasiado manoseado últimamente, pero que es verdaderamente importante.

LA INTELIGENCIA EMOCIONAL es un concepto que en los últimos años está siendo sobreutilizado, en muchas ocasiones además sin ningún tipo de validez científica, pero esto no quiere decir que no sea de interés. Las emociones son fundamentales en el comportamiento humano, están ligadas al aprendizaje y a la conducta en general, por lo que este concepto debe ser muy tenido en cuenta por la neurociencia. De forma global, hace referencia a la capacidad de sentir, comprender, controlar y modificar el comportamiento emocional de uno mismo y también el de los demás. Está enfocada a dejar fluir las emociones y saber cómo **dirigirlas** y **equilibrarlas** en situaciones diferentes.

Para conformar el conocimiento actual sobre la inteligencia emocional ha sido necesaria la aportación de investigadores como Antonio R. Damásio, de la Universidad de Iowa, uno de los descubridores del papel de las emociones en la memoria. A pesar de que el concepto actual de inteligencia emocional fue definido por Slovery y Mayer a finales de los 80 y principios de los 90 diciendo que estaba integrada por varios componentes como la percepción e interpretaciones de las emociones, el uso de estas para favorecer otras aptitudes, la capacidad de comprensión y finalmente el control de las emociones, ya sean propias o de los demás, la fama le llegó gracias al periodista Daniel Goleman, autor del libro *Inteligencia emocional,* que se convirtió en un gran bestseller y que para el gran público es la base de este universo emocional.

Uno de los problemas principales que tiene el estudio de la inteligencia, y del que hablaremos más adelante, es la dificultad que supone categorizarla. Es por eso que no se puede hablar de si la inteligencia emocional debe ser superior a uno u otros tipos de inteligencia, como es frecuente leer, o de que, si hay una menor inteligencia emocional, se puede reforzar

¿QUÉ ES INTELIGENCIA EMOCIONAL?

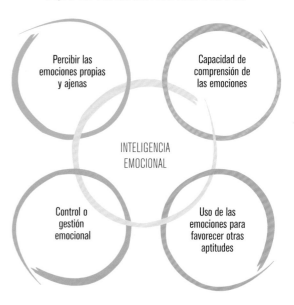

Percibir las emociones propias y ajenas

Capacidad de comprensión de las emociones

INTELIGENCIA EMOCIONAL

Control o gestión emocional

Uso de las emociones para favorecer otras aptitudes

a través de otro tipo de inteligencia. Lo importante es que las emociones son un componente fundamental de la inteligencia, el comportamiento y la conducta humana.

El conocimiento sobre este tipo de inteligencia es fundamental y debe ser considerado a la hora de diseñar **nuevos modelos educativos.** Un ejemplo de ello lo demostraron recientemente investigadores de las universidades españolas de Córdoba y Sevilla con un trabajo publicado en la revista *British Journal of Educational Pscyhology.* Comprobaron cómo una mayor inteligencia emocional se correlacionaba con menores índices de acoso escolar. Para ello pasaron encuestas a más de 2800 estudiantes de educación secundaria, donde se analizaba de forma anónima su inteligencia emocional y si habían sido víctimas de acoso o en cambio eran agresores. Otra de las conclusiones del estudio fue que invertir en este tipo de educación puede ser una de las claves para acabar con el *bullying*, la principal lacra de algunos sistemas educativos[47]. El esfuerzo por mejorar la inteligencia emocional en la escuela es una de las bases sobre las que se fundamenta la **neuroeducación**, un concepto basado en que el conocimiento sobre el cerebro ya es lo suficientemente avanzado como para poder aplicar modificaciones en los modelos clásicos de educación y del que también hablaremos más adelante. En un mundo completamente social, aprender en los primeros años cómo relacionarse con los demás, es fundamental.

El **entorno social** de una persona, sobre todo en los primeros años, definirá su futuro en un porcentaje bastante alto. Durante la adolescencia y los primeros años de edad adulta es cuando las emociones que definen al adulto se asientan y por lo tanto son años complejos y donde una mala gestión puede llevar a conductas nocivas y de riesgo. También se ha visto cómo una mayor inteligencia emocional se correlaciona con menos conductas de riesgo en estudiantes universitarios[48]. Este tipo de salud emocional se debe mantener durante toda la vida y de hecho, si se hace, se puede lograr un envejecimiento más activo y saludable[49].

Vivimos en un entorno social, porque somos seres tremendamente sociales, es por eso que comprender e interpretar las emociones propias y del resto puede ser considerado como un tipo de inteligencia en sí. De hecho, hay personas que deben aplicarla particularmente en su día a día. Un caso muy estudiado es el del personal sanitario, debido a la carga emocional de su trabajo. Por eso, además de las clásicas recomendaciones de incluir la formación emocional en la enseñanza pre-universitaria, también se está empezando a introducir en las carreras sanitarias[50, 51].

Hasta ahora hemos profundizado en las funciones cognitivas básicas del cerebro humano: sabemos que memoria, aprendizaje, sueño y emociones actúan de forma sincronizada y también se combinan entre ellas para generar el sustento y la base de loq ue somos nosotros mismos, para dar lugar a las funciones superiores en las que nos centraremos a partir de este punto. El viaje por el fascinante cerebro humano no ha hecho más que comenzar, continuemos.

47. Casas, J.A., et al., Br J Educ Psychol, 2015. 85(3): p. 407-23.
48. Lana, A., et al., J Nurs Educ, 2015. 54(8): p. 464-7.
49. Cabello, R., et al., Front Aging Neurosci, 2014. 6: p. 37.
50. Carragher, J., et al., J Adv Nurs, 2017. 73(1): p. 85-96.
51. Johnson, D.R., Int J Med Educ, 2015. 6: p. 179-83.

CARACTERÍSTICAS DE LA ALTA O BAJA INTELIGENCIA EMOCIONAL

BAJA INTELIGENCIA EMOCIONAL	ALTA INTELIGENCIA EMOCIONAL
Agresividad Exigencia Egoísmo Autoritarismo Confrontación	Asertividad Ambición Fuerza de voluntad Decisión
Simplicidad Impulsividad	Entusiasmo Sociabilidad Capacidad de persuasión
Persistencia a los cambios Pasividad Irresponsabilidad Lentitud	Paciencia Estabilidad Consistencia
Crítica Susceptibilidad Perfeccionismo	Detallista Cuidadoso Meticuloso Ordenado

PERSONALIDAD

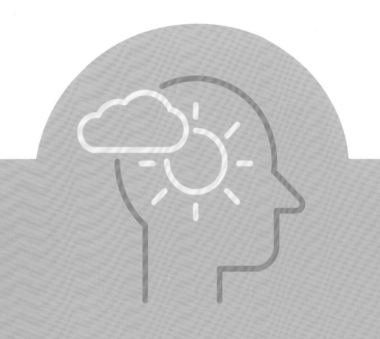

La personalidad está en el cerebro

Personalidad y cerebro están íntimamente conectados y en la gran variedad de comportamientos y características de cada individuo es donde encontramos lo que nos hace únicos e irrepetibles.

LOS NEURÓLOGOS Mario Méndez y Elías Granadillo, de la Universidad de California, en Los Ángeles, recibieron un día en su consulta a una mujer acompañada por su marido y más de 50 folios repletos de chistes. La mujer comenzó a relatar cómo su marido, desde hacía unos años, había empezado a despertarla en mitad de la noche para contarle algún chiste u ocurrencia graciosa. Esto pasaba casi todas las noches, por lo que al final le pidió que escribiera todos los chistes y luego se los contara al despertar. El Dr. Mario Méndez ha contado en alguna entrevista que el marido estaba constantemente haciendo bromas y había que interrumpirle para poder hablar con él. Finalmente, le diagnosticaron **Síndrome de Witzelsucht** o también conocido como la enfermedad del chiste. Se trata de una alteración en el cerebro que cambia por completo la personalidad del individuo. En el caso estudiado por Méndez y Granadillo, el paciente había sufrido dos pequeños infartos cerebrales que habían afectado al núcleo caudado izquierdo relacionado con el pensamiento analítico[52].

Este sorprendente caso pone de manifiesto la relación directa que existe entre **personalidad** y **cerebro**. Históricamente, se han separado por completo, pero en los últimos años se está viendo cómo la personalidad está condicionada por la genética, la educación y el entorno. Pero, ¿qué entendemos hoy día por personalidad? Se trata de todo el abanico de comportamientos, actitudes, sentimientos y características psíquicas que definen a un individuo. Al igual que otros conceptos básicos relacionados con el cerebro, ha tenido múltiples definiciones a lo largo de la historia, ya que el concepto evoluciona de forma paralela al avance científico y el desarrollo de la sociedad. Todas estas características que definen la personalidad son las que hacen a cada ser humano único y diferente. Precisamente, es en los extremos de este abanico donde se pueden encontrar trastornos mentales relacionados con la personalidad como las **psicopatías**, a las que dedicaremos atención especial más adelante.

Una alteración en determinadas zonas del cerebro puede llevar a un cambio en la personalidad, como el caso ya comentado de Phineas Gage o con el que comenzábamos este capítulo. Otro ejemplo es el de un paciente llamado Elliot, investigado por el prestigioso neurocientífico Antonio Damásio. Elliot era un importante empresario que fue sometido a la extirpación de un tumor cerebral. A partir de ese momento, no era capaz de centrarse en objetivos claros durante el trabajo, a pesar de que sus capacidades cognitivas estaban intactas. La clave estaba en que había cambiado por completo su personalidad. Damásio se dio cuenta de algunos problemas como que no mostraba emoción alguna cuando se le enseñaban imágenes terribles. Al analizar la operación, se dio cuenta de que, junto con el tumor, se habían eliminado

INFARTO CEREBRAL

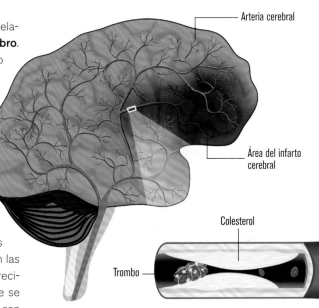

Un infarto cerebral causado por un trombo puede alterar áreas cerebrales que afecten a la personalidad del individuo.

conexiones importantes entre la amígdala y regiones de la corteza prefrontal, alterando el control y gestión de las emociones.

Estos ejemplos muestran la complejidad que implica la **relación entre cerebro y personalidad**, pero sobre todo rompen con la idea clásica de la dualidad alma-cerebro o mente-cerebro. Antonio Damásio publicó en 1994 un gran libro titulado *El error de Descartes* donde precisamente aborda este tema. La separación entre mente y cuerpo se ha mantenido desde los primeros filósofos de la antigua Grecia hasta épocas recientes. La irrupción de la neurobiología actual ha permitido eliminar esta separación y asumir que la personalidad surge de la interacción entre **cerebro y entorno**. Uno de los grandes avances que supone romper con esa dualidad es una mejor comprensión de las enfermedades mentales y una búsqueda de su sustrato cerebral.

Investigadores italianos llegaron a la conclusión de que los rasgos de la personalidad y el riesgo de poder desarrollar enfermedades mentales están muy relacionados con la estructura y función cerebral. Para ello realizaron una serie de experimentos que publicaron en la revista *Social Cognitive and Affective Neuroscience*. Estudiaron las variaciones en tres aspectos del cerebro como son el espesor, tamaño y número de **pliegues de la corteza cerebral** y establecieron una relación con los diferentes rasgos de personalidad que mostraban los participantes en el estudio. También identificaron ciertos

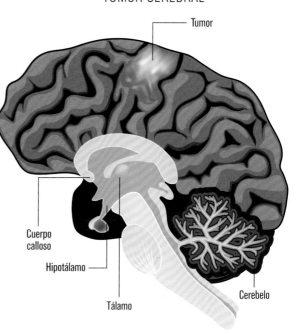

TUMOR CEREBRAL

Tumor

Cuerpo calloso

Hipotálamo

Tálamo

Cerebelo

Un tumor cerebral puede ser responsable de cambios en la personalidad, pero no es el único agente implicado.

parámetros que se correlacionaron con la probabilidad de padecer algún trastorno mental[53]. Estas características cerebrales tienen un componente genético, pero sobre todo se ven modulados por el entorno y ambiente.

De hecho, ambos factores pueden influir en la personalidad incluso antes del nacimiento. Se ha visto cómo el estrés durante el embarazo puede repercutir negativamente sobre el comportamiento del bebé tras el nacimiento. En los primeros años, un comportamiento cariñoso sobre el bebé regula la secreción de hormonas relacionadas con el estrés. La educación también es clave en el desarrollo de factores tan esenciales de la personalidad como la empatía, solidaridad, dependencia/independencia, etc. Pero también impactan factores socioculturales como el lugar de nacimiento, el desarrollo económico, etc.

Esta mezcla de componentes genéticos y ambientales lleva a que debemos comprender la personalidad desde una perspectiva **multidisciplinar**, donde neurociencia, neurología, psicología, pedagogía, etc., aporten información para completar la imagen de algo tan humano y único.

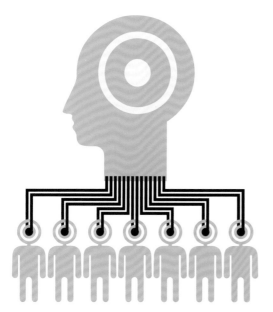

Las diferentes personalidades no solo se deben al cerebro, sino también al entorno vital de cada persona.

52. Granadillo, E.D., et al., J Neuropsychiatry Clin Neurosci, 2016. 28(3): p. 162-7.
53. Riccelli, R., et al., Soc Cogn Affect Neurosci, 2017. 12(4): p. 671-684.

Big Five

La historia de la psicología ha dado una serie de definiciones de la personalidad con base en sus componentes, como las aditivas, jerárquicas, de ajuste al medio, etc. Dentro de estas clasificaciones destacan algunos modelos.

EL MODELO DE TIPOS estructura la personalidad en tres dimensiones: extraversión, neuroticismo y psicoticismo. El **modelo de factores primarios** se basa en 16 rasgos principales: expresividad emocional, inteligencia, estabilidad, dominancia, impulsividad, conformidad grupal, atrevimiento, sensibilidad, suspicacia, imaginación, astucia, culpabilidad, rebeldía, autosuficiencia, autocontrol y tensión. Pero el más aceptado y utilizado en la actualidad es el **modelo de los cinco grandes o *Big Five***, según el cual existen cinco grandes rasgos permanentes que definen la personalidad:

- **Extroversión:** la capacidad de relacionarse con los demás, está relacionado con el afecto, la asertividad, etc.
- **Agradabilidad o simpatía:** es el rasgo relacionado con la confianza, cumplimiento, honradez, altruismo, etc. Se ve influenciado por el efecto social de una persona sobre las demás.
- **Consciencia:** relacionada con la capacidad de organización, planificación, autodisciplina, etc.
- **Neuroticismo:** relacionado directamente con la estabilidad emocional. De este rasgo surgen otros complejos como la ansiedad, hostilidad, timidez, impulsividad, etc.
- **Apertura:** hace referencia a la capacidad que tiene la persona para exponerse a experiencias nuevas. Tradicionalmente se ha asociado con aspectos culturales.

H. J. Eysecnk, psicólogo inglés de origen alemán, fue un defensor del estudio de la personalidad desde la perspectiva del **método científico.** En una de sus investigaciones mostró cómo las personas extrovertidas presentan una menor excitación cortical que los introvertidos; según el investigador, esto ocurre porque los extrovertidos necesitan constantemente nuevos estímulos y desarrollan su personalidad en torno a deseos o necesidades[54]. Estamos hablando de los años 50 y 60 donde aún no habían irrumpido las técnicas de imagen modernas, pero su aproximación supuso un primer paso muy destacado.

En la investigación liderada por **Nicola Toschi** se asociaron diferencias en el grosor, pliegues y tamaño de la corteza cerebral con patrones o rasgos de la personalidad: por ejemplo, la apertura mental, se correlacionó con

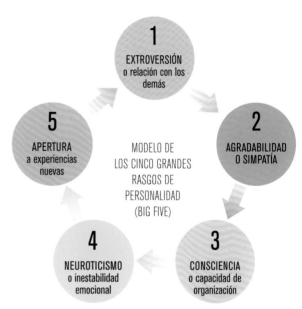

MODELO DE LOS CINCO GRANDES RASGOS DE PERSONALIDAD (BIG FIVE)

1. EXTROVERSIÓN o relación con los demás
2. AGRADABILIDAD O SIMPATÍA
3. CONSCIENCIA o capacidad de organización
4. NEUROTICISMO o inestabilidad emocional
5. APERTURA a experiencias nuevas

un menor espesor de algunas regiones y mayor número de pliegues en otras, y el neuroticismo se correlacionaba con un mayor espesor y menor número de pliegues en determinadas zonas[53].

Los rasgos de la personalidad también están influenciados por la **genética** pero, ¿en qué proporción? En 1996 de Jang, Livesey y Verson publicaron un trabajo donde comparaban la dominancia de los diferentes rasgos entre gemelos y vieron una heredabilidad de entre el 40% y el 60%[55]. Estos resultados con gemelos son interesantes, pero representan a un porcentaje muy bajo de la población. En un estudio más reciente se buscó la posible asociación genética con los diferentes rasgos y solo observaron un patrón similar para el neuroticismo y la apertura, pero con porcentes que no llegaban ni al 30%[56]. Parece ser, por lo tanto, que los rasgos clásicos del *Big Five* están más relacionados con el ambiente que con la heredabilidad.

54. Eysenck, H.J., The Journal of Abnormal and Social Psychology, 1955. 51(1): p. 12.
55. Jang, K.L., et al., J Pers, 1996. 64(3): p. 577-91.
56. Power, R.A., et al., Transl Psychiatry, 2015. 5: p. e604.

Mitos y realidades de los test de personalidad

Algunas de las preguntas que aparecen con frecuencia en entrevistas de trabajo y procesos de selección de personal se basan en un compendio de test de personalidad, los cuales, a su vez, se sostienen sobre la posibilidad de categorizar la personalidad de cada uno de una forma relativamente sencilla.

HEMOS HABLADO sobre cómo los diferentes factores de la personalidad definen el comportamiento. Más allá de clasificaciones o definiciones, está claro que cada persona se caracteriza por su forma de ser y comportarse con el resto y con uno mismo, tratar de medir esto es lo que llevan buscando investigadores, médicos, psicólogos, empresarios y también algún que otro «buscavidas» desde hace años. **Cuantificar y clasificar la personalidad** podría ser útil para tantas cosas como poder ayudar a identificar posibles comportamientos patológicos o saber qué producto es el que tiene que salir en el navegador web de cada usuario en función de sus patrones de búsqueda.

Pero la personalidad es **algo único** de cada ser humano, siendo tremendamente complejo y estando condicionado por la genética, el ambiente y el propio cerebro. Además, el ambiente influye de manera determinante sobre los otros dos componentes.

Este hecho rompe con el pensamiento clásico de que la personalidad es innata, concepto en el cual se basan en parte algunos test de personalidad como el prestigioso **Indicador Myers-Briggs (MBTI)**, que surgió durante los años 40, o el **Eneagrama**, muy ligado con la astrología. Los estudios genéticos podrían acompañar a este mito del *innatismo*, pero, como ya se ha visto en el capítulo anterior, la genética parece que no tiene tanto efecto en la personalidad como el propio entorno.

Otro hecho que desmonta alguno de los test de personalidad es el que muchos de ellos no se basan en conocimiento científico. Por ejemplo, las responsables del MBTI no tenían formación alguna en psicología, sino que montaron su sistema en base al trabajo de Carl Jung, junto con información que obtuvieron de algunas novelas. Otras escalas, como la de **temperamento Humm-Wadsworth** se basaron directamente en personajes literarios y en obras de ficción, lo cual carece de todo rigor y no resulta fiable.

Otro de los grandes desafíos de estos **test es la confiabilidad y reproducibilidad**. En un estudio clásico diseñado por el *National Research Council* de Estados Unidos se analizó la reproducibilidad del MBTI. Se observó que un porcentaje alto de los encuestados obtenían resultados diferentes en el test si se les repetía. En un estudio posterior se comparó la reproducibilidad del MBTI con otros cuatro test diferentes y se vio que este ofrecía los mejores resultados, pero cerca de un 30 % de los más de mil encuestados mostraron cambios en el test cuando se les repetía, lo cual genera una gran desconfianza en el que resulta ser uno de los test más utilizados[57].

Existe también una tendencia en algunos test de personalidad a generar una sobre patologización de los individuos a estudio. Test como el de **Rorschach** o el **MMPI** *(Minnesota Multiphasic Personality Inventory)* observan mayores tendencias patológicas de las que desarrollan los individuos a estudio a posteriori. El caso del test de Rorschach es paradigmático, ya que se basa en mostrar a una persona diferentes

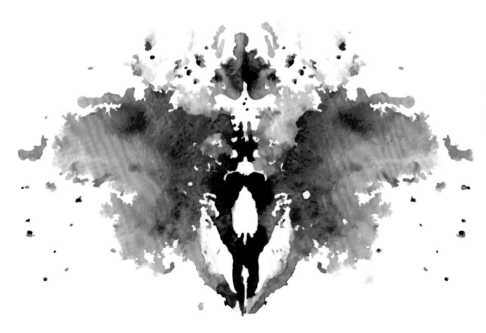

El test de Rorschach, basado en la interpretación del paciente de 10 láminas con simetría bilateral, se considera demasiado subjetivo por la mayoría de los especialistas.

formas basadas en figuras simétricas que pueden sugerir en realidad cientos de cosas, y luego, en función de lo que cada persona vea, se puede definir un componente de su personalidad.

Por lo que, responder a un cuestionario puede definir el futuro de una persona, pero hay que tener en cuenta que la mayoría de estos test presentan deficiencias y puntos a mejorar. Quizá puedan aportar una **visión subjetiva** sobre el estado de una persona en un momento determinado, pero no pueden categorizar la personalidad de alguien y mucho menos, que esto sea condición para optar o no a un determinado puesto de trabajo. El MBTI es uno de los más utilizados en el mundo de la empresa, y como se ha visto, tiene demasiados puntos débiles a nivel científico como para ser tan relevante. La base de su éxito está en que es relativamente sencillo y rápido de hacer y está cubierto de una capa de resultados estadísticos que le dan cierta apariencia de rigor, pero científicamente, no existe tal rigor.

57. Jackson, S., et al., Journal of Career Assessment, 1996. 4(1).

RESULTADOS FALSOS

El ser humano ha desarrollado una capacidad de objetividad sobre los razonamientos muy interesante y esta puede ser aplicada también en los test de personalidad. Esto básicamente significa que las personas, cuando son sometidas a test de personalidad, pueden llegar a ser capaces de identificar qué cuestiones están relacionadas con comportamientos más o menos negativos y, por lo tanto, pueden mentir y falsear las respuestas. No solo eso, puede que no se pretenda falsear los resultados, pero en ese punto intervengan los sesgos inconscientes del cerebro, que pueden resultar en respuestas que no son del todo ciertas. Este es otro de los aspectos negativos del MBTI y su aplicación en el mundo de la empresa, porque en una entrevista de trabajo, frente a preguntas como: «¿Disfruta usted del trabajo en equipo?», claramente la respuesta sería afirmativa, aunque el entrevistado pensara todo lo contrario.

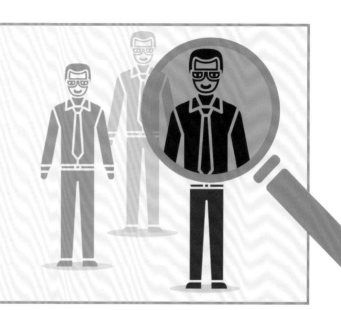

Teoría de la mente y empatía

La teoría de la mente, junto con la empatía, es una de las habilidades más humanas: es la capacidad para prever e intuir el punto de vista de otros y, por tanto, la que nos ayuda a interactuar socialmente.

SALLY TIENE UNA CESTA, mientras que Anne tiene una caja. Sally coloca una pelota en el interior de la cesta y abandona la habitación en la que están ambas. Cuando Sally se va, Anne saca la pelota de la cesta y la mete dentro de su caja. Sally vuelve a la habitación, ¿dónde buscará Sally su pelota?

Esta pequeña historia puede parecer un sencillo acertijo, pero es uno de los experimentos más utilizados para evaluar la teoría de la mente en niños. La cual hace referencia a la capacidad que tiene el cerebro de comprender e interpretar la conducta de otras personas y de comportarse en función de dicha conducta. Cuando se utiliza este experimento, conocido como el **test de la falsa creencia o de Sally-Anne,** se recrea la escena con marionetas delante de grupos de niños que ven la escena completa. Después se les pregunta sobre qué creen que hará Sally, si buscará en su cesta o en la caja. Los resultados dicen que hasta los cuatro años más o menos, los niños dirán que Sally buscará la pelota en la caja de Anne, porque todavía no han desarrollado esa capacidad de interpretar la conducta de otras personas.

La teoría de la mente es fundamental para el comportamiento humano, ya que es la herramienta principal que permite el **comportamiento social**. Nos capacita para relacionarnos de forma rápida y efectiva con otras personas y para poder **prever** sus conductas, creencias, sentimientos, deseos, etc. Esto genera una respuesta e interacción más favorable. Está modulada por la **experiencia** y la **educación**; es por eso que los primeros años de vida son fundamentales para generar los cimientos de la teoría de la mente en niños. Estos se irán modificando con base en las experiencias que vaya adquiriendo. Un ejemplo de la importancia de esta etapa es que es cuando se generan los prejuicios o cuando se cimenta la empatía.

El concepto surgió por primera vez en 1978, en las **investigaciones de Premack y Woodruff**. Ambos trataban de comprender si los chimpancés eran capaces

TEST DE SALLY-ANNE

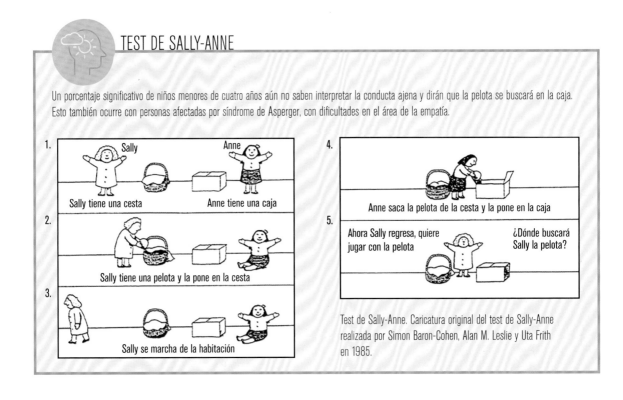

Un porcentaje significativo de niños menores de cuatro años aún no saben interpretar la conducta ajena y dirán que la pelota se buscará en la caja. Esto también ocurre con personas afectadas por síndrome de Asperger, con dificultades en el área de la empatía.

1. Sally / Anne
Sally tiene una cesta / Anne tiene una caja

2. Sally tiene una pelota y la pone en la cesta

3. Sally se marcha de la habitación

4. Anne saca la pelota de la cesta y la pone en la caja

5. Ahora Sally regresa, quiere jugar con la pelota / ¿Dónde buscará Sally la pelota?

Test de Sally-Anne. Caricatura original del test de Sally-Anne realizada por Simon Baron-Cohen, Alan M. Leslie y Uta Frith en 1985.

de comprender la mente humana. Para ello trabajaron con Sarah, una chimpancé familiarizada con investigadores y cuidadores del laboratorio. Le pusieron una proyección en la que se veía a uno de sus cuidadores enjaulado tratando de alcanzar unos plátanos que se encontraban fuera de la jaula. Para poder cogerlos, tenía que utilizar alguna herramienta, como un palo si estaban alejados o una banqueta si estos colgaban de una cuerda por encima de la jaula. En ese momento se paraba la proyección y se le enseñaban a Sarah dos imágenes que representaban dos posibles desenlaces de la secuencia. En uno de los cuales se veía al cuidador utilizando una de las herramientas para conseguir su objetivo y en la otra se le veía intentarlo sin la herramienta. En un porcentaje muy elevado (superior al 80%) Sarah eligió la imagen del cuidador con la herramienta. Gracias a esta y otras muchas investigaciones se ha llegado a la conclusión de que los chimpancés y otros homínidos superiores son capaces de interpretar en parte la conducta humana. Y también que para ello pueden utilizar herramientas muy rudimentarias y básicas de la teoría de la mente, que han sido desarrolladas para todas las funciones de cooperación entre chimpancés, como por ejemplo la defensa.

En humanos se ha podido estudiar en profundidad utilizando modernas **técnicas de neuroimagen.** Existen decenas de trabajos que han buscado mostrar las diferentes regiones implicadas en este complejo proceso. Toda esta información se encuentra recopilada en un meta-análisis publicado por **Matthias Schurz** y su equipo, donde mostraron cómo se activan las cortezas prefrontal medial, orbitofrontal, cingulada anterior, o el surco superior, entre otras muchas regiones. Uno de los aspectos más interesantes es que los investigadores vieron cómo todas las regiones implicadas funcionan de una forma muy sincronizada[58].

Cabe destacar que los últimos avances de la **neurociencia cognitiva** han establecido una fuerte relación entre la teoría de la mente y la empatía. Clásicamente, se ha entendido la empatía como la capacidad inconsciente de comprender e interpretar las emociones de los demás y, por lo tanto, de comportarse de acuerdo con ellas. Pero en los últimos años este concepto está cambiando hacia una concepción más cognitiva. La definición más actual abarca, no solo la capacidad de interpretar las emociones de los demás, sino que el individuo también es consciente de la causa de dicho estado emocional y por lo tanto puede generar respuestas basándose en ello. Además, ese estado emocional puede llegar a influir en

LÓBULOS CEREBRALES. VISTA SAGITAL

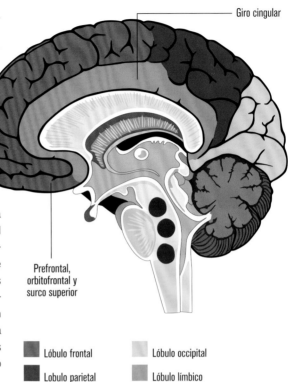

Giro cingular

Prefrontal, orbitofrontal y surco superior

- ■ Lóbulo frontal
- ■ Lobulo parietal
- ■ Lóbulo occipital
- ■ Lóbulo límbico

En rojo, las regiones cerebrales que Schurz destacó en su estudio como las implicadas en el comportamiento social.

el estado del propio individuo. Un ejemplo muy gráfico sería cuando las personas muy empáticas pueden llegar a sentir malestar físico solo con ver sufrir a otras personas. Este reformulación de la empatía está muy relacionada con la teoría de la mente; y, de hecho, se ha comprobado cómo los niños son mucho más empáticos una vez que la desarrollan. A nivel cerebral esta relación también se evidencia al observar cómo se activan regiones similares, incluyendo la corteza prefrontal medial o regiones del cingulado posterior[59].

La empatía y la teoría de la mente son dos componentes esenciales que nos permiten vivir en sociedad, comprendernos los unos a los otros y ayudarnos a pesar de nuestras marcadas diferencias, siendo este **cerebro social** uno de los principales valores y gran éxito evolutivo de nuestra especie.

58. Schurz, M., et al., Neurosci Biobehav Rev, 2014. 42: p. 9-34.
59. Moll, J., et al., Arq Neuropsiquiatr, 2001. 59(3-B): p. 657-64.

El cerebro social

Cuando nuestros antepasados eran cazadores-recolectores, necesitaban de las relaciones sociales para progresar: salían a cazar en grupo, la crianza se hacía en entornos familiares y poco a poco se fueron constituyendo comunidades. Las relaciones sociales están en lo más profundo de nuestro cerebro.

HOY DÍA, EN CAMBIO, este panorama ha cambiado por completo, porque ya no nos relacionamos en pequeños grupos, sino que en un solo día establecemos vínculos con decenas de personas. La irrupción de la **tecnología** y sobre de todo de las **redes sociales**, amplía mucho más esta cifra.

Pero, ¿qué nos diferencia de otros animales sociales? Es bien sabido, por ejemplo, el **complejo sistema social** que establecen insectos como las hormigas o las abejas. De hecho, ciertos comportamientos sociales, como pueden ser el apego, la defensa y otras relaciones han sido observados en una gran variedad de especies animales. Lo que diferencia al ser humano de todos ellos, desde la perspectiva de la biología evolutiva, es la percepción e interpretación del estado mental de los demás y de uno mismo. Podemos decir, por lo tanto, que la **teoría de la mente** es la función cerebral que juega un papel más importante en las relaciones sociales.

Para establecer relaciones sociales intervienen muchas de las funciones expuestas en este libro como atención, motivación, lenguaje, memoria, regulación emocional o percepción, por lo que a nivel cerebral actúan todas las regiones cerebrales encargadas de dichas funciones, como amígdala, hipocampo, varias áreas de la corteza frontal, etc. Veámoslo con detalle. Los procesos mentales que subyacen al comportamiento social se enmarcan en tres grupos:

1. Aquellos que son totalmente **inconscientes y automáticos.**
2. Los **conscientes.**
3. Los procesos que se encargan de **integrar y comunicar** los dos anteriores.

Los tres funcionan de forma coordinada y suplementándose, ya que mientras los inconscientes generan respuestas muy rápidas, estas pueden ser corregidas por los circuitos más conscientes.

Un ejemplo de la compleja circuitería responsable del cerebro social es el **Síndrome de Capgras**. Esta enfermedad fue identificada por primera vez por el psiquiatra

SISTEMA LÍMBICO

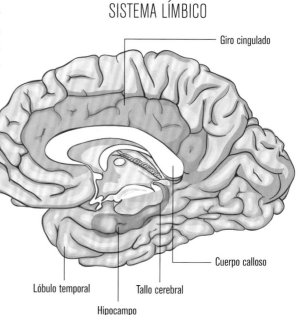

Giro cingulado

Cuerpo calloso

Lóbulo temporal

Tallo cerebral

Hipocampo

Vista lateral de la anatomía del sistema nervioso central con las zonas implicadas en el manejo de las emociones.

Jean Marie Joseph Capgras (de quien toma el nombrela enfermedad) en el París de entreguerras (1923). Este doctor tuvo una paciente, a la que llamó discretamente Madame M, que tenía una ideación delirante muy compleja; básicamente pensaba que todas las personas de su entorno habían sido sustituidas por dobles. Madame M llegó a afirmar que su marido había sido sustituido decenas de veces y que todo ello formaba parte de una compleja conspiración en contra de su persona, que implicaba a grandes personalidades del mundo social y de la política. Los pacientes con Capgras son capaces de reconocer a las personas de su entorno más cercano, pero no encuentran el vínculo afectivo, por eso piensan que han sido sustituidos y de ahí se desarrolla todo su delirio, que puede ser tremendamente complejo. Esto ocurre porque se dañan las conexiones entre la parte del cerebro encargada de reconocer las caras y el **sistema límbico** que aporta el componente emocional.

Comprender cómo funciona la parte más social de nuestro cerebro puede ayudar a entender mejor las patologías raras como el mencionado síndrome de Capgras u otras más comunes como puede ser la **enfermedad de Alzheimer.** Llevar una vida socialmente activa es una de las principales recomendaciones para prevenir esta enfermedad. Con el avance de la edad, se ha observado cómo, en la sociedad actual, se tiende a reducir el comportamiento social, por lo que, al igual que se recomienda entrenar la parte más cognitiva del cerebro, también se debe entrenar la más social. De esta forma se activarán todas las regiones implicadas en la teoría de la mente, la empatía, etc.

Peces

Anfibios

Reptiles

EVOLUCIÓN CEREBRAL

Humanos

Aves

Mamíferos

tos animales. En este caso, los investigadores han establecido un vínculo con el cerebro social que puede tener una gran relevancia para el estudio de los trastornos de la alimentación[60], como son la anorexia o la bulimia nerviosa.

Lo que sí es verdad es que no sabemos si nuestro comportamiento social mejoró nuestras capacidades cognitivas o si fue al revés, pero sí está claro es la importancia que tienen hoy día las relaciones sociales. Sin embargo, al igual que hace siglos nuestro comportamiento social cambió al comenzar a vivir en grandes comunidades, hoy día también estamos viviendo una auténtica **revolución.** Las redes sociales han modificado nuestra forma de comunicarnos, expresarnos e interactuar entre nosotros, a su vez, cada día más personas viven aisladas socialmente, sobre todo en los países más desarrollados. Toda una paradoja cuya explicación desde la perspectiva del cerebro, aún no tenemos.

Pero el hecho de que seamos animales profundamente sociales, también hace que esta parte del cerebro esté implicada en conductas mucho más básicas. Un estudio reciente publicado en la revista *Nature* demostró cómo el cerebro social puede inhibir el comportamiento de alimentación en ratones. Para observarlo, los investigadores activaron circuitos cerebrales muy concretos (de unas 20 neuronas) relacionados con la conducta social y vieron cómo se reducía la conducta de comer en es-

60. Jennings, J.H., et al., Nature, 2019. 565(7741): p. 645-649.

¿QUÉ FUE ANTES: LA GALLINA O EL HUEVO?

La hipótesis de la que surge el concepto del cerebro social defiende que el tamaño «desproporcionado» del cerebro humano comparado con otros animales se debe a todas las herramientas y capacidades desarrolladas para generar relaciones sociales y crear y mantener comunidades. En el momento en el que se convive en un grupo, los problemas y desafíos a los que se enfrenta el individuo cambian por completo y requieren de una fuerte interrelación. La aplicación de la teoría de la mente, permite anticiparse o interpretar qué es lo que van a hacer los demás, obteniendo así unos mejores resultados. Esta hipótesis busca responder la cuestión sobre si la capacidad cognitiva y la inteligencia humana permitieron el comportamiento social, o si fue al contrario y el hecho de empezar a relacionarnos nos permitió un mayor desarrollo de las capacidades cognitivas. Esta pregunta del estilo huevo-gallina aún no ha sido resuelta y existen un gran número de investigaciones que apoyan una respuesta u otra.

Trastornos de personalidad

Las conductas que se apartan del comportamiento humano más habitual y socialmente aceptado generan dificultades a la hora de relacionarse con los otros. Conocer estos trastornos nos ayuda a integrar a las personas y a aceptar mejor nuestras propias diferencias.

L A PERSONALIDAD se establece por la obtención **de pautas y patrones de conducta.** Estudiarla es realmente complejo debido al carácter multifactorial, ya que se adquiere con la experiencia, la educación, el apego, etc., pero también es verdad que hay cierto **componente genético.** Un proceso mental tan complejo puede presentar alteraciones conocidas como trastornos de personalidad. Se trata de personas con problemas para percibir las emociones de los demás y, en consecuencia, para relacionarse con ellos. Esto genera unos patrones de comportamiento, emociones y conductas que son diferentes a los que se establecen como «habituales» dentro de un determinado entorno social.

Estas alteraciones en la conducta pueden generar **problemas** a nivel social, laboral o familiar en las personas que los sufren. A pesar de la complejidad que subyace a dichos trastornos, se ha visto que suelen surgir durante la adolescencia o en los primeros años de la edad adulta; momento, precisamente, en el que, en las sociedades actuales, los individuos abandonan el entorno familiar y se enfrentan a todas las complejidades sociales.

Estudiar las causas que alteran la personalidad y por lo tanto generan estos trastornos es algo muy complejo y que a día de hoy sigue sin estar del todo claro. Existen posibles causas o **factores genéticos y biológicos,** como por ejemplo algunos de los trastornos que aparecen

CLASIFICACIÓN DE LOS TRASTORNOS DE PERSONALIDAD

A	Trastorno paranoide de la personalidad	Gran desconfianza y sospecha hacia los demás Piensan que el resto de personas pueden generarles daño. Se caracteriza por una mayor incidencia en enfermos de esquizofrenia. Mayor prevalencia en hombres.
	Trastorno esquizoide de la personalidad	Tendencia a la soledad y anhedonia. Raramente toleran el contacto visual. Incapacidad para expresar ira de forma directa. Viven sin la necesidad de lazos personales.
	Trastorno esquizotípico de la personalidad	Conducta extrema y que difiere a lo establecido por las normas sociales. Aplican esto en todos los ámbitos de la vida (vestimenta, forma de pensar, etc.). Pensamiento mágico.
B	Trastorno de la personalidad antisocial	Se muestran totalmente indiferentes hacia las emociones de los demás. Esto les conduce a cometer delitos con mayor facilidad. Incapacidad de adaptarse a las normas sociales. Mayor prevalencia en hombres.
	Trastorno límite de la personalidad	Personas que suelen arriesgar constantemente. Tienen ataques de ira frecuente. Muestran una imagen personal inestable y frágil (alteración de la autoimagen). Se relaciona con intentos de suicidio recurrentes.
	Trastorno narcisista de la personalidad	Pensamiento de superioridad moral e intelectual frente al resto. Fantasías de poder y delirios de grandeza. Muestran una gran arrogancia y se sienten totalmente diferentes a los demás.
C	Trastorno de la personalidad por evitación	Personas con una gran sensibilidad a las críticas y al rechazo. Presentan sentimiento de inferioridad y de incapacidad para lograr metas. Suelen tener tendencias antisociales.
	Trastorno de personalidad dependiente	Dependencia excesiva de otras personas. Muestran patrones de conducta de sumisión. Necesitan contacto y apego. Por norma general presentan un gran temor a la soledad.
	Trastorno de personalidad obsesivo compulsiva	Uno de los trastornos más comunes. Son personas con gran preocupación por el orden y las normas establecidas. Se caracterizan por un gran perfeccionismo y obstinación, viven obsesionados con el control de las situaciones (horarios, rutinas, pautas de conducta, etc.).

TRASTORNO OBSESIVO COMPULSIVO (TOC)

GIRO ANGULADO

NORMAL
Agrega respuestas emocionales a los pensamientos

TOC
Agrega emociones como asco, culpa o pensamientos de ansiedad

NÚCLEO CAUDAL

NORMAL
Procesa y filtra la información y elimina los pensamientos no deseables

TOC
Falla en la filtración y permite pensamientos de ansiedad

CÓRTEX ORBIFRONTAL

NORMAL
Incluye información sensorial, toma de decisiones, anticipa las recompensas y los castigos

TOC
Detecta un error donde no lo hay y envía señales de preocupación

GANGLIOS BASALES

NORMAL
Controla el movimiento, el pensamiento y el juicio

TOC
Provoca pensamientos reflexivos o reparadores

OBSESIONES DEL TOC

Las obsesiones de las personas con TOC son la repetición, la persistencia y los pensamientos no deseados

 Miedo a la suciedad o a la contaminación

 Necesidad de que todo esté ordenado y simétrico

 Pensamientos agresivos que perjudiquen a uno mismo o a los demás

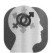 Pensamientos no deseables, como la agresión o asuntos sexuales o religiosos

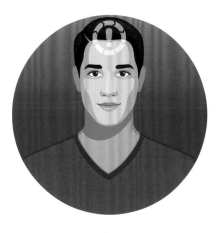

COMPULSIONES DEL TOC

Las compulsiones del TOC son aquellos comportamientos repetitivos que se ven impulsados a realizar

 Comprobar

 Hacer cuentas

 Seguir rutinas estrictas

 Demanda de atención

con una mayor prevalencia en personas con esquizofrenia. Otro ejemplo del factor biológico es la correlación entre niveles de testosterona y una mayor agresividad. Pero el factor con mayor influencia es el **entorno**, ya que el ambiente y la educación, así como las relaciones sociales durante los años de desarrollo, son fundamentales para que surjan estas alteraciones. De manera que los factores de riesgo principales son los antecedentes familiares y problemas sociales durante la niñez. En lo referente a la **terapia**, hay que destacar que muchos de ellos no se suelen diagnosticar fácilmente, siendo una vez diagnosticados, la intervención psicológica la mejor opción terapéutica.

Se trata de un amplio abanico de trastornos que se pueden clasificar en tres grupos: en el **grupo A** se encuentran aquellos donde aparecen pensamientos excéntricos o catalogados como fuera de lo común; por su parte, el **grupo B** engloba aquellos donde el individuo se comporta con excesivo dramatismo o estados emocionales muy intensos, además suelen tener conductas impredecibles; por último, en el **grupo C** aparecen trastornos asociados con pensamiento ansioso que puede cursar con miedos sociales. En la tabla de la página 84 aparecen descritos los principales trastornos enmarcados en cada uno de los grupos y sus principales características.

Entrando en el cerebro del psicópata

Hannibal Lecter, el Joker, Dexter, Tom Ripley, Norman Bates… Todos estos criminales en serie procedentes del mundo de la literatura o del cine muestran comportamientos que podríamos considerar dentro de la psicopatía y que, aunque parecen fruto de la imaginación, están basados en criminales reales que fueron responsables de auténticas atrocidades.

L A PSICOPATÍA es una alteración de la conducta que se basa en un **mal control y gestión de las emociones**, que lleva a los individuos que la padecen a no comprender, ni saber gestionar, las relaciones personales estándar. Además, suelen tener una **gran inteligencia** que les permite manipular a las personas de su entorno. El cerebro del psicópata, por relevancia en el mundo de la cultura y por el impacto de sus actos, ha sido investigado desde muchos puntos de vista, ofreciendo resultados a veces contradictorios.

Una investigación reciente donde se han analizado decenas de trabajos científicos sobre la psicopatía ha mostrado cómo hay diferencias muy marcadas con respecto a los cerebros «normales». Algo que ya se había venido observando en las últimas décadas, gracias al uso de técnicas de neuroimagen. La principal característica es una reducción o **atrofia en regiones del lóbulo temporal** como la amígdala, lo cual dificulta las relaciones sociales y reduce la empatía. Según este último trabajo, la causa principal de estas alteraciones pueden ser situaciones de **estrés extremo durante la infancia.** En esa época el cerebro es totalmente modulable y está creciendo en función de los conocimientos y experiencias que adquiere. Una acumulación de situaciones extremas lleva a una maduración acelerada y temprana de la amígdala, como sistema de protección frente a este estrés constante, lo que afecta irremediablemente al control e interpretación de las emociones y al procesamiento cognitivo[61].

Uno de los científicos que ha investigado la mente psicopática es James Fallon, neurólogo de la universidad de California Irving. Se trata de un experto en genética

LÓBULO TEMPORAL Y SISTEMA LÍMBICO

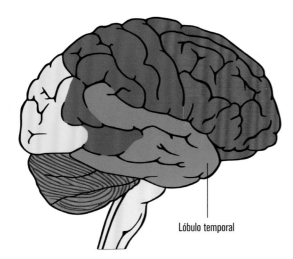

Lóbulo temporal

El psicópata tiene reducida o atrofiada alguna parte del lóbulo temporal del cerebro, por lo que carece de empatía.

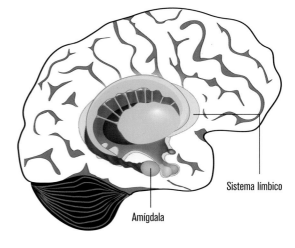

Sistema límbico

Amígdala

El sistema límbico, que contiene la amígdala, es el regulador cerebral de las emociones. Si está reducido, puede dar lugar a un cerebro psicopático.

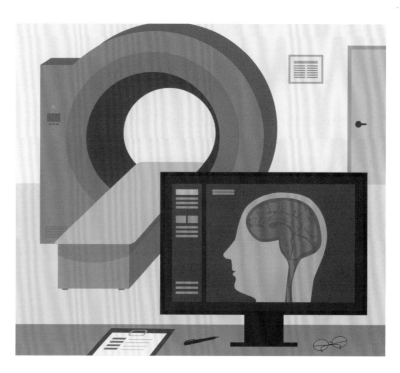

Escáner y monitor de una resonancia magnética, tecnología actual con la que se pueden obtener mejores resultados en el estudio del cerebro.

del comportamiento que estudió mediante tomografía axial computarizada (TAC) cerebros de psicópatas y de voluntarios sanos, siendo uno de los primeros en observar una reducción en la actividad de áreas relacionadas con la empatía y el autocontrol. Para realizar sus estudios pidió la colaboración de varios familiares, amigos y personas cercanas como voluntarios sanos, incluso él mismo formó parte de sus experimentos. Para su sorpresa, encontró que uno de los controles tenía las mismas alteraciones que los cerebros de psicópatas; al cotejarlo con la lista se dio cuenta de algo sorprendente: aquel era su propio cerebro. A pesar de tal evidencia, James se define como alguien afable y que, por supuesto, no ha cometido nunca ningún crimen. Entonces, ¿en qué se equivocan este tipo de estudios? Uno de los componentes que modula la formación del cerebro y que puede estar detrás de la psicopatía es la **genética**. Al analizar variantes de genes relacionados observó que tenía mutado un gen llamado MAO-A que predispone a un comportamiento violento. El hecho de que James Fallon no desarrollara comportamientos psicopáticos se debe a que no sufrió situaciones traumáticas durante su niñez. Pero en sus estudios, James no se basó en análisis genéticos, sino cerebrales, y su cerebro presentaba anomalías similares a las de los criminales estudiados. La respuesta rápida para afrontar este tema es que probablemente intervengan otras partes del cerebro que contrarrestaran las alteraciones que James observó. Además, en sus estudios utilizó tomografía axial computarizada (TAC), que es una técnica de imagen mucho menos avanzada y precisa que otras más actuales como la resonancia magnética funcional, en la que podría haberse apreciado algo más.

Por lo tanto, la conclusión es que es en la niñez cuando se puede gestar la mente de un psicópata. Aunque este aspecto ha sido abordado desde diferentes puntos de vista, uno de los estudios más interesantes al respecto se inició en las Islas Mauricio hace más de 40 años. En los años 70, varios investigadores estudiaron el comportamiento emocional de casi 1 800 niños de estas paradisiacas islas. Pasados 20 años, se identificó cuáles de ellos habían cometido algún tipo de delito e identificaron a 137. Volvieron a los datos obtenidos cuando estos tenían tres años y vieron que la gran mayoría de los criminales mostraron valores muy bajos en la respuesta al miedo, que está asociada con una alteración en la amígdala[62, 63]. Estos resultados indican que desde los primeros años cualquier cambio en nuestro cerebro puede ser crítico para la vida adulta.

La cultura popular suele plantear la niñez o adolescencia de los psicópatas como una montaña rusa emocional con alguna situación dramática que definirá el futuro del criminal. En la vida real este es, efectivamente, uno de los principales condicionantes para este comportamiento, pero otros factores del entorno y cierto control genético se suman al cóctel explosivo que puede dar lugar a un futuro psicópata. No podemos por tanto «echar la culpa» a un solo factor. A día de hoy se están buscando tratamientos efectivos, pero para eso es necesario encajar todas las piezas del complejo puzle que supone uno de los aspectos más oscuros del cerebro humano.

61. Pujol, J., et al., Psychol Med, 2019. 49(1): p. 20-31.
62. Raine, A., et al., Int J Epidemiol, 2010. 39(6): p. 1441-51.
63. Raine, A., Venables, P. H., & Mednick, S. A., Journal of the American Academy of Child & Adolescent Psychiatry, 1997. 36(10).

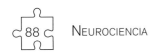
Los trastornos del espectro autista (TEA)

Autismo, síndrome de Asperger, trastorno generalizado del desarrollo...
Tener un TEA o un trastorno de espectro autista implica una afección
neurológica que afecta a las relaciones sociales y cuyas causas no están claras.

Sheldon Cooper, uno de los protagonistas de la serie *The Big Bang Theory*, es un físico brillante con dos doctorados y una consagrada carrera científica. Sin embargo, tiene problemas para relacionarse con los demás, siente gran frustración cuando se cambian las rutinas, le gusta tener todo planificado etc., es un ejemplo muy visual y un poco hiperbolizado del Síndrome de Asperger, incluido dentro de los **trastornos del espectro autista (TEA).**

El **autismo** fue descubierto de forma casi paralela por dos médicos separados entre sí por miles de kilómetros y una Segunda Guerra Mundial. En 1943, Leo Kanner, un psiquiatra norteamericano, identificó grupos de niños que tenían problemas para relacionarse con su familia, amigos, etc., además de otros comportamientos anómalos. Algo

muy similar a lo que encontró el pediatra austriaco Hans Asperger en 1944. A ambos se les considera como «los padres» de esta enfermedad que, por su complejidad, ha evolucionado a toda una familia de trastornos.

En el TEA aparecen una compleja serie de rasgos en gran parte relacionados con una fuerte **incomprensión de las relaciones sociales**. Las personas que lo sufren no entienden las clases sociales o jerarquías, no diferencian conocidos de desconocidos y no son conscientes de que sus actos puedan generar algún tipo de respuesta en otras personas, lo que ha llevado a muchos investigadores a asociar estos trastornos con alteraciones en la teoría de la mente. Se ha visto también que tienen una gran **dificultad en la capacidad de abstracción.** Los comportamientos anómalos se agrupan en tres grandes bloques:

- Problemas de **comunicación**.
- Problemas en la **integración social**.
- Problemas en la **capacidad de abstracción e imaginación** y en el **lenguaje interno**.

Películas como *Rain Man* o la propia serie *The Big Bang Theory* muestran a los adultos con TEA como personas superdotadas o con **altas capacidades** en funciones como las matemáticas. Sin embargo, se ha observado cómo esto solo ocurre en un porcentaje muy bajo; de hecho, debido a los problemas de integración social, comunicación, etc., algunos estudios afirman que cerca de un 75% presentan algún grado de **discapacidad intelectual** o problemas educativos graves.

Los cambios cerebrales responsables de los TEA se pueden originar en la etapa postnatal y se afianzan en los primeros años de vida. En un estudio con 92 niños en riesgo de padecer autismo, se les

CEREBRO AUTISTA

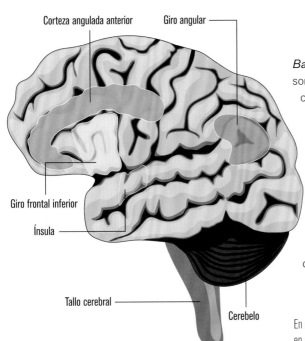

Corteza angulada anterior
Giro angular
Giro frontal inferior
Ínsula
Tallo cerebral
Cerebelo

En color, áreas cerebrales que muestran anormalidades específicas
en un cerebro humano con autismo.

hicieron resonancias desde los seis meses hasta los dos años de edad. De todos ellos, 28 acabaron desarrollando algún TEA y los resultados de las resonancias mostraron que existían alteraciones distribuidas por todo el cerebro, que se van haciendo más marcados con el paso del tiempo[64]. Otros estudios se han focalizado en la **amígdala** por su papel en la comunicación, teoría de la mente, gestión emocional, etc., observando cambios desde los primeros años en esta región. El estudio de esta región también ha mostrado cómo, durante la niñez, ocurren procesos de sobreactivación, que se reducen drásticamente durante la adolescencia, lo que genera que en el cerebro adulto se haya observado un menor número de neuronas amigdalinas[65].

Uno de los componentes más estudiados relacionados con los TEA es **el componente genético**. La biomedicina lleva décadas en busca del «gen del autismo», ya que existe una herencia familiar bastante marcada, pero a día de hoy lo que se sabe es que existen una serie de genes (más de 15) responsables de la predisposición genética. Los TEA aparecen en una proporción de 3:1 en niños frente a niñas, lo que indica que parte de la herencia genética debe estar ligada al sexo. Estas alteraciones en genes se correlacionan con algunos factores de riesgo, entre ellos la **edad del padre**. Se ha observado que, en padres mayores de 50 años, las probabilidades de que la descendencia padezca algún TEA se incrementan en más de un 60%, algo que no se correlaciona de igual forma con la edad de las madres, donde la probabilidad solo se incrementa un 15% si son mayores de 40 años.

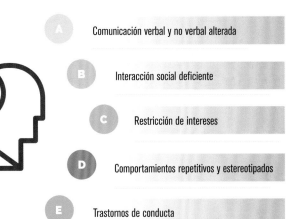

TRASTORNOS DE ESPECTRO AUTISTA

(Autismo - Síndrome de Asperger - TGD...)

A Comunicación verbal y no verbal alterada

B Interacción social deficiente

C Restricción de intereses

D Comportamientos repetitivos y estereotipados

E Trastornos de conducta

La principal explicación de este proceso es que, con el incremento de la edad del padre, aumentan las mutaciones en los genes, entre ellos los de los espermatozoides[66].

Además del componente genético y factores de riesgo relacionados con la edad del padre, una **prematuridad y bajo peso al nacer** o complicaciones durante el parto, también puede incrementar la probabilidad de que aparezca algún TEA.

64. Wolff, J.J., et al., Am J Psychiatry, 2012. 169(6): p. 589-600.
65. Avino, T.A., et al., Proc Natl Acad Sci U S A, 2018. 115(14): p. 3710-3715.
66. Sandin, S., et al., Mol Psychiatry, 2016. 21(5): p. 693-700.
67. Taylor, L.E., et al., Vaccine, 2014. 32(29): p. 3623-9.

LA GRAN MENTIRA DEL AUTISMO Y LAS VACUNAS

Hace más de 20 años, el gastroenterólogo Andrew Wakefield publicó un artículo en la revista «The Lancet», donde relacionó el autismo con la vacuna triple vírica. Esta investigación ha sido una de las que más daño ha hecho a la medicina moderna y es difícil cuantificar los costes que ha supuesto para la sanidad mundial. A los pocos meses se demostró que Wakefield había falseado los resultados, no había obtenido el permiso del comité ético del hospital, la muestra del estudio era sesgada y, sobre todo, había recibido grandes sumas de dinero de un bufete de abogados que quería pleitear contra las empresas farmacéuticas productoras de vacunas, además de que él mismo había patentado varios tipos de vacunas. Lo que hizo Wakefield fue realmente miserable, ya que la investigación tuvo un gran impacto en la sociedad, gracias al impulso de grupos de poder en contra de las farmacéuticas y de periódicos sensacionalistas. Las tasas de vacunación se redujeron en todo el mundo, pero sobre todo en Reino Unido y más aún entre familias de alto poder adquisitivo. Volvieron infecciones como el sarampión, rubeola, polio, etc., y volvieron a morir niños por estas enfermedades ya erradicadas. A día de hoy, decenas de investigaciones han demostrado que Wakefield mintió y que no existe correlación alguna entre vacunación y autismo; de hecho, no hay un descenso en el porcentaje de niños con autismo entre población no vacunada[67]. Pero su efecto en la sociedad sigue patente y los movimientos antivacunas crecen, sobre todo en grupos de población con alto poder adquisitivo y formación, donde se está rompiendo la inmunidad de grupo y enfermedades que llevaban décadas sin matar.

LENGUAJE

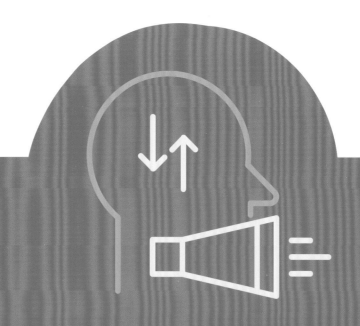

Comunicación no verbal

Mucho antes de comenzar a hablar, los bebés establecen vínculos no verbales con todo aquel ser que interactúe con ellos. Comprenden el valor de la sonrisa y que si lloran pueden llamar la atención para lograr algo. Algo fundamental que ocurre antes de que surja la tan ansiada y esperada primera palabra.

ESTE TIPO DE **comunicación sin palabras** es fundamental desde los primeros años de vida. Aporta información que es interpretada de forma rápida e inconscientemente por el cerebro y engloba desde expresiones faciales a cambios posturales y movimientos de brazos y manos. **La biología evolutiva** defiende que la comunicación no verbal fue utilizada por nuestros antepasados antes de la comunicación verbal y por lo tanto fue necesaria para la formación de grupos y comunidades, como defendió Charles Darwin en *The Expression of Emotions in Man and Animals* de 1872.

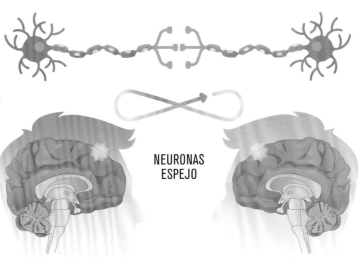

NEURONAS ESPEJO

En humanos adultos este tipo de comunicación sirve para **acompañar y complementar** a la verbal, para generar un mensaje más integrado y con más información. Hay estudios que le atribuyen más del 50% del contenido total de un mensaje.

Para comprender esta comunicación hay que mencionar las **neuronas espejo**. Se trata de un tipo neuronal descrito por Rizzolatti, Gallese y Fogassi en 1996 que se activa cuando una persona mira a otra realizar una acción. Se localizan en la **corteza premotora** y están relacionadas con este tipo de lenguaje entre otras funciones[68]. Además de las neuronas espejo, en el interior del cerebro existe una compleja red encargada de interpretar toda la información no verbal. Parte de esta red coincide con las regiones encargadas de interpretar la información verbal, lo cual refuerza la teoría sobre la estrecha relación de ambos tipos de comunicación y su importancia evolutiva[69].

Uno de los componentes más importantes de la comunicación no verbal son las **expresiones faciales**. Cuando alguien habla con enfado, cambia la expresión de su boca, ojos, etc., para hacer llegar la parte más emocional de este mensaje. El reconocimiento de patrones faciales está codificado en el cerebro por una región específica llamada **surco temporal superior posterior**. Aunque también intervienen otras muchas regiones como la amígdala, el hipocampo o las llamadas áreas faciales ubicadas en el lóbulo temporal. Estas son las encargadas de comprender la información y de hecho, esto ocurre a través de un complejo sistema en el que diferentes neuronas se activan con mayor o menor intensidad y con diferentes patrones en función del rasgo que se interpreta, todo ello a una velocidad asombrosa[70]. Otro hecho que revela la importancia de esta región, es que es tremendamente activa durante los primeros años de vida y que mantiene esta actividad acompañada de proliferación neuronal durante la edad adulta, algo que solo ocurre con funciones muy específicas y fundamentales para la supervivencia[71].

El mayor paradigma del lenguaje no verbal es el **lenguaje de signos** que permite comunicarse a personas sordas. Activa las mísmas regiones cerebrales que el lenguaje oral, excepto en las áreas de Broca y Wernicke, como veremos en las siguientes páginas.

68. Gallese, V., et al., Brain, 1996. 119 (Pt 2): p. 593-609.
69. Xu, J., et al., Proc Natl Acad Sci U S A, 2009. 106(49): p. 20664-9.
70. Abbott, A., Nature, 2018. 564(7735): p. 176-179.
71. Gomez, J., et al., Science, 2017. 355(6320): p. 68-71.

La máquina perfecta
para detectar mentiras

Mentir forma parte del ser humano, las explicaciones que subyacen a este comportamiento pertenecen más a la filosofía y psicología que a la neurociencia. De hecho, no se han identificado circuitos neuronales específicos de las mentiras, pero sí conocemos que la mentira es un proceso arraigado en la línea evolutiva.

LA PRINCIPAL HIPÓTESIS acerca de la mentira muestra cómo, en un tiempo pasado, pudo ser **útil para la supervivencia** al ser utilizada para ocultar la comida, las crías, etc., de posibles ladrones o competidores. Sin embargo, este factor, con el paso de los siglos, es posible que se haya vuelto en contra del ser humano, ya que como decía el Dr. House en su famosa serie televisiva, «Todo el mundo miente». Estudios psicológicos demuestran que un ser humano medio (no nos referimos a un mentiroso compulsivo), miente en el 25 % de sus interacciones sociales; de hecho, el cerebro se adapta a las mentiras y cuanto mayor es el número de estas y mayor es el beneficio, menor es el sentimiento de culpa que generan. Pero en la mayoría de los casos, estas mentiras **no tienen un impacto social o económico palpable**, cuando esto sí ocurre, se incurre en un delito.

Es por eso que la detección de mentiras lleva siendo uno de los avances más codiciados por la humanidad desde hace décadas.

El método clásico para la detección de mentiras es el **polígrafo**, el cual monitoriza diferentes parámetros corporales como la conductividad de la piel, la presión arterial, los estímulos nerviosos, el pulso cardiaco o la respiración. A pesar de llamarse popularmente «detector de mentiras» o «máquina de la verdad» este sistema, aun siendo el más utilizado, presenta grandes dudas y controversias, ya que muchos de estos parámetros pueden ser controlados si se sigue un buen entrenamiento; además, el resultado final dependerá mucho de la experiencia del observador. Un caso paradigmático en la historia de este polémico invento es el de Aldrich Ames, un agente doble que logró pasar dos veces la prueba del polígrafo realizada por la CIA.

A pesar de que la evidencia científica no recomienda el uso del polígrafo, a día de hoy sigue siendo utilizado como prueba judicial en algunos países, incluso en algunos estados de Estados Unidos, donde ocurrió su mayor fracaso.

Otra opción es detectar la mentira a través del lenguaje no verbal; este método se basa en la idea de que el subconsciente acaba delatando y destapando la mentira, pero es una técnica que tiene incluso una menor validez que el polígrafo. Y es que no existe ninguna validez científica en este tipo de métodos y por eso hoy en día han formado incluso parte de algunos concursos de televisión, como mero entretenimiento.

Se entiende que la mentira se encuentra en el cerebro, se trata de una **decisión** propia con base en experiencias previas que nos indican cuál puede ser la mejor

El polígrafo es una controvertida técnica que goza de pocas garantías para averiguar la verdad.

Incluso con la exactitud de la resonancia magnética funcional, determinar cuándo alguien está mintiendo es muy difícil.

opción a adoptar. La mentira está fuertemente condicionada por la **ética** de cada persona y por sus valoraciones morales, por lo que deben intervenir unas cuantas regiones clave del cerebro, como aquellas encargadas de la toma de decisiones, las que albergan la memoria, etc.

En un estudio reciente se analizó mediante imagen el cerebro de 80 personas que trabajaban como asesores financieros en un campo en el que mentir al cliente les podía reportar grandes beneficios económicos. Tras hacer varios ensayos, vieron un descenso en la actividad de la amígdala en 25 de los individuos a estudio, que eran, precisamente, los que más mentían[72].

Entonces, según estos datos, ¿sería posible determinar si un cerebro está mintiendo viendo su actividad? Esta pregunta parte de una base arriesgada y es la de si el avance en las técnicas de imagen cerebral ha llegado al punto de ofrecer esta información. A día de hoy, la mejor aproximación para ello es el uso de la **resonancia magnética funcional** (RMf), que mide la actividad cerebral en diferentes regiones con una precisión cada vez mayor, aunque a pesar de ser tecnología punta, sigue siendo limitada.

En un estudio reciente dirigido por Daniel Langleben, de la Universidad de Pensilvania, compararon los resultados del polígrafo con los de imagen de RMf en personas que debían mentir sobre unas cifras que habían escrito en un papel. Los observadores en este caso fueron expertos en polígrafo por un lado y neurocientíficos por otro, estos últimos acertaron mucho más cuando los voluntarios mentían frente a los expertos en polí-

grafo [73]. Estos resultados muestran varios aspectos sesgados, siendo el principal la **naturaleza de la mentira**, ya que cuanto más compleja es esa mentira, mayor será la activación de diferentes regiones cerebrales.

Por lo tanto, estudios de este tipo deben servir como una pequeña aproximación a lo que podría ser un detector de mentiras cerebral. Sin embargo, no deben ser tomados como la alternativa al polígrafo, ni mucho menos ser planteados como posible uso en procesos judiciales (existen un par de empresas en el mundo que están intentado lucrarse con esto). Diferentes estudios realizados y publicados de forma totalmente independiente (distintos grupos de investigación y diferentes revistas científicas), han demostrado que, tanto la investigación en neurociencia como en técnicas de imagen, no están ni mucho menos lo suficientemente desarrollados como para que la RMf pueda ser tenida en cuenta en este momento como prueba judicial[74].

Este aspecto, de hecho, trae a relucir dos novedosos conceptos como son la **neuroética** y los **neuroderechos**, que hablan de cómo el uso de tecnologías cerebrales puede avanzar lo suficiente como para invadir la privacidad más básica de cada ser humano, la que alberga el cerebro. Por lo que mucho antes de tener «detectores mentales cerebrales», se deben construir las bases legales del uso de estos.

72. Garrett, N., et al., Nat Neurosci, 2016. 19(12): p. 1727-1732.

73. Langleben, D.D., et al., J Clin Psychiatry, 2016. 77(10): p. 1372-1380.

74. Rusconi, E., et al., Front Hum Neurosci, 2013. 7: p. 594.

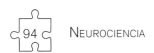

El lenguaje nos hizo humanos

El lenguaje es la forma de comunicación compleja que diferencia al ser humano del resto de los seres vivos. Para que se pudiera llevar a cabo, fueron necesarias modificaciones cerebrales a diferentes niveles y también algunos cambios fisiológicos en otras partes del cuerpo.

EXISTE UN GRAN CONSENSO en la comunidad científica en que **lenguaje e inteligencia** surgieron en paralelo sin ser posible el uno sin la otra. Además, ha sido un componente esencial para el desarrollo del comportamiento y la evolución social. Un ejemplo de la relevancia en las funciones superiores del ser humano es que realmente necesitamos el lenguaje para poder formular cualquier **pensamiento**.

El lenguaje ha acompañado al ser humano a lo largo de milenios, evolucionando desde unos primeros sonidos hasta la complejidad que representa hoy día. Esta evolución ha sido paralela a **nivel geográfico** y un ejemplo de ello es que todas las lenguas y dialectos presentan una serie de elementos básicos similares, cada uno de ellos compuesto por un conjunto de símbolos y signos con significados característicos. Pero lo verdaderamente apasionante del lenguaje es que cada tipo está basado en una serie de reglas y componentes con unas raíces que son comunes. Los fonemas o las reglas gramaticales, son, dentro de las lógicas diferencias, muy similares entre las distintas lenguas. Al igual que los componentes del ya mencionado lenguaje no verbal; por ejemplo, a través de las manos, también son muy similares a lo largo de toda la geografía, independientemente del idioma hablado.

Pero, ¿por qué decimos que **inteligencia y lenguaje** están estrechamente ligados? Si nos paramos a pensar durante un momento, toda tarea superior de nuestra cognición se hace a través de palabras, de uniones de fonemas a las que se ha asignado un concepto o una información. Sin el lenguaje es imposible poder llegar a este nivel complejo de pensamiento. Esto lleva a que no solo la inteligencia haya evolucionado en paralelo al lenguaje, sino que el propio cerebro también ha crecido, se ha desarrollado y estructurado muy influenciado por el lenguaje.

Este componente evolutivo y biológico del lenguaje llevó a que en la mitad del siglo pasado, el lingüista y filósofo Noam Chomsky enunciara su **teoría sobre una gramática universal**. La gramática hace referencia a los tres elementos fundamentales como son la morfología, la sintaxis y la fonología, que componen las normas básicas sobre las que se asienta cualquier tipo de lenguaje. Básicamente y en resumen, la teoría de Chomsky postulaba que el lenguaje aparecía de forma **innata** en el ser humano y por lo tanto, que el cerebro tiene una especie de plantilla universal para la gramática, que surge conforme los bebés van creciendo e interactuando.

Esta teoría establecía una serie de bases biológicas para las más de 6 000 lenguas que existen hoy día en el mundo. Sin embargo, y a pesar de que con los avances de las últimas décadas la teoría ha ido evolucionando, en la actualidad, la mayoría de lingüistas y científicos están abandonando esta idea de una gramática universal que promulgó Chomsky y supuso una revolución

TEORÍA SOBRE UNA GRAMÁTICA UNIVERSAL (CHOMSKY)

1
MORFOLOGÍA
(estructura de las palabras)

2
SINTAXIS
(combinación de palabras en sintagmas, oraciones y frases)

3
FONOLOGÍA
(sistema de sonidos)

en su momento. La teoría de Chomsky, junto con otras muchas, han servido para nutrir de información a un nuevo enfoque que ha surgido, conocido como **lingüística basada en el uso.** Este determina que el lenguaje está asociado directamente con las capacidades cognitivas de los bebés y su capacidad para interpretar a sus interlocutores. Es decir, los bebés, al nacer, conforman su cerebro en función de los estímulos que reciben, aunque no son capaces de interpretarlos ni de recordar. Por eso mismo interactúan con todo: tocan, chupan, huelen, escuchan y miran todo con gran atención. Incluso desde las últimas semanas del embarazo, el bebé es capaz de escuchar el lenguaje hablado de fuera; una vez que nace y va creciendo, comienza a interpretar esos **sonidos** y a darles un sentido, hasta que acaba comprendiendo que esos sonidos tienen un **significado.** Esta es una de las grandes maravillas del cerebro humano: hasta que no somos capaces de interpretar una palabra, no somos tampoco capaces de pensarla y por lo tanto, de almacenarla. Conforme el bebé va adquiriendo conocimiento sobre nuevas palabras, su percepción del mundo va cambiando y haciéndose cada vez más y más grande. En poco tiempo es capaz, no solo de conversar con los demás, sino de establecer una conversación consigo mismo, lo

que le llevará a tener pensamientos cada vez más complejos. Toda esta información, a su vez, se va integrando y recomponiéndose con emociones, recuerdos, etc., formando el complicado entramado lingüístico y mental del cerebro humano.

Por eso es importante que el bebé escuche el lenguaje y lo vaya asociando con diferentes objetos. Potencialmente, el cerebro del bebé no es lo suficientemente maduro como para poder identificar todo tipo de sonidos, pero con la exposición constante a ellos va generando las estructuras suficientes para un lenguaje determinado. Esto explica lo «fácil» que resulta para un recién nacido aprender un idioma y lo difícil que resulta para un adulto, sobre todo si este se basa en normas muy diferentes a su lengua materna. Por lo tanto, podemos decir que no existe una gramática universal, sino que cada gramática se va formando en el cerebro de los bebés mientras estos escuchan y observan a todo el que está a su alrededor. Poco a poco comienzan a unir las piezas y pasan de unos sencillos **silabeos** (ta, ta, ta), a unir sílabas que dan lugar a **palabras** (mamá, papá); de ahí, comienzan a usar palabras que les son útiles para alimentarse o para llamar la atención, y así, poco a poco, poder confeccionar el tremendo puzle del **lenguaje** humano.

LENGUAJE Y BIPEDESTACIÓN

El gran salto evolutivo de nuestros antepasados, la bipedestación, fue un proceso por el cual pasaron de caminar utilizando las cuatro extremidades, a usar solo las dos inferiores, lo que liberó las extremidades superiores, permitiendo una infinidad de nuevas funciones y usos. Existe una relación directa entre la bipedestación y el incremento de volumen cerebral y en consecuencia de las regiones destinadas al lenguaje. Además, el pasar a caminar de forma erguida generó un cambio anatómico en la posición de la laringe y la faringe, favoreciendo la parte más «mecánica» del proceso.

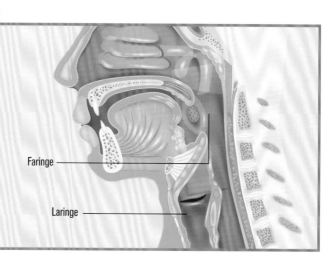

Faringe

Laringe

Aprendizaje del primer lenguaje y bilingüismo

Un bebé aprende primero el fonema; después, la palabra; a continuación, el lenguaje, también el no verbal, en un proceso apasionante, que aún es más intrincado en el caso de las personas bilingües y que merece la pena explorar.

LOS BEBÉS SON REALMENTE CURIOSOS, todo les llama la atención y poco a poco se van haciendo conscientes del entorno que les rodea, las personas que están cerca, etc. En primer lugar, perciben que el **llanto** puede ser muy útil para llamar la atención; posteriormente, crean **sonidos** que suelen tener un efecto: observan cómo al emitir un sonido, quien está cerca le presta atención. Mientras tanto, el cerebro constantemente escucha, relacionando los sonidos con objetos, personas, emociones, etc. Durante estos primeros meses y años de vida, se van formando conexiones y estructuras cerebrales a una velocidad vertiginosa, produciendo resultados como la emisión de la **primera palabra**. Para que esto sea posible, el bebé adquiere en primer lugar los diferentes **fonemas** que conforman un lenguaje, y este es un aspecto extraordinario de la capacidad del cerebro humano. Un ejemplo de ello es el uso de las **vocales**. Los hispano-

hablantes contamos con cinco vocales, mientras que los franceses tienen más de 10. El aprender a comunicarse con cinco o 10 vocales dependerá del lugar de nacimiento, pero el cerebro está preparado para ambas. Una vez que las estructuras cerebrales se desarrollan, ya no será tan fácil. Por esta razón a los hispanohablantes nos cuesta mucho identificar las diferencias de sonidos entre algunas de las vocales del francés, mientras que otras, directamente, nos parecen la suma de dos de nuestras vocales, pero para ellos son totalmente diferentes. Y todo esto ocurre en las fases iniciales del desarrollo, en los primeros meses de vida.

La suma de los diferentes fonemas que el cerebro del bebé va incorporando da lugar a las primeras **palabras** y a las bases del **lenguaje**. Este proceso suele consolidarse a los tres años, momento en el que van incorporando palabras que les abren un nuevo mundo. Como ya se ha

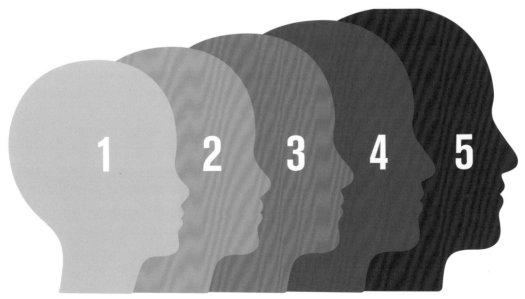

1 En un primer estadio, el bebé utiliza el llanto

2 El bebé es capaz de emitir la primera palabra

3 Con tres años hace frases

4 Con seis, completa su lenguaje con el periodo educativo

5 Consigue un lenguaje completo

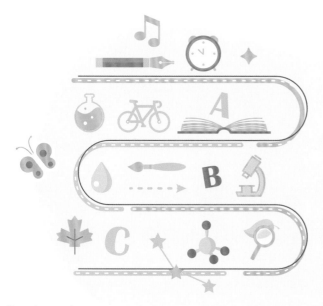

Durante la etapa educativa, se aprenden muchísimas palabras nuevas que amplían el cerebro del niño hasta acercarse a los niveles lingüísticos del adulto.

comentado, el lenguaje permite la abstracción y planificación, el generar recuerdos, el concepto del yo, etc. A partir de los tres años aprenden nuevas palabras, comprenden las normas que les dan sentido, van confeccionando **frases complejas**, expresando sus pensamientos, intereses, emociones, etc. El **pensamiento** también se va haciendo cada vez más complejo, ya que el niño comienza a hacerse preguntas sobre su entorno, empieza a entablar y a comprender las **relaciones sociales**.

A partir de los seis años, este proceso se hace cada vez más complejo gracias al impacto de la **educación**. Se van incorporando toda una serie de nuevos términos al diccionario cerebral, el niño aprende sobre lugares que nunca ha visto, procesos que nunca ha experimentado o cosas que nunca ha utilizado. Por lo tanto, el entorno, educación, cultura, etc., conforman elementos básicos que enriquecerán el lenguaje y la forma de pensar del futuro adulto. Un ejemplo sencillo de cómo se puede impactar sobre la capacidad lingüística de un niño en sus primeros años es a través de los **cuentos**. Estos sirven para que, poco a poco, vaya aprendiendo nuevas palabras y poniéndolas en contexto; además, desarrolla su imaginación y capacidad de abstracción, se activan memorias a corto y a largo plazo y alimenta la curiosidad por descubrir y aprender.

Algo muy curioso es cómo en estos años los niños incorporan **el lenguaje no verbal** como una herramienta para hacerse entender. Expresan mucha información a través de la gesticulación de sus brazos, sobre todo cuando no son capaces de encontrar las palabras necesarias para explicar alguna situación o emoción. Este tipo de gesticulación y la formación del lenguaje se albergan en el **área de Broca** del cerebro.

Un caso que ha llamado la atención de investigadores desde hace años es el del **bilingüismo**, sobre todo en bebés que crecerán dominando dos lenguas que pueden ser totalmente distintas. Las investigaciones más clásicas trataban de explicar cómo crecer en un entorno con dos idiomas diferentes lo único que podía generar era un déficit en el aprendizaje de ambos. La explicación era sencilla: si el bebé tiene dificultad para aprender un idioma, con dos debía de ser mucho más difícil para el cerebro. Pero la ciencia moderna, de nuevo, ha roto con un mito y ha demostrado que no es así. No se han observado diferencias en la adquisición del lenguaje y de la gramática en bebés y niños bilingües. Algunos estudios solo han mostrado cómo estos tienen un menor repertorio de **vocabulario**, pero se revierte por completo cuando van creciendo y van incorporando palabras de un idioma a otro. De hecho, se considera que el cerebro está mucho mejor preparado para el bilingüismo hasta los siete años aproximadamente; a partir de ahí, y con ayuda educativa, puede ser relativamente sencillo, mientras que en la edad adulta es mucho más complejo y costoso a nivel cerebral.

En el cerebro bilingüe se produce un **proceso de selección** del lenguaje que permite no mezclar palabras de los distintos idiomas cuando se está hablando o pensando. Esto se consigue gracias a la actividad del **núcleo caudado del hemisferio izquierdo**. También se ha observado cómo desarrollan una **capacidad atencional** mucho mayor cuando utilizan el lenguaje, probablemente para garantizar le selección del idioma adecuado. Existen estudios que muestran que los adultos bilingües presentan ventajas en algunas tareas cognitivas, aunque también hay investigación que no muestran tales diferencias. Este aspecto se aclarará en los próximos años gracias al crecimiento de la población mundial multilingüe y de los diferentes estudios longitudinales que se están llevando a cabo actualmente.

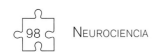
¿Cómo generamos las palabras?

Hablar es transformar un concepto mental en sonido y producirlo. Para ello intervienen músculos y órganos, un medio por el que se pueda trasmitir el sonido (el aire), y alguien que reciba e interprete el mensaje. Parece sencillo, pero no lo es.

A NIVEL FÍSICO, básicamente necesitamos **ondas** que proceden de un **emisor**, se transmiten por un medio y llegan a un receptor. Pero, ¿cómo hace el cerebro para producir estas ondas? Para que esto sea posible, el cerebro ha sufrido una gran **transformación evolutiva.** No se debe confundir el lenguaje complejo desarrollado por el ser humano, con las vocalizaciones que utilizan los primates no humanos para comunicarse, u otros mamíferos superiores. Estos generan sonidos que van desde llantos durante la crianza a llamadas para un ataque o una defensa, rituales de apareamiento, etc., y que tienen un papel importante en la supervivencia y vida en comunidad de estos animales, pero no tiene nada que ver con la complejidad que supone el lenguaje humano. A nivel cerebral, para que se produzca un mensaje, se requiere de la integración de tres grandes bloques cerebrales, los encargados del **reconocimiento**, la producción del **lenguaje** y por último la **memoria verbal** necesaria para generar un mensaje coherente. A pesar de que existe una marcada lateralidad, intervienen regiones de ambos hemisferios cerebrales. El **área de Wernicke,** ubicada en el hemisferio izquierdo del cerebro, se encarga de asociar las palabras con otra información (principalmente la auditiva). Al generar una palabra, la información pasa de esta zona al **área de Broca**, especializada en la gramática. Una vez que la palabra tiene el sentido gramatical necesario para que sea comprendida, se activa una región motora, que controla los músculos y estructuras necesarias para que esta palabra se genere por el sistema fonador. Además, intervienen otras muchas áreas como la encargada de la memoria que permitirá tanto mantener

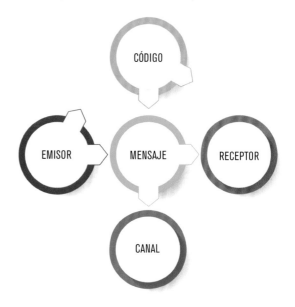

la coherencia y el hilo narrativo del mensaje, como poder integrar conocimientos adquiridos previamente.

El estudio de cómo se forma el lenguaje tuvo su base en las investigaciones de pioneros como Broca, Wernicke o Geschwind, los cuales identificaron las estructuras básicas gracias a pacientes que tenían trastornos del lenguaje o **afasias**. En la actualidad, las **técnicas de neuroimagen** permiten estudiar y analizar estos procesos en individuos sanos. En conjunto, las investigaciones clásicas junto con las más actuales demuestran cómo en este proceso intervienen otras muchas regiones del cerebro, como la **corteza auditiva, corteza sensorial,** varias regiones de la **corteza prefrontal** o incluso **ganglios basales y tálamo.** Todas ellas trabajan integradas a distin-

EL PACIENTE «TAN»

El caso de Leborgne, conocido como el paciente «Tan», tenía un problema para producir el lenguaje, ya que, aunque él comprendía lo que quería decir, solo era capaz de producir la palabra «tan». Le daba entonación y sentido, lo cual indica que otras regiones que intervienen en la producción del lenguaje estaban intactas. Cuando Paul Broca estudió el cerebro de Tan al fallecer, observó un daño en la región que posteriormente llevaría el nombre del científico. Desde entonces, hemos aprendido cómo en la producción del lenguaje intervienen otras muchas zonas cerebrales, emitiendo una compleja sinfonía que permite la comunicación entre seres humanos.

tos niveles en función de la tarea a realizar. Un ejemplo es la vocalización, de la cual es responsable el tallo cerebral, pero en la que también intervienen la amígdala y el hipocampo. Otro proceso fundamental es el **fonológico**, que requiere de regiones específicas que reconocen los diferentes fonemas, de aquellas encargadas de integrarlos y darles un sentido y un contexto, de regiones de memoria verbal a corto plazo que permite mantener todo el sentido de una frase y poder seguir el hilo de una conversación o regiones de una memoria más a largo plazo relacionada con la información asociada a cada una de las palabras.

Pero en todo este **trabajo en equipo**, en el caso de la producción de lenguaje, es el **área de Broca** la que adquiere mayor relevancia. Mediante estudios de electrofisiología (permiten medir la actividad neuronal) y de resonancia, se ha observado cómo en esta región ocurre un proceso secuencial. Sahin, Pinker y colaboradores observaron cómo existe una actividad neuronal diferente para el procesamiento léxico, gramatical y fonológico, que ocurre con un patrón temporal específico y muy rápido (del orden de milisegundos), implicando poblaciones neuronales diferentes[75].

Esta complejidad está escrita en nuestros genes, y aunque para el desarrollo cerebral hay descritos miles de ellos, en concreto, relacionados con el lenguaje, se han identificado algunos fundamentales. Un ejemplo es el **gen FOXP2**, ubicado en el **cromosoma 7**. Una mutación en él, genera un descenso del volumen del área de Broca. Es un gen que, aunque con variaciones, aparece en la línea evolutiva desde roedores hasta primates y homínidos, e incluso se ha visto cómo los Neandertales tenían una versión del mismo casi igual. Su relación con el lenguaje se conoce a grandes rasgos, pero no su función concreta, aunque estudios indican que se relaciona con la comprensión gramatical y la parte motora de la producción del mensaje.

---

75. Sahin, N.T., et al., Science, 2009. 326(5951): p. 445-9.

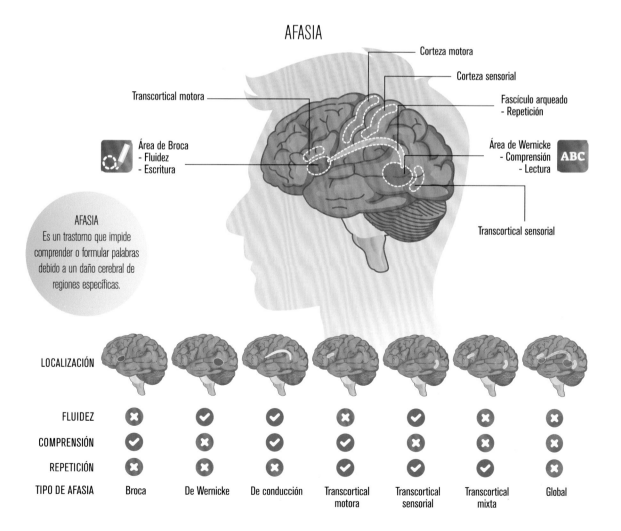

AFASIA

Corteza motora
Corteza sensorial
Transcortical motora
Fascículo arqueado
- Repetición
Área de Broca
- Fluidez
- Escritura
Área de Wernicke
- Comprensión
- Lectura
ABC

AFASIA
Es un trastorno que impide comprender o formular palabras debido a un daño cerebral de regiones específicas.

Transcortical sensorial

	Broca	De Wernicke	De conducción	Transcortical motora	Transcortical sensorial	Transcortical mixta	Global
FLUIDEZ	✗	✓	✓	✗	✓	✗	✗
COMPRENSIÓN	✓	✗	✓	✓	✗	✗	✗
REPETICIÓN	✗	✗	✗	✓	✓	✓	✗

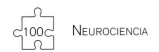

El proceso de interpretación de las palabras

Las investigaciones clásicas mostraban cómo la interpretación de las palabras era un proceso aparentemente sencillo donde intervenían unas regiones específicas del cerebro, pero el avance de la ciencia ha demostrado que en realidad es mucho más complejo de lo que sabíamos e intuíamos.

EXISTEN CASOS DE PACIENTES que tienen grandes problemas para generar las palabras que desean, a diferencia de Tan, estos generan un mensaje más o menos coherente, pero con palabras sin sentido, intercaladas y con repeticiones incoherentes. Estas alteraciones fueron estudiadas hace más de un siglo por **Carl Wernicke**, quién identificó *el centro para las imágenes auditivas de las palabras*. Esta región hoy se conoce como el **área de Wernicke** y su alteración lleva a un tipo de **afasia** con el mismo nombre (también conocida como de comprensión o sensorial). Casi un siglo después, **Geschwind** estableció un modelo cerebral de la interpretación de las palabras, según el cual, al oír una palabra, en primer lugar se produce una estimulación del área auditiva primaria, esta información se integra con otros componentes sensoriales (visual, táctil, etc.) y se traslada al área de Wernicke donde se produce la comprensión de la palabra. Finalmente, si la palabra se va a repetir o pronunciar, la información pasará al **área de Broca**. El modelo es similar si la palabra que se interpreta procede de la escritura, solo que el área visual primaria es la que da los primeros pasos.

Este modelo ha ido evolucionando gracias al trabajo de otros muchos investigadores como **Antonio Damásio**, adquiriendo una complejidad cada vez mayor. El planteamiento original presenta ciertas deficiencias; por ejemplo, no tiene en cuenta la intervención de otras muchas áreas cerebrales o la importancia de la prosodia. Si algo se ha aprendido en el estudio del cerebro es que casi ningún proceso complejo ocurre de una forma simple.

En los últimos años se han realizado avances fascinantes sobre la relación de la interpretación de palabras con diferentes regiones del cerebro que han modificado y mejorado el modelo original de Geschwind. Un ejemplo es el trabajo publicado en 2016 en la revista *Nature* por **Alexander Huth, Jack Gallant** y su equipo, donde vieron cómo el cerebro utiliza un atlas de palabras en el que términos con significados parecidos activan las mismas regiones cerebrales. Los investigadores mapearon el sistema semántico del cerebro, que hace referencia a todas las zonas que intervienen en la interpretación. Observaron que el procesamiento de cada palabra activa redes cerebrales tremendamente complejas, pero que cuando las palabras pertenecían a una misma categoría (sitios, animales, emociones, personas, etc.) la activación era similar. Este estudio fue posible gracias a siete voluntarios que fueron

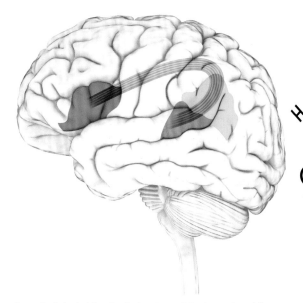

Ilustración idealizada del cerebro donde podemos distinguir por colores el área de Broca (púrpura), el área de Wernicke (naranja), el territorio de Geschwind (turquesa) y el fascículo arqueado (verde).

sometidos a escáneres cerebrales mientras escuchaban un programa de radio de unas dos horas de duración. Los investigadores obtuvieron más de 10 000 palabras que clasificaron en 12 grandes grupos. Otro dato interesante es que en los siete voluntarios la activación para un determinado grupo de palabras ocurría de forma muy similar[76].

Un aspecto muy importante del lenguaje en humanos y de su interpretación es la **prosodia** o parte de la gramática y fonología encargada de una pronunciación y acentuación correcta. En función de la entonación, una misma frase puede tener significados totalmente distintos y para diferenciarlo, el cerebro cuenta con una población de neuronas encargadas de detectar la **entonación**, que están ubicadas en el giro temporal superior. Estas neuronas trabajan complementando la información aportada por la región que se encarga de detectar. Aún no se sabe cómo integra el cerebro estas dos in-

formaciones, pero probablemente será a través de otra población neuronal que reciba información de las otras dos y sirva como área integradora[77].

En los últimos años, además, se ha observado cómo el cerebro es capaz de tener **patrones de activación** para determinadas palabras y que estos se mantienen entre diferentes individuos, lo cual nos está diciendo que puede que haya un componente genético o que, por el contrario, la educación y la exposición al lenguaje sea el que module estas poblaciones. Para obtener una respuesta acertada a esta cuestión, habría que repetir el experimento planteado por Huth con muchos más voluntarios y que tuvieran diferente procedencia geográfica. Además, se ha observado cómo en la integración de las palabras también influyen otros muchos aspectos como la prosodia, que también tiene una región cerebral que la analiza y clasifica. En conjunto, todas estas zonas y poblaciones neuronales, junto con otros sistemas, hacen del cerebro una máquina perfecta de analizar e interpretar palabras.

76. Huth, A.G., et al., Nature, 2016. 532(7600): p. 453-8.
77. Tang, C., et al., Science, 2017. 357(6353): p. 797-801.

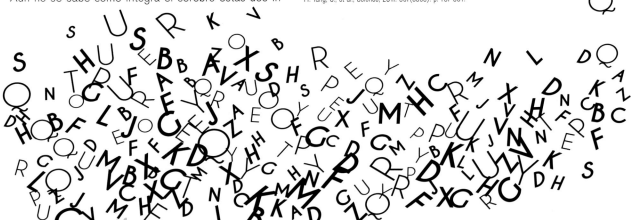

¿Cómo leemos y escribimos las palabras?

Escribimos y leemos desde los primeros tiempos de la humanidad, pero conocemos el proceso cerebral que permite ambas habilidades desde hace muy poco. Veamos qué áreas están implicadas y cuál es el efecto provocado en el cerebro por la irrupción de la tecnología.

Es un hecho que la escritura es uno de los hechos más trascendentes y relevantes de la historia de la humanidad. De hecho, es su aparición la que marca el fin de la Prehistoria y el comienzo de la Historia. En el **Paleolítico** superior y en los primeros siglos de **Neolítico**, las comunidades comenzaron a utilizar símbolos para dar información. Se piensa que estos sistemas simbólicos fueron evolucionando debido a las necesidades derivadas de procesos económicos y las normas de convivencia en comunidad. Los primeros sistemas complejos de escritura surgieron en **Sumeria** a finales del siglo IV a.C., como una evolución de sistemas para conservar operaciones. En un principio, estaban basados en **pictogramas**, que evolucionaron hasta **ideogramas** y finalmente, dieron lugar a **alfabetos**. Durante siglos se han ido adquiriendo toda una serie de normas y reglas y diversificándose hasta llegar a los sistemas actuales. Por lo tanto, la palabra escrita define la historia de la humanidad, pero tenemos más preguntas y la más importante es: ¿qué procesos cerebrales se encargan de ello?

Cuando el cerebro de un niño comienza a aprender a **leer**, es el **área visual primaria** la que empieza a interpretar la información asociada a cada letra, fonema y palabra escrita. Esta información se desplaza a otras regiones donde finalmente adquiere el significado necesario. Entre ellas está la mencionada área de Wernicke, el hipocampo, la amígdala, la corteza prefrontal, etc. En este sentido, es importante destacar que, en estos años de

PRIMERAS REPRESENTACIONES GRÁFICAS COMPLEJAS

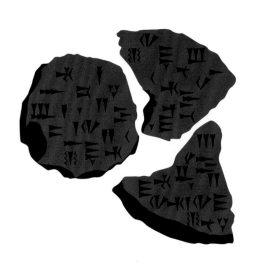

Arriba, tablillas en idioma ugarítico, lengua semítica cuneiforme usada desde el XV hasta el XII a. C. A la derecha, alfabeto cuneiforma sumerio.

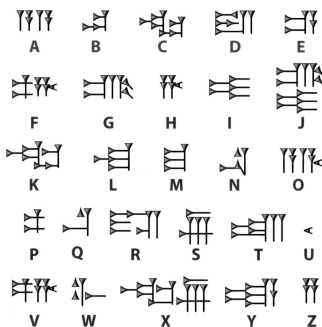

CEREBRO Y ESCRITURA

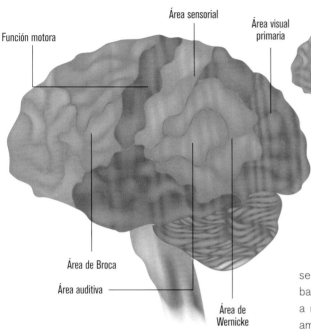

Función motora

Área sensorial

Área visual primaria

Área de Broca

Área auditiva

Área de Wernicke

La lectura y la escritura activan áreas del cerebro relacionadas con los sentidos (vista, tacto, oído) y las áreas de Broca y Wernicke.

formación cerebral, cuanto más se lee, más se afianzan los circuitos responsables de ello. Este relevante hecho impacta directamente, no solo en la capacidad lectora, sino también en aspectos como la pronunciación, la memoria, etc.

Para el proceso de escritura se activa el **área de Wernicke** que interpreta el mensaje, pero también hay una activación de regiones asociadas a la memoria que almacenan la información sobre cada letra, palabra, etc., además de una memoria a corto plazo que permite mantener la coherencia mientras se escribe, porque de lo contrario, nos perderíamos. La **memoria**, a su vez, está directamente relacionada con la **función motora** del mismo proceso de escribir. Finalmente, se generan una serie de órdenes que son las que acaban moviendo los brazos, manos y dedos y dan lugar al mensaje escrito. En función del tipo de escritura y la atención prestada pueden intervenir otras muchas zonas como el **área de Broca** o la **amígdala**. Además, el cerebro está constantemente recibiendo información sobre lo que se está escribiendo a través de la **vista** y el **tacto** principalmente. Como vemos, es un proceso complejo en el que intervienen los sentidos, los músculos y el cerebro.

La escritura ha vivido una revolución en los últimos años con la irrupción de la **tecnología**, de manera que hoy día la mayoría de la población apenas escribe a mano, debido a la mayor eficacia que ofrece un teclado. Pero, ¿qué efecto tiene este hecho común y simple sobre el cerebro? Este es un aspecto que está siendo estudiado desde diferentes puntos de vista debido a su potencial interés sobre la **educación**. En un estudio publicado por investigadores de Princeton y de la Universidad de California se escogió una gran población de estudiantes asistentes a conferencias y se separaron en dos grupos; por un lado, los que tomaban notas con un ordenador y por otro, los que lo hacían a mano. Tras las conferencias se les pasaba un test y ambos grupos mostraron resultados similares en lo referente a recordar datos. Pero cuando se preguntaba sobre conceptos más complejos que habían surgido en las charlas y para los que se necesitaba una mayor capacidad de síntesis, aquellos estudiantes que tomaron notas a mano obtuvieron unos resultados mucho mejores que los del teclado. Los investigadores destacaron que al tomar notas a ordenador, se transcribe casi toda la información que se escucha, sin apenas procesamiento, mientras que aquellos que toman notas a mano, sintetizan mucho mejor el contenido, lo que les lleva a **analizar** y **procesar** mientras escriben[78].

Existen otros estudios que apoyan estos resultados, basados en una mayor actividad motora o incluso de la memoria a corto y largo plazo cuando se escribe a mano. A todo esto hay que sumarle que nuestro cerebro creó toda una compleja **red estructural** para poder escribir a mano y al escribir a ordenador no se activa de igual manera. Entonces, ¿si un bebé aprende directamente a escribir con un teclado, esto cambiaría? Aunque parezca una pregunta un tanto extravagante, ya existen filósofos de la ciencia que se la están haciendo y teorizando todo tipo de respuestas. Pero de momento la evidencia científica recalca la importancia de la lectura y la escritura en la conformación cerebral durante los primeros años de vida. ¿En el futuro que ocurrirá? Eso aún no está escrito.

78. Mueller, P.A., et al., Psychol Sci. 2014. 25(6): p. 1159-68.

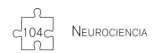
¿Puede el lenguaje cambiar nuestra percepción?

Nuestros pensamientos están construidos por palabras, al igual que nuestras ideas y todo mensaje en el que utilizamos el lenguaje. Ahora nos falta preguntarnos si ese lenguaje puede condicionar nuestro pensamiento y hasta qué punto somos esclavos de él.

EN LOS CAPÍTULOS ANTERIORES hemos visto cómo en el momento en el que un bebé comienza a hablar, su mundo cambia por completo, no solo empieza a comprender mejor lo que le rodea, sino que puede comunicarse con otras personas e inicia al mismo tiempo una conversación interior. Por lo tanto, el **lenguaje** es realmente poderoso. Un ejemplo sencillo se puede visualizar con el siguiente juego mental. Se trata de pensar en lo que se hizo el día de ayer sin utilizar ninguna palabra, frase, etc. Se podrán evocar imágenes, emociones, etc., pero no se podrá construir un relato coherente sobre lo ocurrido. Entonces, ¿condicionan las palabras nuestro pensamiento? La realidad es que hasta que algo no tiene una palabra que lo defina, no existe como tal, al menos en nuestro cerebro.

Este aspecto ha sido estudiado y analizado desde hace algo más de dos siglos por pensadores, filósofos y lingüistas como Wilhem von Humboldt o Johann G. Herder, quienes debatían sobre

El juego mental de tratar de reconstruir las actividades que hicimos ayer sin usar palabras obtiene un conjunto de imágenes que pueden ser más o menos sugerentes, pero no construyen un relato.

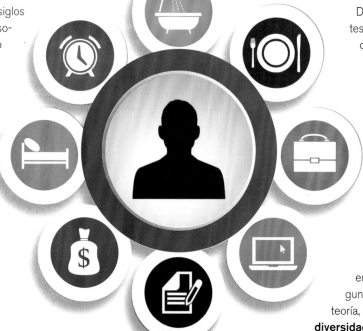

la relación entre **lenguaje, pensamiento y realidad** y si el lenguaje modula la realidad en la que vivimos. Humboldt pensaba que «*el hombre vive con los objetos de la manera que el lenguaje se los presenta*». Este tipo de ideas son realmente complejas y pueden resultarnos hasta extravagantes, pero con el paso de las décadas, fueron tomando forma. Benjamin Lee Whorf y Edward Sapir fueron quienes lanzaron una hipótesis al respecto que tuvo un gran impacto. Ellos hablaban de **determinismo lingüístico** y de cómo la forma de pensar de las personas varía en función de la lengua que hablan y por lo tanto, el lenguaje sí puede modular la percepción de la realidad. La hipótesis, aunque basada en conocimientos previos, fue propuesta en la década de los años 30 y despertó el interés de una importante mayoría de la comunidad científica internacional.

Dentro de esta hipótesis, existen dos tendencias destacadas. Por un lado, existe una tendencia **totalmente determinista,** en la que el lenguaje determina el pensamiento, algo que a día de hoy está demostrado que en relidad es algo que no ocurre. Por otro lado, encontramos la segunda vertiente de la teoría, que habla de una **diversidad lingüística,** según la cual el lenguaje afecta en el gra-

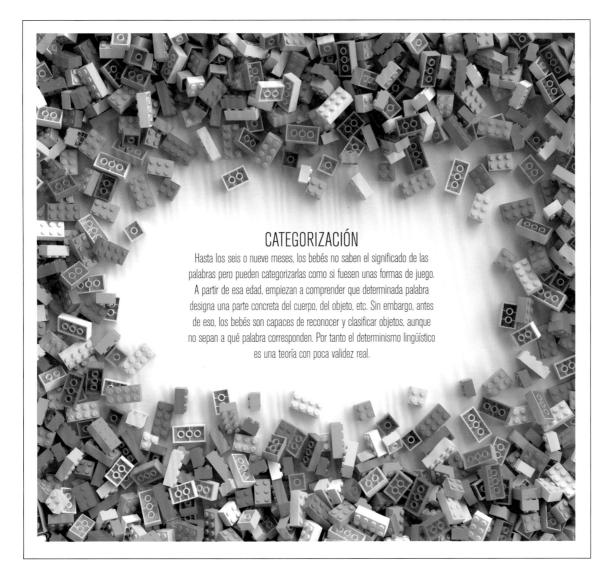

CATEGORIZACIÓN

Hasta los seis o nueve meses, los bebés no saben el significado de las palabras pero pueden categorizarlas como si fuesen unas formas de juego. A partir de esa edad, empiezan a comprender que determinada palabra designa una parte concreta del cuerpo, del objeto, etc. Sin embargo, antes de eso, los bebés son capaces de reconocer y clasificar objetos, aunque no sepan a qué palabra corresponden. Por tanto el determinismo lingüístico es una teoría con poca validez real.

do de cognición e interpretación del pensamiento, pero no lo determina.

Cuando fue enunciada, comenzaron a surgir **experimentos** que la apoyaban, muchos de estos se basaban en cómo en determinadas tribus, no existía una palabra para definir algún color, por ejemplo el naranja, y que estas personas eran incapaces de diferenciar dicho color de otro cercano como puede ser el amarillo. Este tipo de experimentos y muchos otros fueron desacreditados en su momento y la hipótesis fue perdiendo fuerza con el paso de los años. En la actualidad, hay múltiples evidencias científicas en contra de esta hipótesis, apoyadas por ejemplos tan sencillos como que los bebés son capaces de categorizar objetos (reconocerlos y clasificarlos) sin conocer aún la palabra que define a dicho objeto. Si existiera este determinismo, no sería capaces de ello hasta

poder utilizar e interpretar la palabra que describe a dicho objeto. Esta capacidad de **categorización**, además, no solo la tienen los bebés, sino que también se ha observado en otros primates o incluso en animales como las palomas. Además, la teoría también ha sido criticada por su posible uso para una visión nacionalista o incluso racista del lenguaje.

Aunque la vertiente menos severa de esta hipótesis presenta planteamientos bastante interesantes, a día de hoy solo hay algunos pequeños indicios que podrían apoyarla frente a decenas de investigaciones que demuestran que no es posible, por lo que se puede afirmar con cierta seguridad que el lenguaje no puede modular nuestra percepción de la realidad, quizá el avance de la **neurolingüística** ofrezca respuestas más esclarecedoras en los próximos años.

¿Qué ocurre en un cerebro con dislexia?

En las escuelas, uno de los grandes problemas y desafíos a los que se enfrentan los docentes en los primeros años de educación es en la dificultad que presentan algunos alumnos para leer o escribir. Un porcentaje muy elevado muestra este tipo de problemas debido a la dislexia.

SE ENTIENDE QUE ES **DISLEXIA** cuando este problema no es consecuencia de un retraso cognitivo o déficit de atención y el niño cumple con el proceso estándar de escolarización. La dislexia es una alteración de la capacidad de lectura o escritura, que no afecta, sin embargo a la comprensión del contenido del texto. Se estima que entre un 5% y un 10% de la población presenta algún tipo de dislexia.

La principal señal es que los niños presentan **algún tipo de dificultad para leer, escribir o deletrear**; por lo tanto, suele ser detectada por profesores, aunque en muchos casos son los padres los que se percatan de estos problemas. Igualmente, si la dislexia no es muy severa puede pasar desapercibida a docentes y familiares. Algunos comportamientos que se observan en niños con dislexia es que evitan las actividades que impliquen leer, tardar más tiempo en las tareas que conlleven escribir o leer, suelen tener dificultades para resumir una historia, etc.

Estas alteraciones en última instancia pueden generar problemas para **procesar el lenguaje hablado** y pronunciarlo. Como consecuencia de estas alteraciones, también se observan problemas a la hora de ejecutar **cálculo mental** y **resolver problemas matemáticos,** e incluso pueden

DISLEXIA

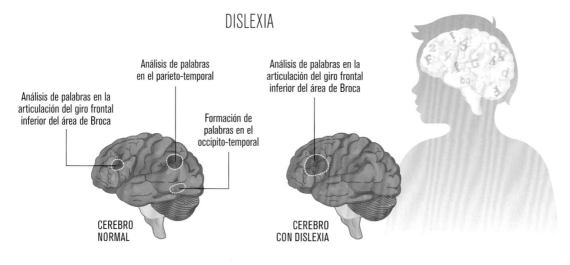

Análisis de palabras en la articulación del giro frontal inferior del área de Broca

Análisis de palabras en el parieto-temporal

Formación de palabras en el occipito-temporal

Análisis de palabras en la articulación del giro frontal inferior del área de Broca

CEREBRO NORMAL

CEREBRO CON DISLEXIA

VISIÓN
- Ve el texto en movimiento o borroso
- Letras invertidas
- Se salta palabras o líneas

LECTURA
- Le resulta difícil leer
- Lee mal las palabras
- No es fluido
- No siempre entiende lo que ha leído

ESCRITURA
- Mala ortografía
- Mala puntuación y gramática
- Dificultad para estructurar un texto

MEMORIA
- Dificultad para recordar secuencias
- Mala memoria de trabajo

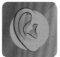

AUDICIÓN
- La audición puede estar distorsionada
- Dificultad para traducir palabras en sonidos

NEUROLÓGICO
- Velocidad de procesamiento lenta
- Problemas para encontrar palabras adecuadas
- Mala habilidad organizativa

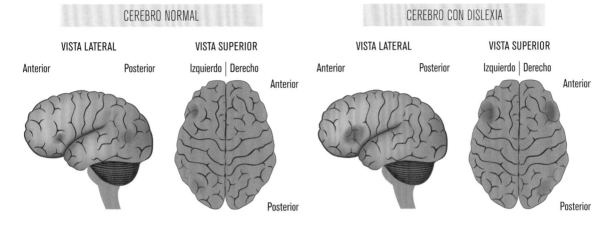

Vista desde todos los ángulos de la actividad de un cerebro normal en comparación con la actividad de un cerebro con dislexia.

tener problemas de **concentración**, de **memorización** y de **capacidad de organización.** Todo ello puede afectar de una forma muy severa al rendimiento académico.

No se trata de un problema ni educativo, ni sociológico, ni intelectual, se considera que es un problema de **neurodesarrollo** con cierto componente genético. Es más frecuente en niños, y también se observa cierta tendencia hereditaria, ambos datos apoyan que pueda tener dicho **componente genético.** Estudios con gemelos, por ejemplo, ha demostrado que, si uno de ellos presenta dislexia, las probabilidades de que el otro también la tenga son del 70%. Aunque se están delimitando cuáles podrían ser los genes responsables, aún no hay estudios que los hayan identificado. También se ha observado que existe una correlación con **factores de riesgo externos** como el consumo de nicotina y otras drogas durante el embarazo, u otras situaciones relacionadas con problemas del neurodesarrollo como las infecciones.

El diagnóstico es complejo y no existe una prueba maestra para ello. Como se ha comentado, principalmente se identifica en la escuela o el entorno familiar, aunque existen algunos tipos de pruebas de lectura, audición, etc., que pueden ofrecer más información al respecto. Otro problema que genera dificultades para el diagnóstico es el propio **idioma** del afectado, ya que se ha visto que en idiomas como el inglés, donde a una misma letra le corresponden diferentes sonidos, es más fácil de diagnosticar; en cambio en castellano es mucho más complicado. En cuanto al tratamiento, se recomienda la **intervención a nivel educativo,** donde familiares y maestros deben trabajar en equipo. Por ejemplo, en Estados Unidos las escuelas están obligadas a ayudar a niños disléxicos que presenten problemas en el aprendizaje y para ello se genera un plan educativo individualizado donde se incide mucho en el aprendizaje lector.

Tradicionalmente se pensaba que el problema a nivel cerebral era en la capacidad de formar los fonemas previos a la formación de palabras. En **un estudio de resonancia magnética funcional** se analizó el cerebro de más de 20 pacientes con dislexia y otros tantos sin ella, y lo que se vio es que la corteza auditiva primaria y secundaria, encargada de esta formación, permanecía igual en ambos grupos de estudio. Por eso analizaron el resto de regiones implicadas en la formación de palabras. Una vez obtenidos los fonemas, actúan las regiones encargadas de introducir las normas sintácticas y de dar sentido y coherencia al lenguaje. Lo que vieron es que en los cerebros disléxicos había un fallo entre la comunicación de la parte encargada de formar los fonemas y este segundo bloque cerebral encargado de la parte más formal de la generación del lenguaje[79]. Hemos visto cómo muchas alteraciones del cerebro se basan en daños sobre las estructuras, pero en la dislexia las estructuras están intactas, y el fallo es la comunicación entre ellas.

En resumen, se trata de un **problema del neurodesarrollo** en el que la interpretación de los fonemas no ocurre de una manera eficaz. Tiene un componente genético que aún no ha sido descrito; y tampoco se sabe en qué grado influyen factores externos, pero sí se ha demostrado que aquellos que afectan al neurodesarrollo están correlacionados con la dislexia. Una **intervención educativa** adecuada es la mejor aproximación para evitar que el niño crezca arrastrando problemas de lectura y comprensión. Hay que destacar que poco a poco se van conociendo mejor los procesos cerebrales que subyacen a esta alteración gracias a la irrupción de las técnicas avanzadas de imagen cerebral.

79. Boets, B., et al., Science, 2013. 342(6163): p. 1251-4.

ESTÉTICA

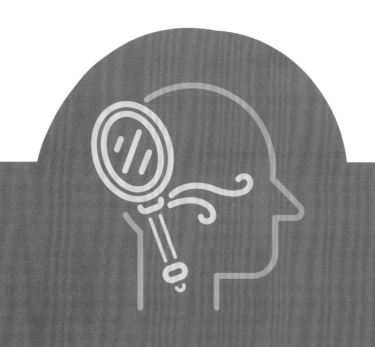

¿Los animales perciben la belleza?

Dejamos atrás el apasionante mundo del lenguaje, para adentrarnos en uno de los aspectos más interesantes del cerebro: la percepción estética, el amor y el arte desde la perspectiva humana y también, por qué no, animal.

L A NATURALEZA está llena de imágenes bellas y evocadoras, desde microorganismos bioluminiscentes generando todo un caleidoscopio marino hasta las complejas y simétricas formas de las alas de las mariposas o el colorido plumaje de un pavo real. Consideramos todo esto bello desde nuestra percepción e interpretación de la **belleza**, que está basada en la **experiencia**, el **conocimiento previo**, los **componentes culturales** y otros muchos aspectos. Pero ¿aparece esta belleza en la naturaleza por algún sentido? Y si es así, ¿perciben los animales esta belleza?

La respuesta a la pregunta sobre si los animales son capaces de **identificar patrones estéticos** es no, siempre que pensemos en la belleza bajo la estricta medida del ser humano. Pero, ¿y si ya existía belleza milenios antes de la aparición de los humanos? Es más, ¿y si la belleza y la estética han sido motor de la **evolución**? En este caso la respuesta a la pregunta sobre si los animales perciben la belleza cambia por completo.

Charles Darwin atribuyó la belleza como un poderoso factor en la evolución, más que la belleza tal y como la entendemos como humanos, él hacía referencia a la estética, a aspectos visuales que podían ser definitivos en la selección de **pareja sexual**. Un ejemplo de lo que Darwin llama la **belleza protoestética** es el método por el que las flores tienen una determinada coloración para atraer a los insectos. Con el paso de cientos de miles de años, esto ha ido evolucionando para dar lugar a organismos complejos donde sí aparece el concepto de la belleza o estética como uno de los componentes de la **selección sexual**. Este es un **mecanismo evolutivo** según el cual un individuo realiza un **esfuerzo biológico** para favorecer la reproducción y garantizar la descendencia. Algunos ejemplos son las

La belleza desde el punto de vista animal podría referirse a determinados patrones para atraer al sexo opuesto, como mecanismo evolutivo.

formas y colores que componen las alas de muchas mariposas machos, la variedad en el plumaje de los pavos reales, etc.

En el momento en el que, en una especie, la hembra decide el macho con el que procrear con base en motivos estéticos más allá de las demostraciones de fuerza, la belleza está influyendo. De hecho, es un factor muy poderoso, ya que, en muchas ocasiones, los coloridos plumajes u otras adaptaciones pueden llamar la atención de los **depredadores,** primando la posibilidad de ser elegido por una hembra y procrear frente a la propia **supervivencia**. También este tipo de selección puede llevar a la absurda situación de que se generen adaptaciones que directamente dificulten la propia vida del individuo, como es el caso de algunos cérvidos, donde el gran tamaño y peso de las astas supone un verdadero problema para sobrevivir.

Estos animales con adornos extravagantes que pueden ir en contra de su supervivencia, desconcertaron a Darwin en su momento. En concreto, se fijó en la cola del pavo real, que tan fácilmente veían los depredadores y que hacía su locomoción muy poco eficaz; este animal contradecía su teoría evolutiva. Él mismo apuntó que se trataba de una selección sexual orientada a obtener exclusivamente ventajas reproductivas. Sin embargo, Darwin no se detuvo a plantearse si realmente los animales tienen o no un sentido estético, si aprecian esa belleza realmente.

Un aspecto interesante de la selección sexual en función de la estética es que requiere de ciertos cometidos cerebrales, no solo del **procesamiento y evaluación de la información,** sino también de la comparación con otros ejemplares para saber qué opción es la más favorable para la futura descendencia. En la mayoría de los casos es en la **hembra** donde se desarrolla esta capacidad para discernir aspectos estéticos asociados a la selección del macho.

En animales, por lo tanto, existe un sentido estético muy ligado a la selección de la pareja, y si bien es verdad

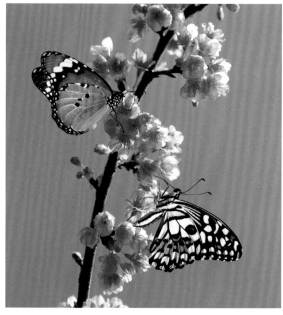

Darwin atribuía el colorido y la belleza de muchas flores a su capacidad para atraer a los insectos y así favorecer su reproducción de un modo evolutivamente eficaz.

que la interpretación de la belleza humana es consecuencia del **pensamiento avanzado,** hay una gran variedad de especies de animales que han aprendido a interpretar componentes que no solo les parecen bellos a ellos, mismos, sino también a nuestro supuestamente mucho más desarrollado cerebro.

80. Halfwerk, W., et al., Nat Ecol Evol, 2019. 3(3): p. 374-380.

EL CASO DE LAS RANAS TÚNGARAS

Este campo ha sido revolucionado por las investigaciones del profesor de la Universidad de Texas, Michael J. Ryan autor del libro *El gusto por la belleza*. Biología de la atracción. Durante años, ha estudiado el comportamiento de la rana túngara *(Engystomops pustulosus)*, un anfibio que habita en América Central, Colombia, Venezuela y Trinidad y Tobago. En uno de sus trabajos más destacados, Ryan investigó el canto como proceso estético de selección sexual, comparando el canto en ranas de los bosques y en ranas habituadas a vivir en la ciudad. Observó cómo las ranas macho de la ciudad utilizan un tono mucho más intenso y agudo en sus cantos, debido a que en el ambiente urbano apenas existen depredadores naturales de esta especie; además, comprobó cómo las ranas hembra de bosque se veían mucho más atraídas por el canto de las ranas macho urbanas. Este es un ejemplo claro de cómo en una situación de destrucción de hábitats naturales, hay especies que pueden adaptarse de una forma muy rápida al nuevo ambiente, en este caso la ciudad, alterando hasta las bases de la propia selección sexual[80].

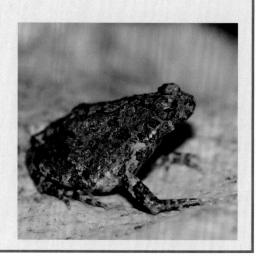

El amor está en el cerebro

Tenemos una idea romántica y cinematográfica de lo que es el amor, pero al contemplar los procesos cerebrales que se desencadenan en el enamoramiento, no estamos tan lejos de otras especies animales.

En 1954 JAMES OLDS Y PETER MILNER implantaron en el cerebro de ratas unos electrodos a través de los cuales podían activar diferentes centros cerebrales, pensando que algunos de ellos estaban relacionados con el placer. Al activarlos, vieron que habían acertado, ya que las ratas mostraban **comportamientos placenteros;** de hecho, estas aprendieron a activar la palanca que generaba la descarga sobre el cerebro, de forma que la pulsaban más de 1 000 veces por hora, dejando incluso de lado la alimentación o el sueño. Se trataba de un comportamiento muy similar al que genera la dependencia a las drogas en seres humanos, ¿es entonces, a ojos del cerebro, el amor y el placer, una droga?

Tras estos estudios pioneros se vio cómo había una activación en regiones como el **hipotálamo lateral,** el mesencéfalo o el **prosencéfalo.** Pero, sobre todo, se observó que el verdadero responsable era un neurotransmisor: la **dopamina.** De nuevo vuelve a aparecer este compuesto químico que forma parte del **circuito de recompensa.** El placer sexual activa este sistema debido a la **importancia evolutiva** que tiene la reproducción.

Pero influyen otros muchos componentes cerebrales, muchos de los cuales ya han sido expuestos previamente en este libro al hablar de percepción, sensaciones, memoria, lenguaje, etc. Se activan regiones asociadas a estímulos sensoriales, a la memoria, atención y motivación, el sistema límbico trabaja activamente durante las respuestas asociadas al amor, etc. También intervienen las **hormonas sexuales** que activan muchas de estas zo-

ENDORFINAS

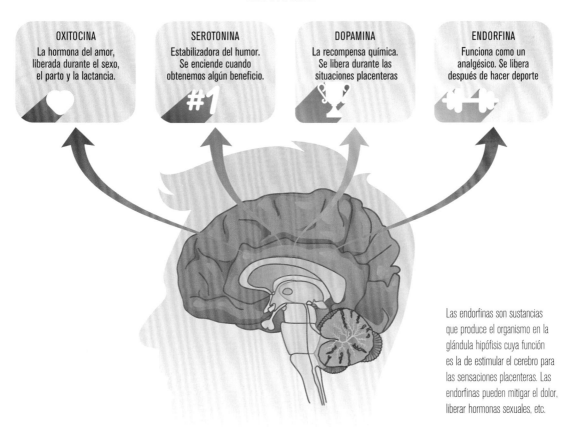

OXITOCINA
La hormona del amor, liberada durante el sexo, el parto y la lactancia.

SEROTONINA
Estabilizadora del humor. Se enciende cuando obtenemos algún beneficio.

DOPAMINA
La recompensa química. Se libera durante las situaciones placenteras

ENDORFINA
Funciona como un analgésico. Se libera después de hacer deporte

Las endorfinas son sustancias que produce el organismo en la glándula hipófisis cuya función es la de estimular el cerebro para las sensaciones placenteras. Las endorfinas pueden mitigar el dolor, liberar hormonas sexuales, etc.

CEREBRO Y AMOR

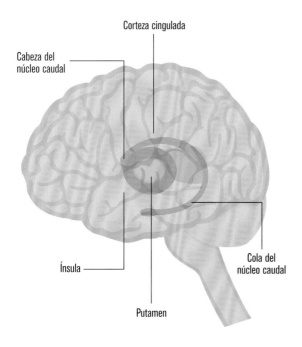

Corteza cingulada

Cabeza del núcleo caudal

Ínsula

Cola del núcleo caudal

Putamen

nas, que a su vez inducen una mayor secreción de estas hormonas. A nivel fisiológico hay múltiples alteraciones, que pueden ir desde una aceleración del pulso cardiaco al ver a la persona amada a todo un abanico de cambios que ocurren durante el acto sexual.

Los investigadores han querido concretar más y aprender sobre cómo actúa **el amor en el cerebro,** mucho más allá del control hormonal o la liberación de dopamina asociada al placer. Para ello han recurrido a las técnicas de neuroimagen en estudios donde se observa qué ocurre en el cerebro cuando voluntarios miran fotos de la persona amada, algo que comparan con el cerebro de otros voluntarios que miran imágenes totalmente neutras. Las principales conclusiones de estos estudios muestran la activación de las siguientes regiones:

- **Corteza cingulada:** relacionada con el reconocimiento de sentimientos.
- **Núcleo caudado y putamen:** relacionados con la activación, atracción y excitación sexual.
- **Ínsula:** encargada de integrar la información sensorial; en este caso, procedente de las imágenes de la persona amada.

Sorprendentemente, este tipo de estudios han mostrado cómo también se reduce la actividad en algunas regiones como la amígdala, muy relacionada con las emociones más negativas, que podríamos asociar más en contraposición con el amor como el miedo, la tristeza o la ira[81, 82].

Tal y como entendemos el amor, es algo profundamente humano, ya que tiene un gran componente social y cultural. Pero también hay especies que muestran comportamientos de apego y que incluso son monógamas durante toda su vida. Si bien es verdad que esto ocurre para una mayor supervivencia de las crías. Y es que, tanto el placer asociado al sexo, como estas pautas de apego, tienen un único valor evolutivo que es el de **garantizar el éxito reproductivo.** Es con la evolución del cerebro humano, cuando surgen dimensiones mucho más complejas, cuando aparecen los pensamientos complejos y las emociones, que cimentan el amor.

Pero, ¿cómo surge el amor? Ya hemos visto qué ocurre en el cerebro, pero también es interesante analizar qué despierta todas estas sensaciones. En el capítulo anterior hablamos sobre como la estética influye en la selección de parejas reproductoras en otros animales, pero, ¿y en humanos? Se trata de un proceso basado en experiencias pasadas, en una **conexión** a nivel **sexual**, pero también a nivel **intelectual** con otra persona, influyen aspectos como la edad, el estado de maduración del cerebro, pero sobre todo hay un gran **componente cultural** y educativo. Igualmente, por mucho carácter lógico que queramos darle, también tiene un componente subconsciente muy fuerte.

Este aspecto ha sido abordado desde la psicología en contadas ocasiones. Evolutivamente, en el ser humano, también existe una selección sexual basada en caracteres directamente relacionados con la supervivencia. Pero en el mundo actual, parece ser que estos caracteres ya no imperan en la elección. Muchos psicólogos defienden que buscamos parejas que se asemejen a nuestros padres, ya sean biológicos o adoptivos[83]. Esta visión **freudiana** tiene muchas críticas dentro de la psicología; de hecho, hay quienes afirman todo lo contrario, que lo que busca el ser humano es una **diversidad genética,** y es por eso que puede existir una fuerte atracción por personas totalmente diferentes a nosotros mismos y por lo tanto a nuestros padres.

Sea como fuere, es realmente difícil hablar de algo tan complejo y abstracto como el amor desde la analítica perspectiva que ofrece la ciencia. Pero la realidad es que quien se enamora es nuestro cerebro, y en él es donde ocurren todos los fascinantes procesos vistos en este apartado y otros muchos para los que se necesitarían cientos de páginas. En definitiva, *ilove is in the brain!*

81. Bartels, A., et al., Neuroreport, 2000. 11(17): p. 3829-34.
82. Song, H., et al., Front Hum Neurosci, 2015. 9: p. 71.
83. Perrett, D.I., et al., Proc Biol Sci, 2002. 269(1494): p. 873-80.

Entre civilizaciones marcianas y pareidolias

El cerebro es una máquina casi perfecta de interpretación de patrones. Esto ocurre para obtener información de una manera más rápida y eficiente. Un ejemplo de ellos, es la interpretación de caras o pareidolias, función muy importante para el cerebro social.

En 1976, tras la llegada del hombre a la Luna, la sonda *Viking 1* realizó una serie de imágenes de la superficie marciana; y en una de ellas, de la región de Cydonia, apareció la famosa **«cara de Marte»**. Expertos ufólogos defendían una antigua civilización que construía magníficos monumentos (medía 3 km de largo). La realidad es que, donde algunos veían una cara, en realidad había un monte, como se comprobó con las imágenes de mayor calidad de la Mars Global Surveyor en 1998.

La interpretación de caras ocurre principalmente por la activación de un área cerebral ubicada en el **giro fusiforme,** que se encarga de captar caras en todo tipo de ambientes, lo que hace que muchas veces genere «falsos positivos». En un estudio se vio cómo en el cerebro de voluntarios se activaba esta región tanto para caras como para objetos que se asemejaban a caras[84] (véase la foto).

Estas alteraciones en la percepción, o pareidolias, no solo hacen referencia a caras, sino a **patrones** en general. La pareidolia también está detrás de los avistamientos de ovnis, del Yeti o del *Bigfoot.* Cuando el cerebro sufre algún tipo de alteración (por ejemplo, por el consumo de drogas) que afecta a las regiones que identifican este

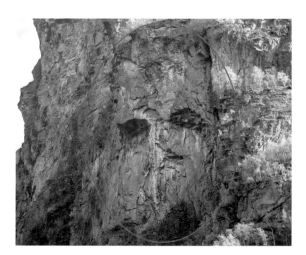

tipo de patrones, la pareidolia puede surgir con una frecuencia mucho mayor.

La **respuesta pareidólica** también se ha utilizado para comparar la función cerebral en condiciones normales y patológicas a través de test que evocan este tipo de alucinaciones visuales. En la enfermedad de Parkinson y la demencia de cuerpos de Lewy las alucinaciones visuales surgen en un 50 % de los pacientes. Esto se debe a alteraciones en la corteza frontooccipital, tronco encefálico y prosencéfalo. En ambas enfermedades se ha observado que la mayoría de los pacientes presentan un incremento de reconocimiento de patrones pareidólicos. Esto puede estar relacionado con los circuitos cerebrales del **«piloto automático»** (*default mode network,* DMN), responsables de la actividad mental durante el reposo y muy ligados a la interpretación de patrones y automatismos[85].

Carl Sagan pensaba que el reconocimiento de patrones como caras tenía un valor evolutivo, ya que ayudaba a los bebés a reconocer a otras personas con muy poca información. En un estudio reciente de la revista *Plos One,* se ha visto que los bebés sí pueden reconocer patrones muy sencillos asociados con rostros[86].

Muchos investigadores se preguntan si esta alteración en la interpretación de patrones también puede aparecer en **otros animales** cercanos evolutivamente. En un estudio de la revista *Current Biology,* se ha visto cómo también aparece en el macaco Rhesus. Mostraron a los monos imágenes que generan ilusiones pareidólicas en humanos y otras que no, y vieron que los monos miraban con mayor atención las pareidólicas. Además, los patrones de movimientos visuales eran muy similares a los que monitorizaron cuando se les mostraban imágenes de caras[87].

84. Meng, M., et al., Proc Biol Sci, 2012. 279(1735): p. 2052-61.
85. Uchiyama, M., et al., Brain, 2012. 135(Pt 8): p. 2458-69.
86. Kato, M., et al., PLoS One, 2015. 10(2): p. e0118539.
87. Taubert, J., et al., Curr Biol, 2017. 27(16): p. 2505-2509 e2.

La estética a través de los ojos

¿Cómo explicar la belleza? Es un concepto muy complejo con un gran componente cultural, depende a quién se le haga esta pregunta, se obtendrán respuestas totalmente distintas.

ALGO QUE SÍ ES CIERTO es que **la belleza** perdura sobre generaciones y generaciones. Uno de los grandes méritos de artistas como Velázquez, Rubens, Miguel Ángel, Leonardo o Botticelli es que sus obras fueron percibidas como bellas en el momento que fueron pintadas, y hoy día esa percepción se mantiene. Durante siglos han caído imperios, sucedido revoluciones, el pensamiento social ha cambiado, incluso han surgido y desaparecido estilos artísticos totalmente diversos y muchas veces en consonancia con el estado de la sociedad, pero a pesar de ello, esos cuadros siguen cautivando a todo aquel que se sienta a observarlos.

La belleza tiende a ser **global y unificadora**, esta percepción es en parte igual en las personas independientemente de su lugar de origen, condición sexual, ideal político, etc. Pero es complejo hablar de un **componente universal** de la belleza, y de existir, estará, cómo no, en el interior del cerebro humano.

Se puede pensar que la preferencia por el arte, por ejemplo, está influenciada por la **educación, formación** o incluso **lugar de origen** del artista frente al origen del observador, pero diferentes test psicológicos muestran que el ser humano tiene determinadas preferencias por patrones geométricos, una perspectiva espacial correcta, formas repetidas, determinadas combinaciones de colo-

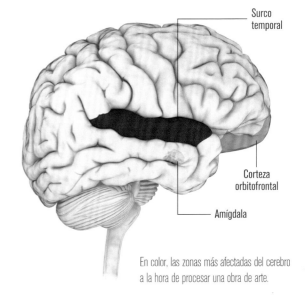

En color, las zonas más afectadas del cerebro a la hora de procesar una obra de arte.

res o características que se pueden observar en la naturaleza. A eso, hay que sumar factores menos cerebrales, como la familiaridad que tengamos con la obra o el autor, por ejemplo. La percepción de la belleza, en este caso, cuenta con una mezcla de **influencia social y cultural, experiencias previas y algo de influencia biológica.**

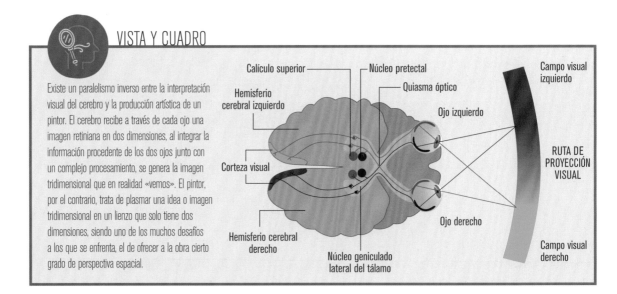

VISTA Y CUADRO

Existe un paralelismo inverso entre la interpretación visual del cerebro y la producción artística de un pintor. El cerebro recibe a través de cada ojo una imagen retiniana en dos dimensiones, al integrar la información procedente de los dos ojos junto con un complejo procesamiento, se genera la imagen tridimensional que en realidad «vemos». El pintor, por el contrario, trata de plasmar una idea o imagen tridimensional en un lienzo que solo tiene dos dimensiones, siendo uno de los muchos desafíos a los que se enfrenta, el de ofrecer a la obra cierto grado de perspectiva espacial.

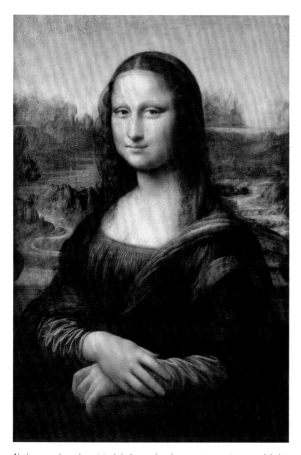 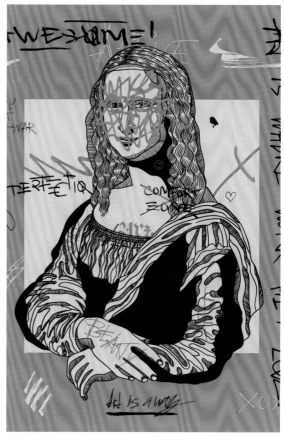

Al observar el cuadro original de Leonardo y la espantosa copia, en realidad experimentamos distinta percepción estética por nuestra influencia social y cultural.

La imagen procesada por el cerebro, cuando observa una obra de arte, recibe información de diferentes partes del cerebro, que se integran dando ese sentido de belleza. Influye la **memoria a largo plazo,** según la cual la obra puede evocar algo pasado, si es positivo, se activan regiones emocionales. También se activan zonas de la parte más consciente y analítica del cerebro como son la **orbitofrontal** y motora de la **corteza prefrontal.** Estas se activan también durante el enamoramiento o con el consumo de drogas que alteran el circuito de recompensa.

Durante la observación de una obra de arte, parece ser que en nuestro cerebro siempre se activan **las mismas regiones,** independientemente de si la obra agrada o no. Esta afirmación fue comprobada mediante un interesante estudio de la Universidad de Nueva York, donde evaluaron la actividad cerebral de más de 100 voluntarios al observar obras de arte y que posteriormente debían puntuar dichas obras. A pesar de las variaciones en las puntuaciones, siempre se activaban regiones del **lóbulo temporal** y **corteza occipital** relacionadas con el interés personal, la percepción subjetiva, etc.[88]

La **producción artística** también modula el cerebro humano. En un estudio donde varios voluntarios estuvieron durante un año asistiendo a formaciones artísticas se observó cómo había una mejora de las capacidades viso-espaciales, además de una reducción en los niveles de estrés de estos[89]. Crear **experiencias estéticas**, por lo tanto, también puede influir sobre el funcionamiento del cerebro humano, este hecho está siendo explorado en enfermedades neurodegenerativas o en procesos de recuperación tras un accidente cerebrovascular.

Es bastante complicado darle un carácter universal a la belleza, pero en el cerebro humano la percepción visual de algo bello sí que es algo universal. En el momento en el que a esta percepción se le integra la información procedente de las áreas más conscientes del cerebro es cuando se le aplica ese filtro personal de cada uno, que nos hace también únicos a la hora de decidir qué nos parece bello y qué no.

88. Vessel, E.A., et al., Front Hum Neurosci, 2012. 6: p. 66.
89. Bolwerk, A., et al., PLoS One, 2014. 9(7): p. e101035.

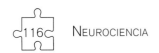
Estética, música y cerebro

Existen restos de instrumentos musicales con unos 8 000 años de antigüedad, lo que indica que la música lleva acompañando al ser humano desde sus orígenes. La música fue, es y será, una herramienta de comunicación social y de cohesión de grupo.

L A MÚSICA HA APARECIDO en todas las **civilizaciones y culturas** a lo largo de la historia de la humanidad, con formas de expresión totalmente diferentes. Tal es así que, según el neurólogo y neurocientífico Facundo Manes; *«Somos lo que somos con la música y por la música, ni más ni menos».*

Escuchar música produce liberación de **dopamina,** activa las regiones implicadas en el circuito de **recompensa cerebral,** especialmente el **núcleo accumbens,** la **ínsula anterior** y la **corteza prefrontal media.** También genera una activación de la **respuesta emocional.** Si se analiza desde el principio; por ejemplo, en un concierto de música clásica, el sonido generado por los diferentes instrumentos, en forma de ondas, llega al oído, donde es transformado y transportado hacia el tronco encefálico. Se activa la corteza auditiva primaria, y de ahí se produce una distribución de la señal a diferentes zonas del cerebro, como las ya mencionadas relacionadas con el placer y la emoción o aquellas encargadas de la memoria musical. La respuesta que nuestro cerebro genere frente a estos sonidos, estará fuertemente influida por lo que se ha escuchado y almacenado previamente. Esta información almacenada, además, puede actuar sobre el sistema emocional, de forma que si el recuerdo tiene una gran **carga emotiva** se siente mucho más profundamente. Además, se produce una activación motora, que llevará al movimiento de las extremidades, desde una pequeña actividad, hasta un baile desenfrenado, si fuera necesario. Pero si en este concierto, entre el público, hay **músicos experimentados,** su cerebro tendrá una visión analítica de lo que está escuchando. Interpretará sonidos e identificará fallos, gracias a su **entrenamiento.**

A nivel corporal, el cerebro no solo mandará señales a las extremidades para generar el baile, también se producen **cambios fisiológicos fascinantes.** El corazón puede empezar a latir con una mayor rapidez, consecuencia de la

DOPAMINA

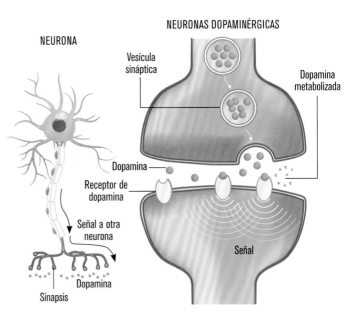

Esquema de la liberación de dopamina, un proceso que puede desencadenarse al escuchar música.

respuesta emocional. Hay una dilatación de las pupilas y se puede llegar a sentir una respuesta que produce un pequeño escalofrío por toda la columna vertebral o se genera un erizamiento de los pelos de los brazos, apareciendo la famosa «piel de gallina». Incluso la activación emocional puede llevar a que se escape alguna lágrima. Todo el conjunto de estas respuestas explica cómo durante el proceso de escuchar música, hay una **activación cerebral completa.**

Con el mismo ejemplo del concierto de música clásica, es probable que todos los asistentes sientan **emociones,** a veces muy similares. A nivel cerebral, el efecto será distintivo e individual en función de las experiencias previas, conocimiento, etc., pero según las investigaciones de Molly Henry, de la Universidad de Ontario Occidental, los cerebros de todos los asistentes estarán más o menos **sincronizados.** En su estudio observaron cómo

MÚSICA SIN RESPUESTA EMOCIONAL

Uno de los grandes misterios de la relación entre cerebro y música, es por qué hay personas que no sienten esa respuesta emocional frente a estímulos musicales. Hay investigadores que defienden que puede existir un problema en alguna de las regiones implicadas en la respuesta, otros defienden que la exposición a estímulos musicales desde los primeros años puede influir también en este tipo de reacciones. Aunque aún no existe una respuesta clara, un estudio reciente mostró cómo en personas que tienen una respuesta emocional (piel de gallina, pelos de punta, nudo en la garganta, etc.), presentan un mayor número de axones y, por lo tanto, de conexiones entre zonas responsables de esta respuesta como el giro temporal superior, corteza auditiva, corteza prefrontal medial, etc. [90].

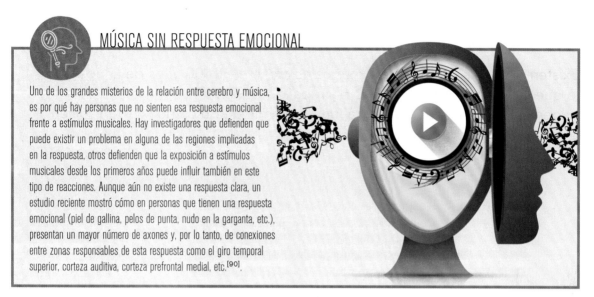

las ondas cerebrales de 80 asistentes a un concierto se hallaban dentro de un rango de frecuencia muy similar[91].

Por lo tanto, la música tiene un **efecto modulador** sobre el cerebro, activando un gran número de regiones fundamentales, es por eso que también la relación entre ambos puede ser abordada desde el punto de vista terapéutico. Uno de los grandes misterios que entraña la **enfermedad de Alzheimer** es cómo en muchos pacientes,

que han perdido muchos de sus recuerdos, la memoria musical se mantiene casi intacta. Recuerdan canciones, ritmos e incluso bailes. Se piensa que esto puede ocurrir porque parte de la memoria musical está almacenada en regiones diferentes a otros tipos de memorias[92]. Este hecho hace de la música una poderosa herramienta en esta compleja enfermedad. En otros muchos estudios se ha visto cómo puede reducir el estrés, ansiedad y depresión en pacientes y cómo incluso puede ayudarles a recordar[93].

La música es un **lenguaje** para nuestro cerebro, nos ha hecho evolucionar y crecer, y nos acompaña incluso desde antes de nacer. Vivimos expuestos constantemente a melodías, que conforman de algún modo la banda sonora de nuestra vida. Es fascinante ver cómo algunas de estas canciones pueden ser lo último que olvide una persona con demencia, siendo este otro misterio más que aguarda en el interior del cerebro humano.

PROCESO DE AUDICIÓN

Las ondas sonoras producidas por la música hacen un viaje al interior del oído, pero cuando pasan al cerebro, producen todo tipo de reacciones.

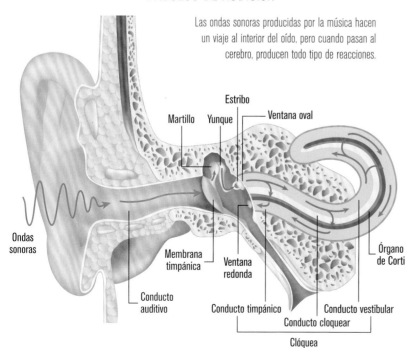

Estribo

Martillo Yunque Ventana oval

Ondas sonoras

Membrana timpánica

Ventana redonda

Órgano de Corti

Conducto auditivo

Conducto timpánico

Conducto vestibular

Conducto cloquear

Clóquea

90. Sachs, M.E., et al., Soc Cogn Affect Neurosci, 2016. 11(6): p. 884-91.

91. Henry, M., et al., *Music, Brain, and Movement*, in *The Routledge Companion to Music Cognition*. 2017. p. 10.

92. Jacobsen, J.H., et al., Brain, 2015. 138(Pt 8): p. 2438-50.

93. Gomez Gallego, M., et al., Neurologia, 2017. 32(5): p. 300-308.

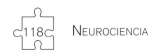
¿Se puede percibir belleza desde otros sentidos?

Es evidente que percibimos belleza a través de la vista y el oído, pero ¿y el resto de los sentidos? Investigar acerca del olfato y el gusto nos da una visión aún más global acerca de la percepción estética.

EL ESCRITOR, FILÓSOFO Y POLÍTICO BRITÁNICO Edmund Burke escribió en 1756: «*La belleza es, en su mayor parte, una cierta cualidad en los cuerpos, que actúa mecánicamente sobre la mente humana por la intervención de los sentidos*». Mediante la vista o del oído somos capaces de percibir estímulos estéticos que generan una serie de respuestas a nivel cerebral. Activan el circuito de recompensa y toda la maquinaria emocional, además de otras muchas regiones. Pero el ser humano cuenta con **otros sentidos muy poderosos** como el olfato o el gusto, ¿es posible percibir la belleza a través de ellos?

El **olfato** es un sentido que muchas veces subestimamos, pero, a través de él, los humanos somos capaces de percibir **una gran cantidad de información;** de hecho, se considera que el cerebro humano ha evolucionado para ser capaz de percibir miles de aromas diferentes. ¿Qué hace que un aroma sea considerado como un buen o un mal olor? Todo ocurre en el cerebro, cuando los componentes de un aroma llegan a los receptores olfativos, la información que se genera es distribuida a otras zonas del cerebro, relacionadas con la **memoria**

o con las **emociones.** A pesar de que aún no se conoce muy bien cómo se transmite esta información, se sabe que **se asocian malos olores con sustancias en descomposición o tóxicas.** Es algo muy arraigado evolutivamente y que en parte debe tener un componente genético, ya que los bebés muestran gestos de desagrado cuando se les enfrenta a un mal olor. Con el paso de los años, el cerebro consciente se va conformado y ya puede surgir la percepción de desagrado a olores que se asocien, por ejemplo, con **experiencias negativas.** Por esto, podríamos entender los **buenos olores** como una interpretación estética a través del olfato. De hecho, estos se utilizan para acompañar a la composición estética completa de una persona. Diferentes estudios han demostrado que un buen o mal olor puede determinar que se considere a una persona más o menos bella. En un trabajo publicado en la revista *Plos One*, se vio cómo rostros similares eran considerados más bellos cuando se mostraban a voluntarios en presencia de un olor agradable[94]. En otro estudio, desarrollado por investigadores de la Universidad de Breslavia, se profundizó aún más

BULBO OLFATORIO

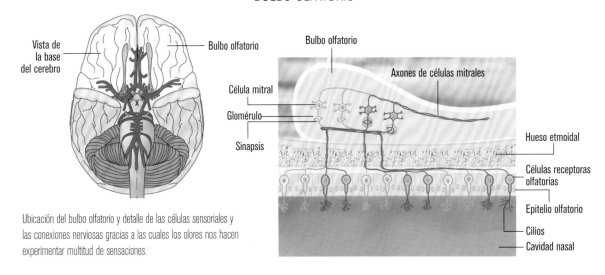

Vista de la base del cerebro — Bulbo olfatorio

Bulbo olfatorio
Axones de células mitrales
Célula mitral
Glomérulo
Sinapsis
Hueso etmoidal
Células receptoras olfatorias
Epitelio olfatorio
Cilios
Cavidad nasal

Ubicación del bulbo olfatorio y detalle de las células sensoriales y las conexiones nerviosas gracias a las cuales los olores nos hacen experimentar multitud de sensaciones.

en la **relación entre olor** y **percepción de belleza,** ya que analizaron decenas de estudios publicados desde los años 70. La conclusión, al igual que en el anterior, fue que el olor juega un papel fundamental sobre la identificación de rasgos de belleza[95].

Estos experimentos pueden resultar algo obvios, pero explican de forma científica la larga relación entre la belleza física y los aromas. Se considera que el ser humano lleva utilizando **perfumes** desde hace miles de años, apareciendo las primeras evidencias en la antigua Mesopotamia.

Otro aspecto estético relacionado con el olfato es la capacidad que puede tener para **evocar recuerdos**, algo que ya se comentó en este libro con la historia de la magdalena de Marcel Proust. En el caso de buenos olores u olores asociados a experiencias positivas, se ha visto que pueden ser una poderosa herramienta para ayudar a recordar ciertos momentos de sus vidas a enfermos de Alzheimer[96, 97].

Lo que ocurre con el sentido del olfato es muy similar a lo que se observa con el **gusto**, y es que estos dos sentidos van muchas veces de la mano. Somos capaces de percibir una gran variedad de sabores que rápidamente son catalogados como buenos o malos, con base en la experiencia, pero también asociando sabores desagradables con comida en mal estado o con compuestos tóxicos. De manera que se puede entender esto como una percepción de la belleza, pero a nivel gustativo. La comida que percibimos con sabor agradable activa las mismas regiones cerebrales que cuando se viven otras experiencias estéticas.

Incluso se puede hablar de cómo hay superficies que pueden resultar agradables al **tacto**. Puede resultar algo enrevesado y algo descabellado hablar de estética a través del tacto, pero en realidad también puede influir en procesos como son la evocación de recuerdos y la sensación de bienestar generalw. Un ejemplo es cómo una persona puede reencontrarse con un peluche de su infancia y al cogerlo se despiertan emociones y sentimientos de todo tipo.

Somos animales profundamente **sensoriales**, percibimos información a través de los sentidos que conforman nuestra realidad y condicionan nuestros recuerdos. Es por eso que podemos asociar estas sensaciones con experiencias positivas y enriquecedoras. ¿Explica esto que se pueda percibir la estética a través de estos sentidos? Para encontrar la respuesta, a lo mejor deberíamos recurrir más a la **filosofía** que a la ciencia, pero al final, ambas son ideadas por nuestro querido cerebro.

94. Seubert, J., et al., PLoS One, 2014. 9(5): p. e98347.
95. Groyecka, A., et al., Front Psychol, 2017. 8: p. 778.
96. Glachet, O., et al., J Clin Exp Neuropsychol, 2019. 41(6): p. 555-564.
97. Glachet, O., et al., Brain Sci, 2019. 9(6).

RECEPTORES SENSORIALES DE LA PIEL

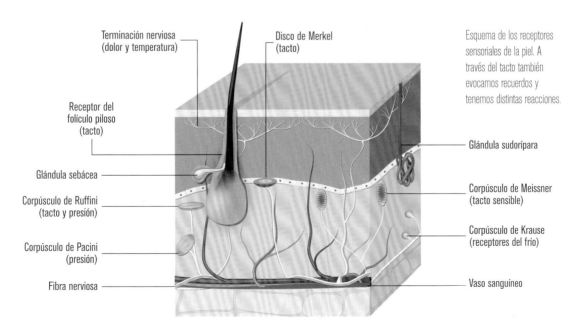

Terminación nerviosa (dolor y temperatura)

Disco de Merkel (tacto)

Receptor del folículo piloso (tacto)

Glándula sebácea

Corpúsculo de Ruffini (tacto y presión)

Corpúsculo de Pacini (presión)

Fibra nerviosa

Esquema de los receptores sensoriales de la piel. A través del tacto también evocamos recuerdos y tenemos distintas reacciones.

Glándula sudorípara

Corpúsculo de Meissner (tacto sensible)

Corpúsculo de Krause (receptores del frío)

Vaso sanguíneo

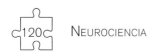

Creatividad, mitos y verdades

Casi todo lo que nos han contado sobre el cerebro eran cuestiones que pertenecían más a la leyenda urbana que a la demostración científica. Saber descartar los mitos ayuda a progresar en el estudio neurocientífico.

EL SER HUMANO necesita de relatos y narrativas. Historias que den sentido a diferentes aspectos para los que no se tiene una respuesta clara. A lo largo de los años, la ciencia ha observado que muchas de estas historias no tenían fundamento alguno y se ha encargado de desmentirlas basándose en hechos. Algunos de estos relatos hablan de los zurdos y sus posibles habilidades especiales o, por el contrario, cuentos en los que aparecen como seres demoniacos. Evidentemente, ninguna de estas historias es verdadera, así como la que afirma que las personas zurdas son más creativas. Este argumento se basa en que utilizan más su **hemisferio derecho**, que es donde reside la creatividad, mientras que el izquierdo es el matemático y racional. La neurociencia ya ha demostrado que no existe un mayor uso de un hemisferio u otro en los humanos, ambos son igualmente útiles, del mismo modo que no existe el hemisferio creativo o el lógico, por lo que el mito de la creatividad de los zurdos, no deja de ser eso, un simple mito[98].

El mito de que el hemisferio izquierdo del cerebro es el analítico y el derecho, el creativo, ha llevado a engaño durante demasiado tiempo. Descartarlo es avanzar.

A esta historia hay que sumarle otro mito y es el de que la creatividad se encuentra en un hemisferio concreto. Es difícil saber dónde se originó este bulo, pero es algo totalmente falso. A lo largo de este libro, se ha querido incidir en cómo las diferentes funciones del cerebro activan regiones muy variadas. Sí es verdad que hay funciones como el **lenguaje**, que tienen cierta dominancia en un hemisferio, pero ambos son igualmente necesarios. En el caso del **proceso creativo,** intervienen zonas distribuidas por todo el cerebro; de hecho, para crear algo, se requiere de una **destreza motora,** la activación de **recuerdos**, la integración de la **información perceptiva**, etc. La parte más **emocional** del cerebro también interviene en el proceso creativo, algo que se demostró científicamente en un curioso estudio en el que se propuso

EL MITO DE LA CREATIVIDAD Y EL TRASTORNO MENTAL

Cuando pensamos en un artista o genio, nos vienen a la cabeza personalidades como Salvador Dalí, Albert Einstein, William Shakespeare o Mozart. Se asocia la imagen de la genialidad creativa con un determinado grado de inestabilidad mental. Estudios recientes parecen indicar que puede existir cierta conexión, pero que no es determinante. En el Instituto Karolinska de Estocolmo se estudió una población de 300 000 individuos con esquizofrenia, trastorno bipolar o depresión y se comprobó si su profesión estaba relacionada con el proceso creativo (artista o científico). De las tres patologías, los autores comprobaron cómo tener trastorno bipolar o estar emparentado con alguien con esta patología se correlacionaba con tener un trabajo creativo[101]. Otro trabajo más reciente buscó la correlación entre genes relacionados con la creatividad y la posibilidad de padecer alguna enfermedad mental. Para esta investigación contaron con 86 000 individuos islandeses que pertenecían a alguna sociedad o agrupación artística. En este caso, los científicos comprobaron que el riesgo de padecer esquizofrenia o trastorno bipolar estaba relacionado con personas con un alto grado de creatividad[102]. Según los autores de este último estudio, el tener una mente creativa, lleva a pensar y percibir la realidad de una forma diferente, lo cual, combinado con factores genéticos y ambientales (sociales, culturales, etc.), puede relacionarse con este tipo de trastornos. Pero no hay que alarmarse, el proceso creativo activa e interconecta regiones de nuestro cerebro, lo cual siempre es positivo, ya que ofrece respuestas alternativas a problemas clásicos.

a músicos de jazz improvisar melodías relacionadas con diferentes emociones[99].

Durante el proceso creativo intervienen múltiples factores subjetivos como pueden ser la curiosidad, la improvisación, la capacidad de asombro o la destreza artística, entre otros, y todos ellos están conformados por una infinidad de **circuitos cerebrales**. El carácter creativo es hoy uno de los aspectos más demandados en el cambiante mercado laboral, pero, ¿dónde reside esa creatividad? La respuesta sencilla sería, naturalmente, en el cerebro, ya que no existe un núcleo encargado de la creatividad o un determinado circuito neuronal que codifique la respuesta creativa.

En un reciente estudio utilizando técnicas de resonancia magnética funcional se analizó qué ocurría en el cerebro de algunas personas durante el proceso creativo. Los autores, encabezados por Roger Beaty, de la Universidad de Harvard, observaron cómo, cuando los voluntarios mostraban sus destrezas más creativas, se activaban de forma muy marcada tres redes neuronales particulares. Por un lado, la **red por defecto** que es

aquella que se activa cuando el cerebro está en reposo o imaginando. Se trata de la actividad «en piloto automático» que nuestro cerebro despliega cuando aparentemente está inactivo. Ya sabemos que el cerebro nunca descansa... Por su parte, la **red de control ejecutivo**, se activa durante el proceso de toma de decisiones y, por último, la **red de prominencia,** que actúa interconectando las dos primeras. Esta última tiene una función clave, ya que se encarga de mantener la red por defecto y la ejecutiva activadas, cuando por norma general si se activa una, la otra aparece desactivada. Los autores del trabajo, publicado en la prestigiosa revista científica PNAS, defienden que este proceso puede ser **estimulado** y **entrenado** exponiendo al cerebro a situaciones en las que se exige creatividad[100].

98. Nielsen, J.A., et al., PLoS One, 2013. 8(8): p. e71275.
99. McPherson, M.J., et al., Sci Rep, 2016. 6: p. 18460.
100. Beaty, R.E., et al., Proc Natl Acad Sci U S A, 2018. 115(5): p. 1087-1092.
101. Kyaga, S., et al., Br J Psychiatry, 2011. 199(5): p. 373-9.
102. Power, R.A., et al., Nat Neurosci, 2015. 18(7): p. 953-5.

SÍNTOMAS DEL TRASTORNO BIPOLAR

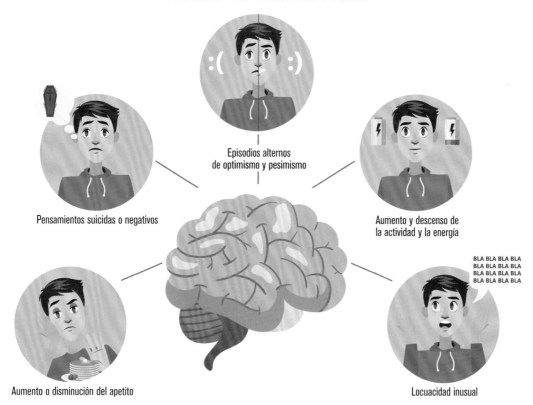

Episodios alternos de optimismo y pesimismo

Pensamientos suicidas o negativos

Aumento y descenso de la actividad y la energía

Aumento o disminución del apetito

Locuacidad inusual

El trastorno bipolar causa cambios extremos en los estados de ánimo con altas y bajas emocionales. Van Gogh tenía este trastorno combinado con el síndrome de personalidad limítrofe, algo que se ha relacionado con la capacidad creativa.

INTELIGENCIA

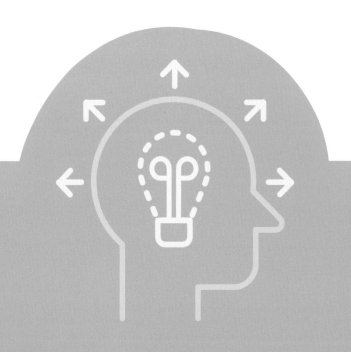

Historia de los estudios de inteligencia

La conexión entre heredabilidad y el impacto del entorno sobre la inteligencia se lleva buscando desde hace más de un siglo. A pesar del esfuerzo por determinarla, aún no tenemos conclusiones definitivas.

FRANCIS **G**ALTON fue un pionero en el estudio de la inteligencia humana, aunque al mismo tiempo, de otras ideas más peligrosas, como el concepto de **eugenesia**, que aplica las leyes biológicas de la herencia al perfeccionamiento de la especie humana. Galton diseñó unos cuestionarios donde medía rasgos y características, según los cuales, las personas con mayor poder adquisitivo y mejor posición social mostraban una mayor inteligencia. Para Galton, la educación y el ambiente no tenían apenas influencia sobre la inteligencia y el factor fundamental era el hereditario; además, pensaba que la inteligencia se mantenía igual con el paso de la edad. Estos resultados apoyaron su teoría de la eugenesia, según la cual se debían dar ventajas a las poblaciones con mejores cualidades. Por desgracia, sus investigaciones fueron descontextualizadas y adquiridas por la maquinaria de pensamiento nazi.

Años después, el psicólogo y pedagogo francés **Alfred Binet** trató de cuantificar la inteligencia mediante una prueba llamada **«Test de predicción del rendimiento escolar»**. Es por eso que se le considera el padre de los test de inteligencia. Eran una serie de pruebas con rompecabezas, juegos y cuestiones para cuantificar la inteligencia y poder diferenciar a niños con discapacidad intelectual de aquellos con problemas de aprendizaje. Tras los estudios de Binet, aparecieron los de **Wilhem Stern**, a quien se considera responsable del concepto de **cociente intelectual** como el resultado de la relación entre la edad mental y la edad cronológica. En 1905, elaboró junto con su alumno **Théodore Simon** una escala para evaluar la edad mental, conocida como escala de *Binet-Simon*. Consistía en una serie de pruebas con dificultad creciente para estudiar la edad mental de los niños. Mientras tanto, su escala fue tomada por **Henry Herbert Goddard,** uno de los padres de la eugenesia en Estados Unidos, para tratar de demostrar la superioridad intelectual de la raza blanca, aunque Binet siempre condenó este tipo de aplicación de sus test.

El debate sobre la influencia de la **genética** y los **factores ambientales** en la inteligencia siguió durante todo el siglo XX. Se han generado todo tipo de definiciones del concepto sin encontrar un acuerdo entre la comunidad científica. A día de hoy han surgido conceptos como **inteligencias múltiples,** inteligencia emocional o artificial y el descubrimiento de técnicas de imagen o de nuevos procesos cerebrales como la **neuroplasticidad**, también están impactando sobre nuestra forma de entender la inteligencia. Otro gran avance que ha generado un cambio de paradigma es el de la **epigenética**, que hace referencia a cómo el ambiente puede regular la expresión de genes.

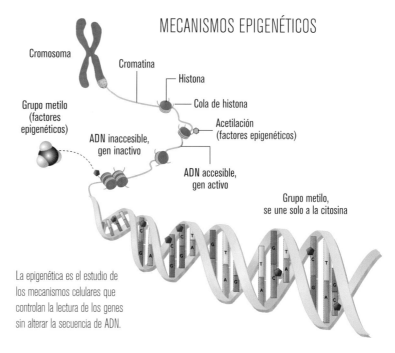

MECANISMOS EPIGENÉTICOS

Cromosoma

Cromatina

Histona

Cola de histona

Grupo metilo (factores epigenéticos)

Acetilación (factores epigenéticos)

ADN inaccesible, gen inactivo

ADN accesible, gen activo

Grupo metilo, se une solo a la citosina

La epigenética es el estudio de los mecanismos celulares que controlan la lectura de los genes sin alterar la secuencia de ADN.

Test de CI

Medir algo que aún no hemos sido capaces de definir, como es la inteligencia, es una tarea casi imposible. Aun así, desde hace más de un siglo, multitud de investigadores han buscado las mejores vías para desarrollar test de cociente intelectual (CI).

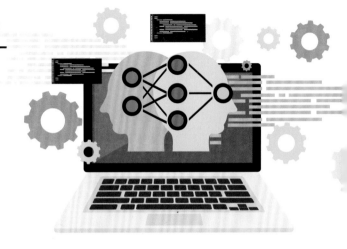

UNO DE LOS GRANDES PROBLEMAS del CI es que los resultados son difíciles de interpretar y dejan de lado componentes fundamentales de la inteligencia, aspecto que se desarrollará más adelante. Pero el principal problema es que los resultados son tomados por personas de fuera de la comunidad científica y son **manipulados** para su propio beneficio, el cual suele ser político. A lo largo del siglo pasado y durante los primeros años de este, los resultados de los test de CI han sido adulterados para defender argumentos racistas, homófobos, misóginos, etc.

Un ejemplo es la obra *La campana de Gauss* publicada en 1994 por el politólogo Charles Murray y el psicólogo Richard Hernstein. Hicieron un estudio con 14 000 adolescentes y afirmaron que un bajo CI estaba relacionado con fracaso escolar, pero también con pobreza. De hecho, recomendaron reducir las ayudas a familias con necesidades para así dificultar que estas tuvieran descendencia con bajo CI. Desde un primer momento, la comunidad científica criticó el trabajo, argumentando y demostrando que los datos estaban manipulados para obtener las conclusiones

que los autores deseaban. La **Asociación Americana de Psicología** tuvo que intervenir y creó una comisión de trabajo para investigar este tipo de prácticas poco éticas. El resultado fue que muchos de los estudios de este tipo estaban totalmente **influenciados por la ideología política** de los autores, así como que no existía evidencia alguna sobre diferencias intelectuales basada en diferencias en el color de piel o en el poder adquisitivo de la familia.

Para evitar este tipo de interpretaciones, la comunidad científica busca las mejores fórmulas para medir la inteligencia. A día de hoy, se considera que no deben ser tomados como medidas absolutas de la inteligencia, sino como una **interpretación parcial** de la capacidad intelectual. Se busca que los test tengan una validez probada y demuestren cierto grado de fiabilidad (que al menos los resultados se mantengan si se repiten en un mismo individuo). En los últimos años se ha buscado adaptar los test para reducir la influencia de la edad y así darles una mayor validez, se trata de test que ofrecen resultados similares en un individuo a lo largo de los años. Pero existen factores que son mucho más difíciles de controlar como el cansancio, el estrés o la ansiedad, que pueden modificar significativamente los resultados.

El tipo de test más utilizado hoy día está basado en el modelo de **David Wechsler**, conocido como **Escala de Wechsler en Adulto (WAIS)**. Se trata de una serie de tareas y ejercicios divididos en 11 sub-prue-

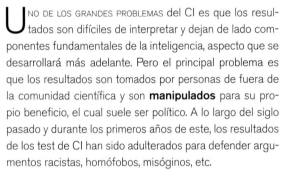

La campana de Gauss reconoce el valor medio de algo en la zona central y se usa en CI para estimar la cifra media de un grupo.

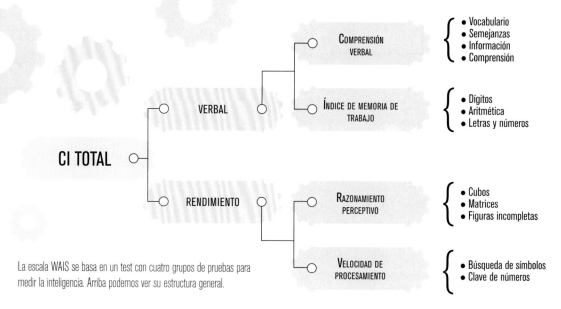

La escala WAIS se basa en un test con cuatro grupos de pruebas para medir la inteligencia. Arriba podemos ver su estructura general.

bas, cuya realización puede llevar varias horas. Esta escala está sometida a modificaciones frecuentes, de una forma acorde con el avance científico más actual y deben ser realizados de la mano de expertos. Suelen ser bastante caros, y no se encuentran de manera accesible en internet; de hecho, la gran mayoría de los test y escalas que aparecen en la red no están validados científicamente. La escala WAIS más actual mide aspectos como la **conceptualización del espacio**, la **interpretación de patrones**, **fluidez verbal, capacidad de cálculo, interpretación memorística, etc.** Pero, aun así, también recibe críticas, ya que cuantifica un tipo de inteligencia muy ligada a la cultura y educación occidental y deja de lado otras muchas aptitudes que conforman lo que entendemos como inteligencia.

A día de hoy, y gracias a test como el WAIS con rigor científico y en constante proceso de adaptación, existen **estimaciones de CI** en la población general. Se observa una distribución en forma de **campana de Gauss.** Esto significa que la gráfica de distribución de personas en función de su CI tiene a la mayoría de ellas en una zona central. Se estima que el promedio general oscila entre valores de 90 y 110. Se considera también cerca de la normalidad desde 80 hasta 90 (CI medio bajo) y desde 110 a 120 (medio alto). Entre 70 y 79 el CI ya está al límite de ser muy bajo, valor, que se considera menor de 70. En cambio, por encima de 120 se considera un CI superior y por encima de 130, muy superior. A pesar de esta clasificación, los estudios más recientes están demostrando cómo cada vez, la tendencia de la población es que haya un mayor número de personas en esta parte central y menos en los extremos.

El futuro del concepto de CI nos lleva a preguntarnos si este puede ser modificado con **entrenamiento cogni-**tivo. En un estudio desarrollado en Cambridge con más de 11 000 individuos, se les entrenó durante seis semanas en este tipo de test y no observaron apenas diferencias[103]. La influencia de la **genética** y la **educación** son determinantes en el CI, siendo en los primeros años de vida cuando la educación y el ambiente influyen de una forma más determinante.

Otro aspecto sobre el futuro de este concepto es si, gracias a las modernas **técnicas de neuroimagen** como la resonancia magnética funcional, se podrá «ver» y cuantificar la inteligencia en el cerebro de una forma mucho más directa. Sería algo así como cuantificar el número de conexiones y actividad cerebral en los circuitos encargados de la inteligencia. Para obtener algo así, primero se deben definir y acotar dichos circuitos, algo que será imposible si no somos capaces de definir qué es inteligencia o inteligencias. Pero ya se están haciendo estudios de neuroimagen que parecen mostrar determinadas correlaciones entre resultados altos en los test más aceptados por la comunidad científica y la activación de ciertas regiones cerebrales[104].

Medir la inteligencia es algo complejo, sobre todo si no se sabe qué se debe medir. Los test actuales, a pesar de cierto rigor científico, no deben ser tomados como medidas absolutas y mucho menos deben ser utilizados con fines políticos. El avance de la neurociencia y su relación con otras áreas de conocimiento harán posible que se redefinan los conceptos de inteligencia y por lo tanto, los métodos para cuantificarla.

103. Owen, A.M., et al., Nature, 2010. 465(7299): p. 775-8.
104. Saxe, G.N., et al., PLoS One, 2018. 13(2): p. e0191582.

El factor general de la inteligencia

No sabemos definirla y tampoco hemos encontrado la manera de medirla adecuadamente, pero hay quien quiso buscar un factor general con una serie de pruebas sobre lenguaje, matemáticas o memoria.

MARCO TULIO CICERÓN, jurista, político y filósofo romano, es considerado la primera persona que acuñó el término «inteligencia», como se ha visto reflejado en alguna de sus citas: *«El estudio y la contemplación de la naturaleza es el natural alimento de la inteligencia y del corazón».* Desde entonces, hace más de dos milenios, se ha buscado una **definición** que designe a esta compleja cualidad. En el apartado anterior se ha visto cómo resulta de difícil cuantificarla y cómo no se debe confundir inteligencia con cociente intelectual. Ahora trataremos de decir con detalle qué es.

El mundo de la **psicología** ha buscado durante décadas las bases de la inteligencia y si esta es unitaria o si en cambio existen diferentes tipos o formas. Uno de

Esquema de la teoría bifactorial de la inteligencia de Charles Spearman.

Capacidad verbal o fluidez en el uso de las palabras, con juegos de orden sintáctico, semántico, etc.

Habilidad lógico-matemática o resolución de problemas y operaciones en las que prime el razonamiento

Capacidad visoespacial o habilidad para percibir formas, colores y lugares a través de diagramas

Spearman solo planteaba preguntas limitadas a tres áreas para medir la inteligencia. Esas, unidas a la memoria a corto plazo, resultan incompletas para estos tiempos.

los pioneros en este aspecto, fue el psicólogo británico **Charles Spearman** (1863-1945). Según sus estudios, tras todas las habilidades cognitivas, la capacidad memorística, etc., existe lo que él llamó un **factor general**. En el año 1904 publicó un trabajo en el que relacionaba el buen rendimiento académico de un gran número de niños con mejores resultados en pruebas y test que evaluaban la percepción a través de los sentidos de la vista, el oído y el tacto. Si un niño obtenía buenos resultados académicos, solía darse la coincidencia de que obtenía también buenas puntuaciones en los diferentes **test cognitivos**. Además, estos niños también obtenían buenas evaluaciones en asignaturas totalmente diferentes entre sí. Esto llevó al autor a pensar que debía de existir un componente general de la inteligencia que subyace a la capacidad de obtener buenas puntuaciones independientemente de los diferentes métodos de evaluación de la inteligencia que se utilicen para demostrarlo.

Pero, ¿en qué consistían los test cognitivos de Spearman? Se trataba de juegos de preguntas que evaluaban las **capacidades verbales** de los niños y otras aptitudes como la **habilidad lógico-matemática**, la **capacidad visoespacial** o la **memoria a corto plazo**.

Esta aproximación para interpretar la inteligencia, junto con la información obtenida en otros estudios también desarrollados por Spearman y otros investigadores, evolucionó a la **Teoría Bifactorial de la Inteligencia,** según la cual existen dos factores:

• **Factor G:** este es el factor general de la inteligencia, necesario para el comportamiento consciente en cualquier situación. Está relacionado con las correlaciones positivas que observó en los test de sus estudios con niños.

• **Factor S:** es el que engloba todos los componentes específicos necesarios para cumplir cada una de las tareas y respuestas en diferentes ámbitos de la vida. Este hacía referencia a las habilidades de cada niño para obtener buenos resultados en cada uno de los test a los que eran sometidos.

Uno de los problemas que tuvo desde el principio esta teoría es que hablar de un factor general de la inteligencia humana es algo que resulta muy abstracto y demasiado complejo de entender y más aún de demostrar, más allá de las pruebas empíricas que desarrolló su autor. Uno de los objetivos de esta teoría era identificar una forma de cuantificar este factor, para ello, el factor G se podría entender como la **varianza estadística** de los resultados en diferentes test cognitivos (relacionados con tareas visuales, verbales y numéricas).

Hoy día, el factor G sigue utilizándose como una medida derivada de los diferentes test cognitivos de inteligencia, a pesar de que la teoría sobre un factor único y determinante de la inteligencia, está cada vez más en desuso. Por otra parte, se ha comprobado cómo su in-

terpretación presenta sesgos culturales muy marcados, lo que le ha hecho perder aún más validez. La irrupción de nuevas teorías sobre la inteligencia, como las famosas **inteligencias múltiples**, también ha generado que se vaya perdiendo el interés en el concepto del factor G. De nuevo, el resultado que obtenemos es que aún no se conoce lo suficiente como para poder categorizar algo tan complejo como la inteligencia de una forma tan sencilla como se pretende, entonces ¿qué validez tienen otras teorías más actuales?, y ¿qué las diferencia de teorías clásicas como la del factor general de la inteligencia? Vamos a verlo.

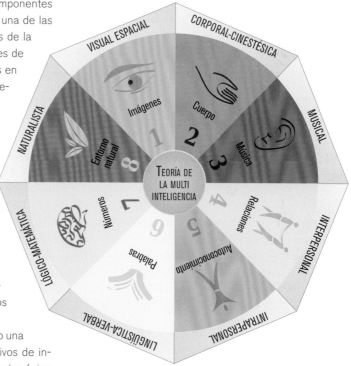

Como veremos más detalladamente a continuación, la teoría de las inteligencias múltiples aborda más aspectos que los que tuvo en cuenta Spearman.

 ## CONTRA EL FACTOR G

Muchas han sido las críticas a la medición de la inteligencia de Spearman. Hay quien dice que el factor general de inteligencia parece depender bastante de la capacidad socioeconómica y del nivel educativo, aspectos que Spearman no tuvo muy en cuenta, ya que tenía el convencimiento de que la inteligencia era algo hereditario. También hoy muchos investigadores la rechazan por su insensibilidad a la hora de abordar otras manifestaciones de la inteligencia, que no dependen tanto de resultados más o menos académicos en cuestiones lingüísticas o matemáticas, sino de las habilidades de cada cual en una u otra área. Es decir, Spearman solo consideraba dignas de inteligencia las habilidades académicas y no otras muchas que el tiempo ha ido poniendo en su lugar.

¿Existen las inteligencias múltiples?

Alejado de la idea clásica de que puede medirse la inteligencia con pruebas centradas en cuestiones del lenguaje, del razonamiento lógico matemático, de la memoria o de la capacidad viso-manual, Howard Gardner propuso la teoría de las inteligencias múltiples.

EL CONOCIMIENTO ACTUAL se compone de información que se ha ido obteniendo a lo largo de años de investigaciones y observaciones, todo ello converge en un punto en el que surgen las teorías, hipótesis, etc. Conforme el conocimiento avanza, se van respondiendo a preguntas, pero sobre todo se van abriendo nuevas ventanas y surgen nuevas incógnitas por responder. Es por eso que lo que en un determinado momento se considera como cierto, puede no ser así décadas después al irrumpir nuevas teorías o hipótesis que rompen con el paradigma establecido. El estudio de la inteligencia es uno de estos casos. Hace unas décadas surgió una teoría que cambió la forma de comprenderla, se trató de las **inteligencias múltiples,** hipótesis enunciada por **Howard Gardner,** profesor de la Universidad de Harvard en 1983. Aunque en el pasado varios pensadores identificaron que el cerebro podía presentar diferentes habilidades muy marcadas, fue Gardner quien cambió el paradigma al identificar

y explicar los diferentes tipos de inteligencias. Según su concepción, la inteligencia no es un componente unitario, sino una red con diferentes tipos de inteligencias más o menos interrelacionadas. Según la interpretación de Gardner, los diferentes **tipos de inteligencias** son los siguientes:

- **Inteligencia lingüística:** capacidad para interpretar y utilizar un lenguaje hablado y escrito, la habilidad para aprender nuevos idiomas y el uso apropiado del lenguaje para lograr diferentes objetivos.
- **Inteligencia lógico-matemática:** como su nombre indica es la responsable de los cálculos y de las interpretaciones lógicas por parte del cerebro.
- **Inteligencia corporal-kinestésica:** personas con mayor capacidad para controlar los movimientos del cuerpo, incluyendo desde la coordinación de las extremidades a movimientos precisos para la realización de determinadas tareas.

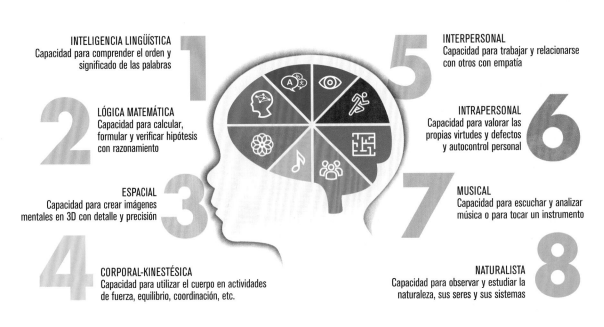

INTELIGENCIA LINGÜÍSTICA
Capacidad para comprender el orden y significado de las palabras

LÓGICA MATEMÁTICA
Capacidad para calcular, formular y verificar hipótesis con razonamiento

ESPACIAL
Capacidad para crear imágenes mentales en 3D con detalle y precisión

CORPORAL-KINESTÉSICA
Capacidad para utilizar el cuerpo en actividades de fuerza, equilibrio, coordinación, etc.

INTERPERSONAL
Capacidad para trabajar y relacionarse con otros con empatía

INTRAPERSONAL
Capacidad para valorar las propias virtudes y defectos y autocontrol personal

MUSICAL
Capacidad para escuchar y analizar música o para tocar un instrumento

NATURALISTA
Capacidad para observar y estudiar la naturaleza, sus seres y sus sistemas

- **Inteligencia espacial o visual:** capacidad de interpretar los espacios, las formas, de orientación y de la creación de imágenes mentales.

- **Inteligencia intrapersonal:** capacidad de comprender e identificar el estado emocional de uno mismo, además del conocimiento de las propias emociones y de su aplicación sobre la conducta.

- **Inteligencia interpersonal:** capacidad de identificar las emociones en los demás, lo que favorece el comportamiento social. La inteligencia emocional sería la suma de inter e intrapersonal, aunque esta definición es cuestionada por varios expertos.

- **Inteligencia musical:** capacidad de interpretar la información musical y por lo tanto de ser capaz de producirla.

- **Inteligencia naturalista:** se añadió a esta clasificación en 1995 y hace referencia a la capacidad de interpretar la información que procede de nuestro entorno.

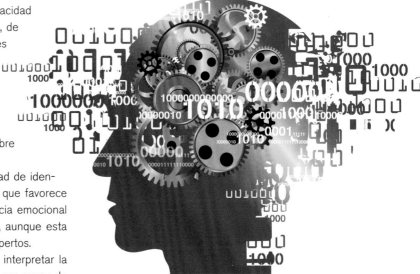

El concepto de inteligencias múltiples, ha sido criticado por una gran parte de la comunidad científica, que la declara como una hipótesis sin base empírica. La falta de demostraciones científicas de los diferentes tipos de inteligencias, junto con el **componente subjetivo** para medir cada una de ellas, ha generado todo tipo de dudas. Uno de los problemas de esta teoría es su aplicación en los sistemas educativos; ya que, según Gardner, si un niño no destaca en un tipo de inteligencia, véase la lingüística, pero sí destaca en otra, la kinestésica, podría mejorar la primera a través del **entrenamiento** y reforzamiento de la segunda, algo que científicamente no se ha demostrado, pero que está teniendo un gran calado en los sistemas educativos. La aplicación de la neurociencia en la educación tiene un gran potencial, pero hay conceptos como este, que aún no están lo suficientemente maduros como para tener el impacto que están teniendo hoy día sobre los modelos educativos. Este es un interesante tema en el que profundizaremos unos capítulos más adelante.

Existen muchos ejemplos que pueden servir para poner en duda este sistema, es el caso de la **relación entre memoria lógica y lingüística.** Los números se han convertido en un lenguaje propiamente dicho en el mundo de la informática. La programación en cambio, utiliza la lógica a través de las palabras y de términos. Este es un ejemplo más de cómo las inteligencias de Gardner

se entremezclan y fusionan para determinadas funciones. Teorías más actuales muestran cómo las diferentes inteligencias actúan de forma **entrelazada y combinada** para la resolución de determinados problemas y califican la clasificación de Gardner de superficial[105].

A nivel cerebral también es difícil identificar el sustrato de las diferentes inteligencias. Hay componentes, como el lingüístico, relacionado con **áreas** como la de **Broca o Wernicke,** pero según el concepto de Gardner, esta inteligencia debe integrar otras muchas áreas. Algo similar ocurre con la visoespacial, que, aunque el sustrato anatómico parece estar claro, para obtener información compleja sobre la distribución espacial, perspectiva, etc., se requieren de otros muchos componentes cerebrales.

Una corriente de pensamiento mucho más acertada es aquella que habla de las **diferentes inteligencias** de Gardner como **diferentes competencias** que puede desarrollar un cerebro adulto y que se englobarían en un concepto general de inteligencia. Estas competencias se van entrenando desde los primeros años de vida y van evolucionando de forma paralela. A nivel cerebral, no se buscaría una estructura asociada, sino una serie de regiones que interactúan entre sí. Por lo tanto, parece ser que el futuro del concepto de inteligencia será la integración entre teorías más reduccionistas como la del factor G, otras más complejas como las inteligencias múltiples y otras que irán surgiendo con el avance de la neurobiología y de la psicología.

---

105. Demetriou A., et al., Educational Psychology Review, 2011. 22(4): p. 62.

Educación VERSUS Genética

Existe un eterno debate acerca de qué influye más en la inteligencia humana, si la educación adquirida o la genética recibida. Y la respuesta, como casi siempre, no es sencilla.

S I REDUCIMOS LA INTELIGENCIA a una ecuación, sería la siguiente:

Educación + heradibilidad = INTELIGENCIA

Pero, como ya se ha mostrado en las páginas anteriores, el concepto de inteligencia no es ni mucho menos algo tan sumamente sencillo, y reducirlo a esta ecuación es aportar una visión muy reduccionista. Nuestro **genoma** codifica un gran número de genes, que dan lugar a las diferentes proteínas. Estas son las piezas que estructuran nuestras células, y, en consecuencia, órganos tan complejos como el cerebro. Pero lo que más puede interesar con respecto a la inteligencia, es que existen genes que se activan o inactivan en función del ambiente.

El estudio que relaciona heredabilidad y entorno con la inteligencia se ha fundamentado, principalmente en el **análisis de gemelos,** lo que permite sacar de la ecuación el componente hereditario y comprobar el papel que juega el ambiente. Unos los pioneros en este tipo de trabajos fue el psicólogo inglés **Cyril Burt,** quien, siendo muy pequeño, se relacionó con Galton, lo cual tuvo impacto sobre sus futuras investigaciones. En los años 40, siendo ya un prestigioso psicólogo, hizo una serie de experimentos con gemelos que habían sido separados al nacer y habían crecido en entornos totalmente distintos, a pesar de lo cual, obtenían resultados muy similares en test de inteligencia, lo cual indicaba el poderoso papel de la **genética** en la inteligencia. Diseñó un test que fue utilizado por el gobierno británico; si los niños con 11 años superaban el test, podían acceder a los estudios superiores, pero si no, se les restringía dicho acceso. Básicamente, su sistema definía el futuro de cientos de miles de niños. Tras su muerte se empezaron a investigar todos sus experimentos, y en ese momento comenzaron los problemas. No se encontraron los datos que sustentaban sus investigaciones, se comprobó que algunos de los autores que firmaban sus trabajos eran invenciones del propio Cyril, tampoco se encontraron a muchos de los gemelos de sus investigaciones. En definitiva, sus investigaciones fueron más fruto de su propia invención que del método científico, pero el impacto que tuvo sobre la sociedad inglesa fue irreparable.

Décadas después, el **debate sobre la influencia de la genética o del ambiente** sigue vigente, en muchas ocasiones marcado e influenciado por ideologías políticas y sociales; de hecho, se siguen publicando estudios sesgados y manipulados. Uno de los mayores problemas identificado por los sociólogos es que cada vez que surge un nuevo estudio, independientemente del tamaño muestral, método seguido,

ESTRUCTURA CELULAR

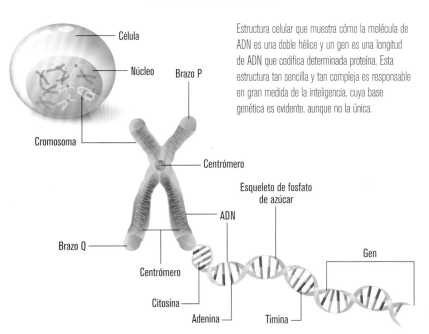

Estructura celular que muestra cómo la molécula de ADN es una doble hélice y un gen es una longitud de ADN que codifica determinada proteína. Esta estructura tan sencilla y tan compleja es responsable en gran medida de la inteligencia, cuya base genética es evidente, aunque no la única.

Célula
Núcleo
Brazo P
Cromosoma
Centrómero
Esqueleto de fosfato de azúcar
ADN
Brazo Q
Centrómero
Gen
Citosina
Adenina
Timina

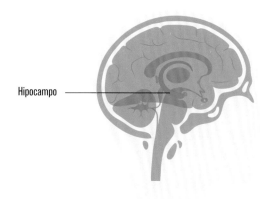

Hipocampo

El volumen del hipocampo está
relacionado con la inteligencia.

análisis estadístico, etc., es tomado por políticos, escritores o periodistas, e interpretado con ciertos intereses, dificultando la conversación y el debate científico que se debe generar al respecto.

A pesar del paso de los años, la aproximación más acertada sigue siendo el estudio con gemelos. Muchos de estos trabajos están mostrando el efecto de la genética, pero no de una manera tan determinante como el enfoque de Burt. En un estudio reciente desarrollado en Inglaterra, se analizó a más de 6 000 parejas de gemelos y se vio cómo la influencia de la genética sobre la inteligencia está asociada a factores como la motivación, personalidad, capacidad de atención, etc., que en general dan forma al concepto más educativo de la inteligencia[106]. Mediante estudios genéticos y de imagen cerebral, se han tratado de identificar componentes genéticos que determinen la inteligencia. Los resultados más actuales muestran cómo unas 20 familias de genes pueden influir en ella, pero cada una de estas variantes solo representan, como mucho, un 1 % de variación en los test de CI. Por otra parte, los **estudios de imagen en geme-**

los, están identificando algunos genes relacionados con circuitos neuronales que podrían estar vinculados con la inteligencia, pero la presencia de falsos positivos dificulta mucho esta labor[107].

En lo referente al ambiente, se ha visto que el **apego materno** durante los primeros años se correlaciona con un mayor CI, lo cual, según el estudio publicado en la revista PNAS, está relacionado también con un **mayor volumen hipocampal**[108]. Pero el entorno también puede generar efectos negativos sobre la capacidad intelectual: en otro estudio reciente se comprobó cómo el estrés durante los primeros años de vida se correlaciona con mayores déficits cognitivos en la edad adulta[109].

La mejor forma de **entrenar la inteligencia** es usándola, ni más ni menos. Pero en el mundo actual, se ha visto cómo el impacto durante los primeros años de educación, sobre todo en el sentido de los **estereotipos**, sí que puede influir. Si una educación es, desde el principio, sesgada hacia las mujeres; por ejemplo, asumiendo que no son tan aptas como los hombres para tareas matemáticas, esto acabará influyendo en la autoimagen de las niñas y en su futuro, pero no se trata una cuestión de mayor o menor capacidad y mucho menos de predisposición genética.

La inteligencia, por lo tanto, puede tener un gran componente hereditario, pero paradójicamente, el entorno también puede modificarla de una forma determinante. Un modelo que combine ambos componentes e interprete su interrelación será el más acertado para comprender la modulación de la inteligencia. Este modelo, además, será el más apropiado para ser tenido en cuenta en decisiones políticas y educativas.

106. Krapohl, E., et al., Proc Natl Acad Sci U S A, 2014. 111(42): p. 15273-8.
107. Chiang, M.C., et al., J Neurosci, 2012. 32(25): p. 8732-45.
108. Luby, J.L., et al., Proc Natl Acad Sci U S A, 2012. 109(8): p. 2854-9.
109. Pechtel, P., et al., Psychopharmacology (Berl), 2011. 214(1): p. 55-70.

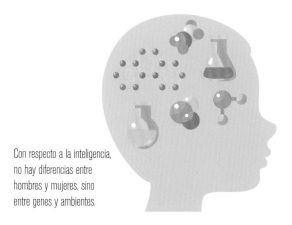

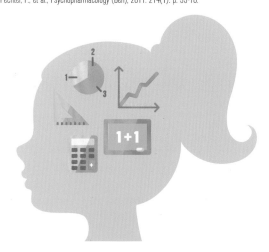

Con respecto a la inteligencia,
no hay diferencias entre
hombres y mujeres, sino
entre genes y ambientes.

Prevención de la demencia

Las enfermedades degenerativas en las que se produce un deterioro cognitivo son un peligro que la ciencia intenta detener con medidas preventivas que inciden directamente en la actividad cerebral.

EN EL CAPÍTULO ANTERIOR se ha mostrado cómo el entorno o ambiente pueden modular un factor tan complejo del cerebro humano como es la inteligencia. Este hecho, junto con otros similares, ha despertado el interés de la comunidad científica en analizar si factores externos pueden modificar el cerebro sano, pero también el enfermo, sobre todo en el caso de enfermedades relacionadas con un deterioro cognitivo.

Desde las principales entidades médicas internacionales, como el NIH *(National Institutes of Health)* estadounidense, se ofrecen una serie de **consejos y conductas** con base científica que pueden **retrasar el deterioro cognitivo** asociado a enfermedades como el Alzheimer. Estudios longitudinales sobre esta enfermedad, como el **ensayo FINGER** del que se habló en el capítulo sobre Alzheimer en este libro, han mostrado cómo la suma de varias de estas conductas puede reducir, por desgracia en un porcentaje no muy alto, la incidencia de esta enfermedad. Otros estudios similares como **MAPT** y **PreDIVA** desarrollados en Países Bajos y en Francia, han demostrado resultados similares. La conclusión obtenida de estos tres grandes ensayos es que los hábitos de vida saludables tienen efecto sobre la pre-

CEREBRO SANO

CEREBRO CON ALZHEIMER

Cuero cabelludo

Cráneo

Espacio subaracnoideo

CORTEZA CEREBRAL
Responsable del procesamiento del lenguaje y la información

CORTEZA
Se encoge, dañando áreas involucradas en el pensamiento, la planificación y los recuerdos

LOS VENTRÍCULOS
Llenos de líquido cefalorraquídeo se agrandan

HIPOCAMPO
Fundamental para la formación de nuevos recuerdos

HIPOCAMPO
Se encoge severamente

vención en población de riesgo, pero no lo tienen cuando la enfermedad ya ha sido diagnosticada, ya que cuando esto ocurre el deterioro cerebral es muy avanzado[110].

Veamos las principales recomendaciones de prevención del deterioro cognitivo.

• La realización de **ejercicio físico** es uno de los factores más estudiados y está relacionado con la prevención del daño vascular asociado a la enfermedad de Alzheimer y otras demencias. En lo referente a las

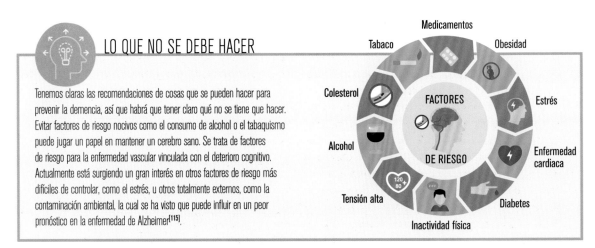

LO QUE NO SE DEBE HACER

Tenemos claras las recomendaciones de cosas que se pueden hacer para prevenir la demencia, así que habrá que tener claro qué no se tiene que hacer. Evitar factores de riesgo nocivos como el consumo de alcohol o el tabaquismo puede jugar un papel en mantener un cerebro sano. Se trata de factores de riesgo para la enfermedad vascular vinculada con el deterioro cognitivo. Actualmente está surgiendo un gran interés en otros factores de riesgo más difíciles de controlar, como el estrés, u otros totalmente externos, como la contaminación ambiental, la cual se ha visto que puede influir en un peor pronóstico en la enfermedad de Alzheimer[115].

Tabaco
Medicamentos
Obesidad
Colesterol
Estrés
FACTORES
DE RIESGO
Alcohol
Enfermedad cardiaca
Tensión alta
Diabetes
Inactividad física

RECOMENDACIONES DEL DETERIORO COGNITIVO

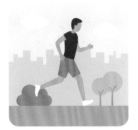

EJERCICIO FÍSICO REGULAR

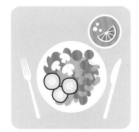

DIETA MEDITERRÁNEA

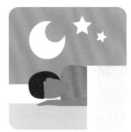

SUEÑO DE CALIDAD

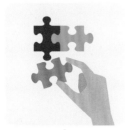

ESTIMULACIÓN COGNITIVA

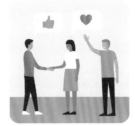

VIDA SOCIAL ACTIVA

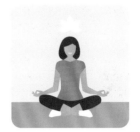

NUEVOS APRENDIZAJES

recomendaciones, se estima que ejercicio moderado durante 30 minutos de tres a cinco veces por semana, puede ser suficiente. Según algunos estudios, este ejercicio puede consistir en algo tan sencillo como caminar unos 10 kilómetros a la semana[111].

• La **dieta** también juega un papel fundamental en la prevención. Un gran número de estudios hablan de la **dieta mediterránea** como la mejor opción alimentaria para la prevención de la demencia. Se trata de una dieta rica en verduras y fruta fresca, aceite de oliva, cereales, pescado, etc.[112]. Al igual que con el ejercicio físico, la prevención se debe, principalmente, al impacto de la dieta sobre la salud cardiovascular[113].

• Otro factor que está cobrando cada vez más relevancia es tener un **sueño de calidad.** Como se comentó en el capítulo dedicado a la calidad del sueño, con el paso de los años este es cada vez menos profundo y duradero, pero si se mantienen **rutinas** de sueño saludable, se evita el abuso de cafeína y alcohol, etc., se puede tener una buena calidad de sueño durante toda la vida.

• En el caso del **enriquecimiento cognitivo,** existen estudios contradictorios. Gran parte de la comunidad científica es muy crítica con el creciente mercado de juegos, aplicaciones, etc., de *fitness* **cerebral** que prometen un efecto preventivo sobre este tipo de enfermedades, pero cuya eficacia no está para nada demostrada. Estudios más complejos y con base científica sí han mostrado que determinados programas de enriquecimiento cognitivo pueden mejorar algunas capacidades en enfermos. Por otra parte, la **estimulación cognitiva básica,** como la lectura, someter el cerebro a nuevos aprendizajes como idiomas o instrumentos musicales, asumir retos, etc., sí que parece que tiene un efecto sobre la prevención.

• La **vida social activa** también se correlaciona con la prevención, a pesar de no existir una base fundamentada científicamente, sí que se ha observado en estudios como FINGER o alguno similar, cómo las relaciones sociales previenen el deterioro en un porcentaje pequeño, pero significativo. Por ejemplo, un trabajo publicado en el año 2017 mostró que las personas que viven en pareja tienen una menor probabilidad de padecer casos de demencia[114].

La prevención de la demencia está relacionada con la incorporación de factores de vida saludable: evitar el consumo de sustancias nocivas, cuidar la alimentación, ejercicio físico, etc. La mayoría se pueden controlar y son de una aplicación relativamente sencilla; básicamente, se trata de cuidarse, pero, como sociedad, ¿estamos preparados para mantener estos hábitos durante toda la vida?

110. Kivipelto, M., et al., Nat Rev Neurol, 2018. 14(11): p. 653-666.

111. Erickson, K.I., et al., Neurology, 2010. 75(16): p. 1415-22.

112. Gardener, H., et al., Curr Nutr Rep, 2018. 7(1): p. 10-20.

113. Smyth, A., et al., Neurology, 2015. 84(22): p. 2258-65.

114. Sommerlad, A., et al., J Neurol Neurosurg Psychiatry, 2018. 89(3): p. 231-238.

115. Calderon-Garciduenas, L., et al., Environ Res, 2018. 164: p. 475-487.

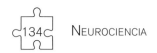

Los límites de la inteligencia humana: superdotación e infradotación

A lo largo de la historia de la humanidad ha habido personas con cerebros privilegiados que se salían de la pauta general de CI (coeficiente de inteligencia). ¿Eran tan diferentes realmente a la media? ¿Contaban con capacidades excepcionales?

ALBERT EINSTEIN ha sido una de las mentes más brillantes de la historia de la humanidad. Su interpretación de las leyes que rigen el universo cambió por completo el paradigma preestablecido. Pero, ¿tenía su cerebro alguna particularidad? El eminente patólogo **Thomas S. Harvey** se encargó de estudiar el cerebro del genio alemán tras su muerte. Publicó los resultados varias décadas después y concluyó que en su cerebro había una mayor proporción de **células de glía**, lo que indica una mejor comunicación neuronal. En otros estudios sobre el cerebro del físico, vieron cómo, a pesar de tener una masa menor a la media, la densidad neuronal era mucho mayor. Además, comprobaron un incremento en el volumen de áreas como la región parietal inferior[116, 117].

Son muchos los que creen que la **genialidad** se puede identificar en el cerebro de una forma relativamente sencilla, pero otros detractores piensan que esto es mucho más complejo y que en el estudio del cerebro de Einstein los autores «vieron lo que querían ver»[118]. Lo que sí está claro es que existen personas que tienen unas capacidades intelectuales excepcionales, lo que conocemos como **superdotados**.

Se puede entender como una persona realmente brillante que destaca en áreas muy variadas. Otra corriente de pensamiento trata de clasificar la superdotación **con base en el CI,** situándola con valores por encima de 130. Esta segunda opinión recibe las mismas críticas que el sistema de cuantificación de la inteligencia basado en el CI, como que solo mide una serie de aptitudes, obviando factores sociales y culturales que pueden sesgar los resultados. Muchos expertos defienden que para la superdotación también hay que tener en cuenta otros componentes como la creatividad, la motivación, etc.

La superdotación se suele detectar durante la **infancia** y a pesar de lo que a priori es una ventaja, puede llegar a generar problemas, sobre todo aquellos derivados del componente social y educativo. En primer lugar, **los sistemas educativos actuales** no están ideados para este tipo de personas, hay expertos que defienden que avanzar cursos a estos niños puede suponer un gran problema al encontrarse en un entorno social totalmente diferente al que corresponde con su edad. Es una cuestión que se estudia desde las diferentes estructuras educativas a nivel mundial y para la que todavía no se ha dado una respuesta idónea.

A nivel cerebral, siempre se ha pensado que estos niños deben tener **un mayor número de conexiones entre neuronas,** con patrones

$e=mc^2$

de actividad más fuertes. Diferentes estudios han demostrado que sí existen diferencias, aunque no siempre se cumplen. En resumen, que no existe un **perfil cerebral** clásico de persona superdotada. En algunos casos aparece un **cuerpo calloso más desarrollado,** esta es la región del cerebro que comunica los dos hemisferios, lo que podría indicar que esta transferencia de información se produce de una forma más eficaz. También hay estudios que muestran una mayor actividad en la **región parietal** o en el **esplenio,** o una mejor organización en el **hipocampo.** Lo que no se sabe es si estos cambios son los que han permitido que el niño sea superdotado o si, por el contrario, la superdotación ha llevado a un mayor desarrollo de estas regiones[119].

Si recordamos, la curva que define el nivel de inteligencia de la población muestra que la gran mayoría presenta un CI medio y solo un pequeño porcentaje está en el extremo correspondiente de la superdotación (menos del 1 %, aunque el dato varía en función de la fuente). En el otro extremo de esta curva en forma de campana encontramos a personas cuyo CI es muy inferior a la media y que por lo tanto tienen algún grado de **infradotación o discapacidad intelectual.**

Para comprender esta situación es importante destacar el complejo proceso del **neurodesarrollo prenatal.** Se trata de la acción serial y extremadamente regulada de una serie de componentes que permitirán el desarrollo correcto del cerebro. Es un periodo crítico que se puede ver alterado por factores biológicos o factores ambientales. Entre los biológicos, se encuentran los de **base genética,** cuya consecuencia son enfermedades como

LÓBULO PARIETAL

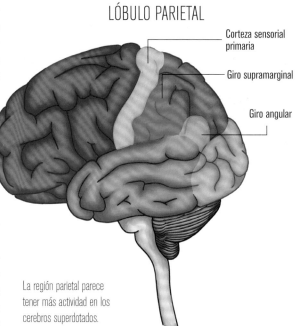

La región parietal parece tener más actividad en los cerebros superdotados.

el **síndrome de Down,** que generan una alteración en la estructura del cerebro. En el caso de los **factores ambientales,** algunos de los cuales se pueden controlar, hay que destacar que, durante las primeras semanas de embarazo, es posible que la mujer no sepa aun que está gestando una vida en su interior, y, por lo tanto, puede estar exponiendo al embrión a todo tipo de sustancias tóxicas. También existen ejemplos como las **patologías vasculares** (hipertensión vascular), que pueden afectar a la nutrición del feto. Otros factores son las **infecciones** como el **virus del Zika,** que es mucho más difícil de controlar. Pero lo que sí se puede controlar es la exposición a tóxicos como la nicotina, el alcohol y otros tóxicos como drogas y fármacos[120].

La infradotación también puede generarse durante la adolescencia consecuencia del **abuso de sustancias nocivas** como el alcohol o las drogas, al igual que en la edad adulta. Nuestro cerebro está en constante actividad, por lo que la exposición continuada a determinados tóxicos acaba pasando una factura que en algunos casos es irreparable[121].

CURVA DE GAUSS

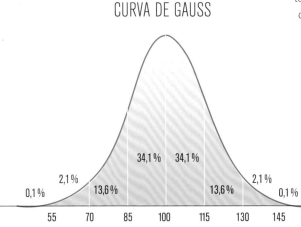

Con la curva de Gauss podemos apreciar que en los dos extremos (súper e infradotación intelectual) solo hay un porcentaje muy pequeño de la población.

116. Diamond, M.C., et al., Exp Neurol, 1985. 88(1): p. 198-204.
117. Falk, D., et al., Brain, 2013. 136(Pt 4): p. 1304-27.
118. Hines, T., Brain Cogn, 2014. 88: p. 21-5.
119. Navas-Sanchez, F.J., et al., Hum Brain Mapp, 2014. 35(6): p. 2619-31.
120. Caputo, C., et al., Birth Defects Res C Embryo Today, 2016. 108(2): p. 174-80.
121. Lubman, D.I., et al., Pharmacol Ther, 2015. 148: p. 1-16.

Neuroeducación

Existe un creciente interés por la neuroeducación porque lo que sabemos del cerebro podría ser aplicado para mejorar los sistemas educativos en todo el mundo. También tiene dudas, defensores y detractores.

LA NEUROCIENCIA ha avanzado lo suficiente como para que sus resultados comiencen a tener un impacto en diferentes componentes de la sociedad. Esta premisa ha llevado a la irrupción de las **«neurocosas»**, toda una serie de tendencias que tratan de explicar competencias tan complejas como el *marketing* con un aporte por parte de la neurociencia. El problema es que, en la mayoría de los casos, el fundamento científico es inexistente, aunque en muchos otros sí que pueden existir cimientos científicos que lo sustenten. Este es el caso de la **neuroeducación**.

Existen varios hechos que apoyan la neuroeducación, como puede ser la edición de revistas científicas sobre el tema, o que grandes universidades estén impartiendo cursos de posgrado sobre este tema. En este último punto radica, a su vez, uno de los grandes problemas de esta nueva tendencia educativa: el hecho de que es algo tan reciente, que aún no hay apenas **formación** al respecto, lo que implica que muchas de las personas que tratan de aplicar la neurociencia en el aula no tienen el conocimiento suficiente para hacerlo. De hecho, muchos investigadores defienden que se trata de una **moda**, lo cual está generando que el verdadero interés de la neuroeducación se diluya.

Uno de los ejemplos de todo esto es que, en muchas ocasiones, auténticos **mitos** sobre el cerebro, son disfrazados de neuroeducación, como puede ser la falacia de que **utilizamos solo el 10% del cerebro.** Este argumento se utiliza en libros de texto, guías docentes, aplicaciones, etc., como motivo para vender que el cerebro puede mejorar fá-

cilmente. Pero solo con analizar todo lo que se ha hablado en este libro, ya se puede intuir que utilizamos mucho más del 10% del cerebro. De hecho, dar un porcentaje es engañar directamente porque no se puede medir la capacidad de un cerebro como la de un ordenador. Lo que sabemos es que, en el día a día, el cerebro está activo en su totalidad, desde la memoria hasta la percepción, emociones, funciones inconscientes o control del resto de órganos del cuerpo. Por lo tanto, la neuroeducación sí puede servir como herramienta para precisamente desmontar estos mitos tan asumidos por parte de la comunidad educativa.

Otro mito es el de la **división de los hemisferios cerebrales** y cómo uno es más matemático y lógico y otro más creativo y artístico. Ya se explicó previamente que esto es una mentira total, y que por lo tanto no existe razón alguna para utilizarlo como argumento educativo. A pesar de ello, todavía se sigue encontrando en libros de texto o programas académicos incluso a nivel universitario. Por otra parte, existen hasta metodologías pedagógicas completas que están basadas en este tipo de mitos, un ejemplo es el **método Doman,** del que ni siquiera merece la pena entrar en descripciones, pero que se encuentra instalado en todo tipo de centros de enseñanza infantil y cuya base científica está totalmente desacreditada.

La cara positiva de esta moneda es que sí que existen investigaciones que deben ser tenidas en cuenta sobre los modelos educativos actuales y sobre **conductas de vida** de estudiantes, como:

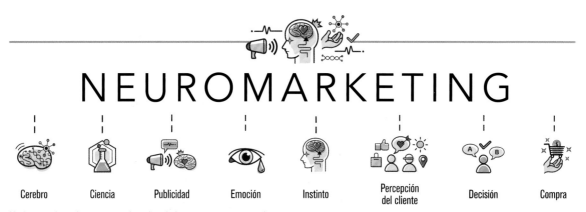

NEUROMARKETING

Cerebro | Ciencia | Publicidad | Emoción | Instinto | Percepción del cliente | Decisión | Compra

Muchos pseudoestudios intentan explicar el *marketing* como un proceso neurológico.

CONDUCTA SALUDABLE

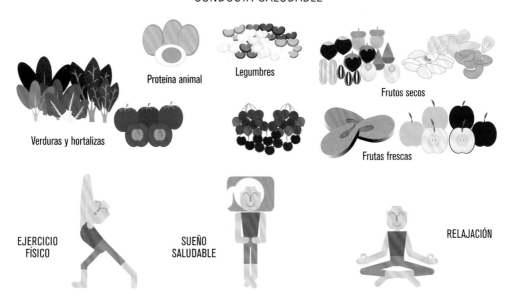

Proteína animal

Legumbres

Frutos secos

Verduras y hortalizas

Frutas frescas

EJERCICIO FÍSICO

SUEÑO SALUDABLE

RELAJACIÓN

La ciencia sí avala el hecho de que seguir un patrón alimenticio saludable, hacer ejercicio físico y dormir bien, favorece los procesos educativos.

• La **alimentación** tiene un impacto directo sobre el cerebro, por lo que unos malos hábitos durante los años de aprendizaje pueden generar efectos adversos. Se ha observado que la **obesidad infantil** se correlaciona con cierto grado de daño cerebral, además de con déficits de atención y memoria en niños. Durante la adolescencia, se ha comprobado que el **exceso de grasa** genera una dificultad cerebral en la función ejecutiva y control de impulsos, que a su vez lleva a que sea más difícil resistir la tentación de comer, generando un círculo vicioso[122, 123].

• Otro factor relacionado con hábitos de vida saludable y educación es el ejercicio físico. Es bien sabido el efecto positivo que tiene para prevenir diferentes tipos de enfermedades, entre ellas muchas relacionadas con el cerebro. Pero existen un número creciente de evidencias científicas sobre la r**elación entre ejercicio físico y proceso de aprendizaje.** Por ejemplo, se ha comprobado que practicar ejercicio cuatro horas después de una clase incrementa la capacidad de memorizar lo aprendido[124].

• Durante la infancia y la adolescencia, el cerebro está sometido a unos horarios relativamente estrictos que favorecen que el individuo adquiera **patrones saludables de sueño,** siempre y cuando cumpla estos horarios. Estudios en Reino Unido muestran que la mayoría de los adolescentes duermen menos de lo que se estima para tener un rendimiento óptimo a

su edad. Diferentes investigaciones apoyan cómo en esta edad, dormir menos de las ocho o nueve horas recomendadas puede generar problemas de obesidad, depresión o mal rendimiento académico. Algunas investigaciones han probado el efecto de retrasar el inicio de las clases en una hora y media y vieron que se reducía en un 30% el absentismo. Estudios como este han llevado a que los Centros de Control y Prevención de Enfermedades de Estados Unidos y la Academia Americana de Pediatría estén planteándose implementar cambios de horario en su país[125].

El conocimiento científico, por lo tanto, puede darnos información sobre pautas y comportamientos positivos para favorecer la educación. La neurociencia también puede aportar su granito de arena: el cerebro mantiene mejor la atención si se despierta la **curiosidad**, por eso las clases monótonas son más difíciles de seguir; el cerebro almacena mejor la información cuando esta es **escrita a mano**; la memoria funciona mucho mejor si se ha dormido y descansado bien, etc. Todo lleva a pensar que, aunque hoy la neuroeducación esté cuestionada, será clave a la hora de definir los modelos educativos del futuro.

122. Baym, C.L., et al., Am J Clin Nutr, 2014. 99(5): p. 1026-32.
123. Kamijo, K., et al., Obesity (Silver Spring), 2012. 20(12): p. 2406-11.
124. van Dongen, E.V., et al., Curr Biol, 2016. 26(13): p. 1722-1727.
125. Kelley, P., et al., Front Hum Neurosci, 2017. 11: p. 588.

CONSCIENCIA

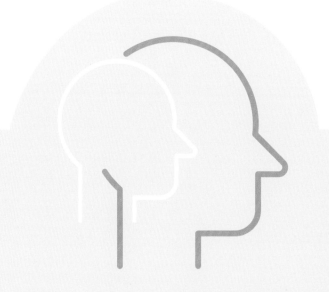

Historia de la consciencia

Desde la Antigua Grecia hasta hoy, se ha estudiado la consciencia como aquello que nos hace darnos cuenta de lo que nos rodea y de nuestro propio interior. El camino no ha sido fácil...

DE UNA FORMA ESTRICTAMENTE CIENTÍFICA, se puede definir la **consciencia** como la forma en la que el cerebro transforma toda la información física que recibe (en forma de ondas) en la experiencia que esto luego genera. Estos sonidos, olores o colores no existen como tal en el cerebro, sino una **traducción** de todos ellos en señales neuronales. Una de las mejores definiciones es la que ofrece Antonio Damásio en su obra *Y el cerebro creó al hombre: «La consciencia es un estado mental en el que se tiene conocimiento de la propia existencia y la existencia del entorno».*

La consciencia representa el darse cuenta de lo que está ocurriendo, pero también significa la percepción de la propia existencia de cada uno **(autoconsciencia).** Todo el procesamiento de la información ocurre de forma inconsciente, y es cuando se integra y se interpreta cuando dichos estímulos se hacen conscientes.

Los **grandes pensadores griegos** fueron los primeros en reflexionar sobre lo que ellos llamaron **relación entre el alma y el cuerpo.** En el siglo V a.C., Hipócrates ya pensaba que la consciencia estaba ubicada en el cerebro y que esta iba desapareciendo conforme el órgano enfermaba. Pensadores del **Imperio Romano** también reflexionaron sobre el alma (de hecho, el término procede del latín, *conscientia* que significa «conocimiento inmediato que el individuo tiene de sí mismo, sus actos y pensamientos»).

Durante la **Edad Media,** la corriente de pensamiento estaba más asociada con la influencia divina. Hasta que aparecieron los grandes pensadores del siglo XVII, como **René Descartes**, que consideró la consciencia como una propiedad esencial del ser humano, pues era necesaria para que surgiera todo pensamiento; por lo tanto, la establece como la **base de la racionalidad**. Trató de buscar la localización de la consciencia en el cerebro y dedujo que debía estar en la **glándula pineal,** idea que se ha mantenido durante décadas.

Con la **llegada del siglo XIX** y el surgimiento de la psicología científica, las reflexiones científico-filosóficas sobre la consciencia evolucionaron gracias al conocimiento aportado por la **neurobiología**. Muchos autores empiezan a buscar correlatos anatómicos de la consciencia en el cerebro a la par que se iba encontrando el de otras funciones como el lenguaje, la toma de decisiones, etc. La irrupción de la neurobiología actual y sobre todo de las técnicas de imagen, ha supuesto un cambio en el paradigma sobre la consciencia.

Glándula pituitaria

Glándula pineal

 EL TABLERO DE ADELSON

La información procedente de los sentidos se entremezcla con experiencias vividas previamente, de forma que el cerebro rápidamente es capaz de generar respuestas al entorno, a pesar de que esto pueda tener determinados «fallos». Un ejemplo de esto son algunas ilusiones ópticas, como la del tablero de Adelson. En la imagen vemos dos cuadrados marcados con una «X» que, *a priori*, son de tonalidades diferentes, pero si se comprueba, son del mismo color. Lo que ocurre es que, a la imagen generada por el cerebro, se le incluye la información de la memoria, que dice que, si hay un objeto emitiendo una sombra, esta debe oscurecer, junto con la percepción del patrón asociado al tablero de ajedrez. Nuestra información consciente en este caso está alterada por el propio cerebro.

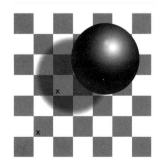

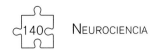
¿Dónde está la consciencia humana?

Al observar que la consciencia se pierde durante el sueño, en estados vegetativos, bajo el efecto de la anestesia o durante una crisis epiléptica, se han buscado los correlatos neuronales de la consciencia en busca de las «neuronas de la consciencia» o el «área cerebral de la consciencia».

ESTA BÚSQUEDA se basa en un hecho fascinante. Aunque sentimos el tacto, dolor, calor, etc., en diferentes regiones de nuestro cuerpo, esto en realidad está ocurriendo en las **cortezas sensoriales** que son las que generan esa sensación. Es por eso que, por ejemplo, personas que sufren una amputación, durante un tiempo pueden seguir sintiendo dolor, picor, etc., en la extremidad amputada.

Hasta hace poco más de 30 o 40 años, muchos pensadores creían que la respuesta sobre la consciencia humana y su ubicación en el cerebro era muy superior a la ciencia actual y que no estamos lo suficientemente evolucionados como para poder responderla. Hace pocas décadas **Francis Crick** y **Christof Koch** propusieron que la consciencia se producía como consecuencia de la oscilación de las señales eléctricas del cerebro, descartando así otras teorías que ubicaban la consciencia en zonas específicas. Un ejemplo es cómo se ha intentado asociar con las regiones responsables de la atención, por su función «similar», pero que no se debe confundir, pues se puede ser consciente de algo sin estar prestándole atención, y, de hecho, el cerebro humano ha evolucionado para hacer esto constantemente[126].

Hoy día, la teoría más aceptada es la que apoya que la consciencia surge de la integración de información por diferentes zonas del cerebro y que por lo tanto surge de un **sistema cerebral dinámico.**

Pero el estudio sobre la localización de la consciencia es mucho más complejo. A lo largo de décadas se ha visto cómo no está ligada con la corteza prefrontal, la región que alberga el razonamiento, la memoria a largo plazo, la toma de decisiones, etc., ya que personas que han sufrido grandes accidentes en esta zona, como Phineas Gage (del que hablamos al principio del libro, en las páginas 9 y 10), mantienen una consciencia funcional[127]. Diferentes

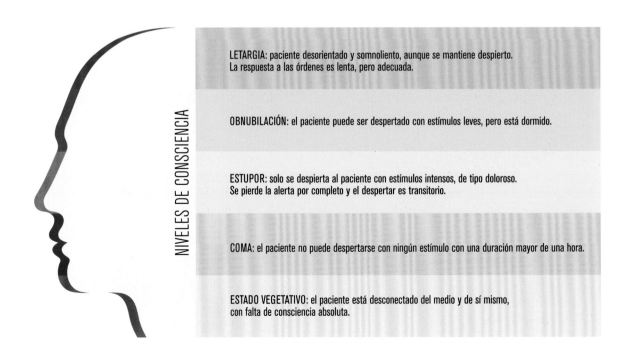

NIVELES DE CONSCIENCIA

LETARGIA: paciente desorientado y somnoliento, aunque se mantiene despierto. La respuesta a las órdenes es lenta, pero adecuada.

OBNUBILACIÓN: el paciente puede ser despertado con estímulos leves, pero está dormido.

ESTUPOR: solo se despierta al paciente con estímulos intensos, de tipo doloroso. Se pierde la alerta por completo y el despertar es transitorio.

COMA: el paciente no puede despertarse con ningún estímulo con una duración mayor de una hora.

ESTADO VEGETATIVO: el paciente está desconectado del medio y de sí mismo, con falta de consciencia absoluta.

estudios demuestran que el **tálamo** es la única región del cerebro que, si es dañada, genera una pérdida de consciencia. La realidad es que esta región tiene múltiples funciones, destacando su misión como zona integradora y distribuidora de la información sensorial.

Los estudios más recientes de resonancia magnética funcional demuestran que existe un modelo específico de actividad cerebral que podría asociarse con los diferentes estados de consciencia (véase el gráfico). En una investigación reciente se aplicó esta técnica a 159 sujetos, entre los cuales había individuos de control, individuos sanos anestesiados y pacientes diagnosticados con algún síndrome con estado vegetativo. Analizaron 42 regiones cerebrales y observaron **cuatro modelos de actividad:**

1. El primero de ellos, representaba una gran **coordinación** entre regiones.

2-3. Los modelos dos y tres muestran **grados medios** de complejidad.

4. El cuarto modelo mostró un **nivel muy bajo** de relación entre las regiones, que era mucho más frecuente en pacientes en estado vegetativo[128].

Por lo tanto, la consciencia surge de una actividad sincronizada de diferentes partes del cerebro, que generan en conjunto la **imagen completa del entorno,** percepción, sensaciones internas, etc. Esta visión integradora es la más aceptada, pero dentro de ella también existen muchas otras teorías que tratan de buscar una región del cerebro que haga de integradora de la información y generadora

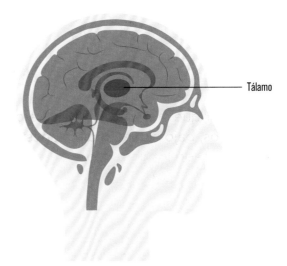

Tálamo

El tálamo es quien integra los datos sensoriales y procesa esa información; interviene también en la regulación del sueño y vigilia y sobre todo, tiene un papel destacado en la consciencia. Aunque necesita muchas otras áreas cerebrales para mantener el nivel de consciencia, se sabe que es imprescindible, pues si se daña, se suele producir el coma.

de la consciencia. A día de hoy, la búsqueda de dicha área generadora de consciencia sigue sin dar resultados.

Existen dos grandes desafíos actualmente sobre la conciencia humana: por un lado, obtener **herramientas de imagen** lo suficientemente refinadas como para poder observar mejor los patrones neuronales asociados a ella en el cerebro; y, por otro lado, obtener una **teoría científica** sólida sobre la consciencia que probablemente sea la suma de varias de las teorías más aceptadas en la actualidad. A esto hay que sumar los debates filosóficos e incluso sociales que esta esencia del ser humano genera.

Pero, volvamos al principio: **¿cómo ocurre la consciencia?** Se trata de la actividad de miles de millones de neuronas, actuando de forma sincronizada, esta es la respuesta más aceptada por la comunidad científica en la actualidad. Pero esta es una respuesta algo superficial, en el fondo, ya que lo más fascinante es que en cada ser humano el resultado de esta actividad es totalmente diferente. La consciencia hace a cada uno incomparable y la alteración de la misma puede generar todo tipo de enfermedades. Eso sí, podemos afirmar que sin la consciencia no hay nada... O quizás aún no sabemos lo suficiente como para ni siquiera poder hacer esta afirmación.

CORTEZAS SENSORIALES

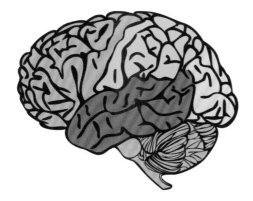

- ■ FRONTAL (procesa información sensorial)
- ■ PARIETAL (tacto)
- ■ TEMPORAL (oído)
- ☐ OCCIPITAL (vista)
- ■ CEREBELO Y TALLO CEREBRAL

126. Koch, C., et al., Trends Cogn Sci, 2007. 11(1): p. 16-22.
127. Mataro, M., et al., Arch Neurol, 2001. 58(7): p. 1139-42.
128. Demertzi, A., et al., Sci Adv. 2019. 5(2): p. eaat7603.

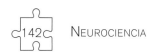

La (auto)consciencia en animales

La consciencia es esencial para el ser humano, es lo que permite una interpretación del medio externo e interno y por lo tanto de poder responder a él de una forma rápida y eficiente. Pero, ¿es algo estrictamente humano?

LOS ANIMALES también interpretan el medio externo y generan respuestas de manera rápida, ¿implica esto que tengan consciencia? Estas preguntas engloban alguno de los aspectos más complejos abordados por la etología o ciencia que estudia el comportamiento animal (y humano).

No se debe caer en el **error antropocéntrico** de que los animales tienen los mismos sentimientos complejos que los humanos y por lo tanto el mismo grado de consciencia, pero sí que hay muchas especies que muestran comportamientos y conductas que se asocian con cierto grado de consciencia. De hecho, se presupone que todo animal con un cerebro desarrollado cuenta con cierto grado de **consciencia sensorial.** Esta se encarga de integrar la información del entorno para generar una respuesta y se trata de la forma más primaria de consciencia.

Algunos estudios establecen el origen de la consciencia en el **Cámbrico** donde ya pudo haber animales capaces de tener una **experiencia subjetiva del entorno.** Los investigadores que afirman esto, presuponen dicha experiencia subjetiva a insectos, ya que presentan estructuras análogas en los sistemas nerviosos a las que aparecieron en animales más evolucionados[129].

Siguiendo la **línea evolutiva**, estos sistemas análogos se mantienen y se van haciendo cada más complejos, implicando a núcleos nerviosos y, posteriormente, a zonas cerebrales. Es en la línea de los **mamíferos** donde surgen las adaptaciones más complejas que llevan al desarrollo

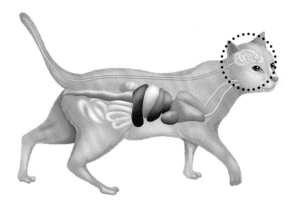

Los mamíferos son los animales en los que más se ha desarrollado la autoconsciencia.

de la autoconsciencia en algunas especies. Finalmente, este proceso tuvo su culminación en los antecesores de los **humanos** hasta llegar al complejo cerebro actual.

El aspecto más estudiado es la capacidad que tienen los animales de sentir **dolor o sufrimiento**. Se trata de conductas con una gran importancia evolutiva que cobran mucha más relevancia en animales que viven en **comunidad.** Se ha observado en decenas de especies y es por eso que algunos de los neurobiólogos más destacados de la actualidad, entre ellos Philip Low, Christof Koch o David Edelman, firmaron en 2012 la Declaración de Cambridge sobre la Consciencia, sobre el grado de consciencia y, sobre todo, de percepción del dolor, que tienen los animales.

Una vez asumido que los animales pueden tener cierto grado de consciencia y, sobre todo, las implicaciones que esto tiene sobre el sufrimiento animal, el siguiente paso es tratar de discernir si hay especies que han desarrollado autoconsciencia. Para empezar, hay que partir de una premisa y es que, si la han desarrollado, no va a ser tan elaborada como la humana, por lo que hay que hablar de **autoconsciencia animal.** El primer escollo que surge al respecto es si somos capaces de identificar este proceso tan complejo.

La aproximación que mejores resultados ofrece es el **experimento del espejo.** Una aproximación que también se utiliza para estudiar cuándo surge la autoconsciencia en las personas. Se basa en la idea de que un bebé o un animal, si tiene cierto grado de autoconsciencia, debe ser capaz de tener una **imagen mental** de quién es, y por lo tanto de identificarse en la imagen reflejada que ofrece un espejo. En este sencillo experimento, animales que no son capaces de reconocerse presentan conductas muy variadas y todas parecidas a las que tienen cuando ven a otro individuo de su especie, desde defensivas hasta afectivas. Pero aquellos que sí se reconocen tienen comportamientos de curiosidad, empiezan a observar en el espejo partes de su cuerpo que no pueden ver normalmente o incluso hacen todo tipo de muecas. Esta aproximación puede hacerse algo más compleja para estudiar en profundidad esto y evitar falsos positivos. Para eso, se les pinta una marca en la frente (con una pintura que no genera olor), aquellos que se reconocen, directamente se la intentan

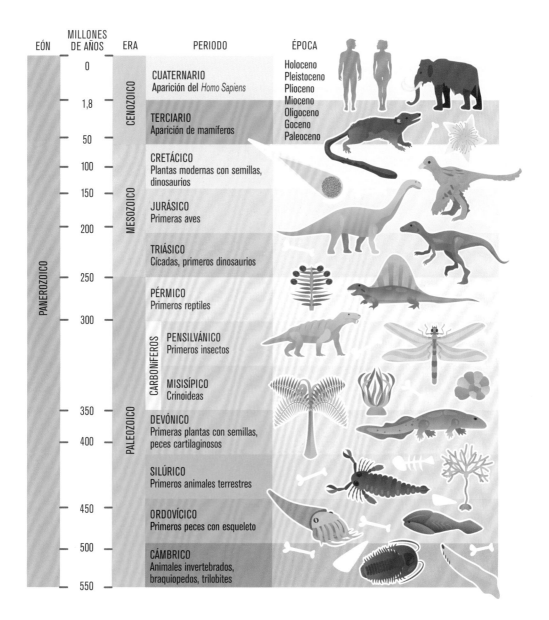

EÓN	MILLONES DE AÑOS	ERA	PERIODO	ÉPOCA
	0		**CUATERNARIO** Aparición del *Homo Sapiens*	Holoceno Pleistoceno Plioceno Mioceno
	1,8	CENOZOICO	**TERCIARIO** Aparición de mamíferos	Oligoceno Goceno Paleoceno
	50			
	100		**CRETÁCICO** Plantas modernas con semillas, dinosaurios	
	150	MESOZOICO	**JURÁSICO** Primeras aves	
	200			
	250		**TRIÁSICO** Cícadas, primeros dinosaurios	
	300		**PÉRMICO** Primeros reptiles	
		CARBONÍFEROS	**PENSILVÁNICO** Primeros insectos	
	350		**MISISÍPICO** Crinoideas	
	400	PALEOZOICO	**DEVÓNICO** Primeras plantas con semillas, peces cartilaginosos	
	450		**SILÚRICO** Primeros animales terrestres	
	500		**ORDOVÍCICO** Primeros peces con esqueleto	
	550		**CÁMBRICO** Animales invertebrados, braquiopedos, trilobites	

(EÓN: PANEROZOICO)

borrar al verse reflejados en el espejo, lo que indica que interpretan que la imagen reflejada es la suya misma.

En **bebés humanos,** el reconocimiento en el espejo ocurre aproximadamente a partir de los 18 meses de edad. Especies de grandes simios como los bonobos, chimpancés o gorilas también tiene esta capacidad, mientras que otros primates no son capaces. Estas conductas de **autorreconocimiento** también han sido observadas en animales que muestran comportamientos muy sociables, como las orcas, elefantes, delfines o incluso urracas[130-133].

El **estudio comparativo** del cerebro humano con el de otros animales, como ratones, primates o moscas de la fruta ha permitido identificar regiones análogas entre unos y otros cerebros. En el caso de la consciencia, debido a que no tenemos claro las zonas implicadas, encontrarlo en animales es más difícil todavía, pero se piensa que se trata también de complejos circuitos por toda la estructura cerebral. Experimentos como el del espejo muestran que hay especies que al menos son capaces de reconocerse a sí mismas y por lo tanto de tener una concepción consciente de quiénes son.

El conocimiento sobre la consciencia animal, al igual que otros aspectos del cerebro, genera un debate que supera los límites de la ciencia y se instala en la sociedad al hablar de sufrimiento animal, **bioética**, etc. Aprender sobre el cerebro, no solo nos ayudará a conocernos a nosotros mismos sino a entender a todos aquellos que nos han acompañado a lo largo de milenios de evolución.

129. Barron, A.B., et al., Proc Natl Acad Sci U S A, 2016. 113(18): p. 4900-8.
130. Plotnik, J.M., et al., Proc Natl Acad Sci U S A, 2006. 103(45): p. 17053-7.
131. Bekoff, M., et al., Trends Ecol Evol, 2004. 19(4): p. 176-80.
132. Platek, S.M., et al., Trends Ecol Evol, 2004. 19(8): p. 406-7 407-8.
133. Kornell, N., J Comp Psychol, 2014. 128(2): p. 143-9.

Los qualia y la experiencia consciente

A medio camino entre filosofía y neurociencia, el novedoso concepto de qualia mezcla la percepción y la experiencia de un modo subjetivo: son lo que entendemos por «experiencias conscientes».

AL MIRAR LA FOTO de un familiar querido se integra toda la información acerca de esta persona, experiencias vividas, emociones que genera, etc., pero a su vez, toda la información que integra el concepto de persona o incluso de fotografía, sabemos quién es, pero somos conscientes de que no está ahí. Otro ejemplo es asistir a un amanecer: nuestro cerebro percibe la información sensorial del momento, integra además el sonido o los olores, pero también se produce una profunda sensación emocional difícil de definir y que puede variar en cada persona. Todo esto ocurre a una gran velocidad, lo cual es necesario para generar respuestas rápidas, que en este caso no tienen por qué ser así, pero en nuestro pasado evolutivo fueron claves para sobrevivir. Esta serie de **cualidades sensoriales subjetivas** que componen la experiencia consciente, como la de mirar una foto, o ver el amanecer, se definen como los **qualia** (plural) o **quale** (singular). Se trata de un concepto filosófico que puede resultar difícil de comprender, pero que se resume como las percepciones de cada experiencia. Por ejemplo, son qualia la rojez del color rojo, el picante de un chile habanero, la emoción que despierta una canción o la alegría de una experiencia feliz.

Integran una gran cantidad de información que en su conjunto generan la **experiencia consciente.** Además, cada persona puede tener una experiencia diferente de un mismo evento en función de sus percepciones o recuerdos. A pesar de que es un concepto clásicamente asociado a la filosofía, también se puede hacer un abordaje desde la neurobiología. No es la primera vez que en este libro filosofía y cerebro se conjugan para ofrecer una visión más completa de la realidad.

Desde el punto de vista cerebral, hablar de los qualia es hablar de cómo se generan las **sensaciones** consecuencia de una experiencia. Cómo pasan una serie de respuestas químicas y físicas en el cerebro a formar una sensación y que sumado a otras den lugar al estado consciente.

Al mirar la foto de un familiar, si estudiamos qué ocurre en el interior del cerebro, comprobamos cómo se genera

CUALIDADES SENSORIALES SUBJETIVAS

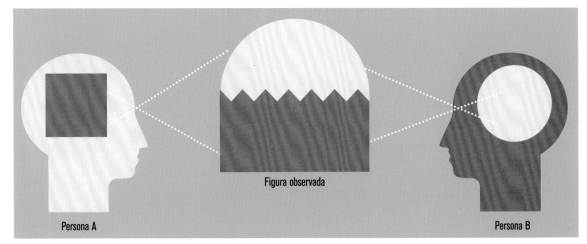

Figura observada

Persona A

Persona B

Observar la misma cosa o un fenómeno idéntico, puede ser percibido de un modo completamente distinto en cada persona. Los qualia tienen la culpa de ello.

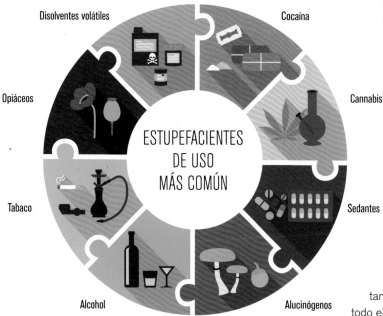

Disolventes volátiles

Cocaína

Opiáceos

Cannabis

ESTUPEFACIENTES
DE USO
MÁS COMÚN

Sedantes

Tabaco

Alcohol

Alucinógenos

El uso de drogas puede alterar la consciencia y la percepción.

percepciones subjetivas, pero sí sabemos la respuesta general que despierta cada sensación. Dicha respuesta está modulada por las experiencias previas vividas lo cual hace que cada ser humano tenga una forma única e individual de percibir aspectos del entorno.

Conocer mejor cómo se generan este tipo de respuestas y su variación en un cerebro patológico o bajo los efectos de determinadas sustancias, nos ayudará a comprender mejor todo el complejo sistema de la percepción.

Finalmente, este tipo de respuestas, que a su vez están moduladas por experiencias previas que se acumulan a lo largo de toda una vida, hacen que cada ser humano, tenga una forma única e individual de percibir aspectos del entorno, lo cual a la larga no deja de ser una ventaja evolutiva como especie.

actividad relacionada con la percepción, se activan **cortezas sensoriales,** pero también aparece una **activación hipocampal** y de la **corteza prefrontal,** ya que al ver esa imagen se evoca a esa persona, florecen recuerdos vividos, buenos y malos, lo cual ocurre por una activación de la **amígdala** y otras zonas asociadas a las emociones; esto incluso puede generar respuestas fisiológicas, como una lágrima si se echa de menos a esa persona o una sonrisa al recordar una anécdota. Todo este entramado, es la experiencia subjetiva asociada a los qualia.

Un aspecto interesante de esta relación entre filosofía y cerebro es si estas sensaciones e interpretaciones se pueden alterar. Por ejemplo, los fármacos antidepresivos o los tranquilizantes, entre otros., generan una serie de respuestas en el cerebro que pueden cambiar por completo la percepción de una misma realidad en una misma persona. Si volvemos al ejemplo del amanecer, una persona puede reaccionar de forma totalmente diferente si asiste a este evento bajo el efecto de, por ejemplo, fármacos que regulan la liberación y recaptación de neurotransmisores.

Cada experiencia que se percibe de forma consciente está compuesta por una serie de ingredientes sensoriales que la hacen única. A pesar de que los qualia engloben el componente más filosófico de la percepción y la experiencia consciente, al hacer referencia a cada uno de dichos ingredientes, también tienen su reflejo en el cerebro humano. Es muy complicado y quizá también algo reduccionista buscar qué ocurre a nivel neuronal tras estas

PROPIEDADES DE IDENTIFICACIÓN

INEFABLES	Son aprendidos a través de la experiencia directa.
INTRÍNSECOS	Propiedades no relacionadas, ya que no cambian en función de si cambian las experiencias. Pensemos en la cualidad de los colores, por ejemplo.
PRIVADOS	No se pueden comparar con los de otras personas.
APREHENSIBLES EN LA CONSCIENCIA	La experiencia en sí de los qualia surge cuando uno lo experimenta.

Uno de los mayores estudiosos de este tema es el filósofo de la ciencia Daniel Dennett, quien define estas cuatro propiedades para identificar los qualia.

El yo

La autoconsciencia humana es un campo de estudio muy complejo en el que aún no hay respuestas desde el punto de vista neurológico. La visión del yo físico es más sencilla de abordar; la del yo filosófico es subjetiva e inaprensible.

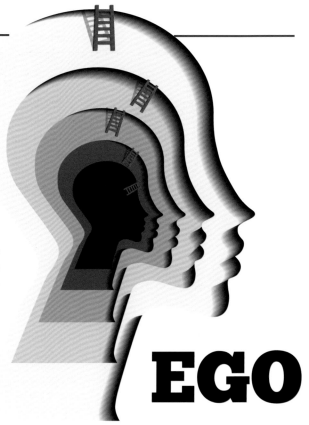

EGO

L A CONSCIENCIA HUMANA hace referencia, por un lado, a la **interpretación** de todo lo que nos rodea y, por lo tanto, a la capacidad para generar **respuestas e interacciones,** y a la interpretación de lo que nos ocurre a nosotros mismos, de nuestro estado mental. El constructo mental del yo es uno de los más complejos de los que alberga el cerebro, pero también ese *ser conscientes de que somos conscientes* es una de las grandes señas diferenciales del ser humano. A pesar de su importancia, esta percepción autoconsciente es realmente frágil y un fallo en ella puede generar todo tipo de problemas.

El estudio del yo ha pertenecido al campo de la **filosofía** y la **psicología**, como una entidad individual o que puede formar parte de un grupo, como una particularidad exclusivamente humana, etc. Personalidades como Freud o Jung han elaborado complejas teorías sobre el funcionamiento del yo. Pero a **nivel cerebral,** no se conocen bien los procesos implicados en la formulación de este complejo constructo.

Uno de los aspectos que más se ha estudiado desde la neurobiología es la función cerebral que interpreta el **yo más corporal;** es decir, el que hace referencia a ser consciente de las partes que integran nuestro propio cuerpo. Este campo se ha revolucionado por las investigaciones de Henrik Ehrson y su equipo. Sus **experimentos** más clásicos los realizaba con voluntarios a los que se les ocultaba uno de sus brazos y en su lugar se ponía un brazo de plástico. En uno de ellos, por ejemplo, se tocaba el brazo de plástico con un pincel; mientras el voluntario lo veía, a su vez, otra persona tocaba también con un pincel el brazo real oculto, tratando siempre de que el contacto sobre el brazo real y de plástico fuera lo más sincronizado posible. De repente, se atacaba al brazo de plástico con un martillo o algo similar y el voluntario rápidamente movía el brazo de verdad como acto reflejo.

De esta forma se veía cómo la mente del voluntario asimilaba el brazo de plástico como propio.

En otro experimento vendaron los ojos de los voluntarios y el científico movió el dedo índice del voluntario para que tocara la mano falsa, a la vez que otro investigador tocaba de forma sincronizada la mano real oculta. Tras unos segundos, los voluntarios acabaron teniendo la percepción de que estaban tocando su propia mano y no una mano falsa. Mientras tanto, monitorizaron qué ocurría en el cerebro mediante imagen de resonancia magnética funcional y vieron cómo se activaban **cortezas premotoras ventrales y el cerebelo,** demostrando una activación real a nivel cerebral en esta interpretación del yo más física[134, 135]. Con el paso de los años, este grupo ha hecho muchos otros experimentos, incorporando en los últimos años la realidad virtual y aumentada donde los voluntarios ven su propio cuerpo desde fuera.

El cerebro también tiene una **percepción interna** de todos los órganos que se mantienen relativamente latente, hasta que sufren algún tipo de daño, lo cual se traduce en molestias que pueden experimentarse de todo tipo, pero en la mayoría de las ocasiones, con la sensación del **dolor.**

Además de esta visión del yo más física, encontramos una **visión más subjetiva,** que trata sobre nuestro estado mental y nuestra presencia en el mundo con respecto a los demás. Esta percepción se va modulando con el paso de los años y es influenciada por las experiencias vividas, teniendo un gran contenido emocional. También presentan un contenido genético que definirá aspectos fundamentales de la personalidad y que por lo tanto influirán en la percepción que se tenga de uno mismo. El factor hormonal desempeña un papel importante en la formación de la **personalidad** sobre todo durante la **adolescencia**, época de la vida fundamental para la conformación de la percepción subjetiva del yo. Estos años suponen toda una revolución a nivel del neurodesarrollo, lo cual impacta directamente sobre la personalidad y la identidad de cada uno.

Una reflexión interesante es analizar la fragilidad del concepto del yo. Ya se ha visto que el cerebro puede fallar al interpretar los **estímulos exteriores,** como el ejemplo del tablero de Adelson. También se ha visto cómo se pue-

de llegar a engañar al cerebro en la propia percepción física de uno mismo, como muestran los experimentos de las manos de plástico que ya hemos comentado. Pero, ¿puede haber fallos en la percepción más subjetiva del yo? Siendo como es un proceso tan complejo, la respuesta es que sí. Muchos investigadores trabajan en la formación del concepto del yo y su influencia en diferentes **trastornos mentales,** desde el yo más físico que puede subyacer a trastornos de la alimentación, al yo más subjetivo que puede desencadenar trastornos de personalidad, depresión, etc.

Es por eso que a día de hoy existe una incesante búsqueda de la relación entre el yo y su **sustrato cerebro.** Buscamos aprender sobre este y su influencia a lo largo de los años de desarrollo para poder así afrontar todo tipo de enfermedades. En definitiva, aprender a conocernos a nosotros mismos nos puede ayudar a aprender a curarnos.

134. Ehrsson, H.H., et al., Science, 2004. 305(5685): p. 875-7.

135. Ehrsson, H.H., et al., J Neurosci, 2005. 25(45): p. 10564-73.

AUTOCONSCIENCIA FÍSICA

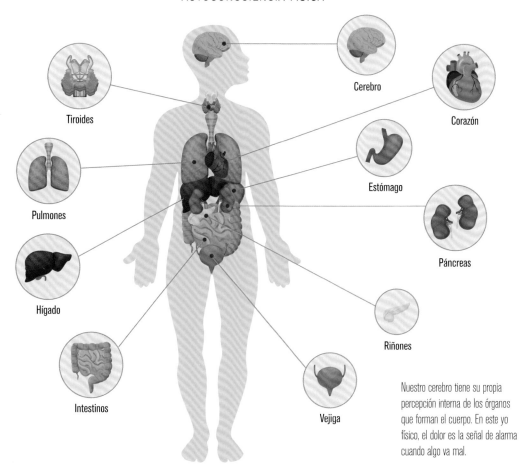

Nuestro cerebro tiene su propia percepción interna de los órganos que forman el cuerpo. En este yo físico, el dolor es la señal de alarma cuando algo va mal.

La pérdida de consciencia

Intentamos cuantificar los niveles de consciencia estudiando su pérdida. Esto puede ayudar a entender cómo comunicarse con pacientes en estado vegetativo, un gran paso en el estudio del cerebro.

EL SER HUMANO pierde la consciencia cada día, al dormir, durante estas horas no se tiene conocimiento del estado del entorno o de uno mismo. Este argumento tiene ciertas limitaciones, ya que sí se puede ser consciente de un dolor interno o dependiendo del estado del sueño, incluso de ciertas características del entorno. Obviando estas discrepancias, si lo reducimos a la definición de consciencia, sí que esta desaparece durante el **sueño**. Pero hay otra condición no patológica en la que este sistema cerebral consciente se apaga por completo y es durante la **anestesia general.** Aquellos que han sido sometidos a este tipo de sedación, afirman que la principal diferencia con el sueño es que, al despertar del sueño, uno tiene una percepción relativamente aproximada del tiempo que ha pasado, mientras que, al hacerlo de una anestesia general, el individuo desconoce por completo el tiempo transcurrido. Este hecho podría argumentar a favor de que durante el sueño no ocurra una pérdida total de la consciencia.

Pero aparte de todos estos debates con un mayor carácter filosófico, la pérdida de consciencia y su estudio es un proceso que despierta el interés de investigadores por todo el mundo.

A nivel patológico puede aparecer como una consecuencia de traumatismos, accidentes, infecciones o incluso intoxicaciones extremas. Lo cual puede generar desde pérdidas de consciencia que duren minutos hasta pérdidas de años; durante todo este tiempo, el paciente no es capaz de **interaccionar** de manera alguna con el entorno. De hecho, cuando algunos pacientes despiertan de un largo periodo

vegetativo, muchas veces ocurre igual que al despertar de la anestesia: que no han sido conscientes del paso del tiempo. Cuantificar los **niveles de consciencia** en estos pacientes puede ser fundamental para comprender mejor qué ocurre en sus cerebros.

Los estudios más recientes muestran que uno de cada cinco pacientes en **estado vegetativo** (no en coma), mantiene la consciencia; por lo tanto, saber identificarlos y aprender a comunicarse con ellos es uno de los avances más apasionantes de la neurociencia actual. En un experimento ya clásico desarrollado por **Adrian Owen,** se planteó un debate sobre los estados de consciencia. Para ello sometió a una paciente en estado vegetativo (considerado como inconsciente) a pruebas de resonancia magnética funcional, mientras le formulaba una serie de preguntas. En primer lugar comprobó cómo la corteza auditiva de la paciente se activaba, pero no solo eso, sino que cuando se le pedía que se imaginara caminando por su casa, observaron actividad en la corteza parietal derecha, de una forma similar a la actividad que tiene un individuo sano cuando efectivamente pasea por su hogar[136].

Esta investigación y otras muchas que le sucedieron han generado un método que permite medir si los pacientes que están en estado vegetativo tienen o no consciencia. Ahora, uno de los desafíos es poder conseguir comunicarse con ellos de una forma fluida. El principal problema a este respecto, radica en que, para cada comunicación, el paciente tiene que ser sometido a una prueba de resonancia magnética funcional y el proceso es tremen-

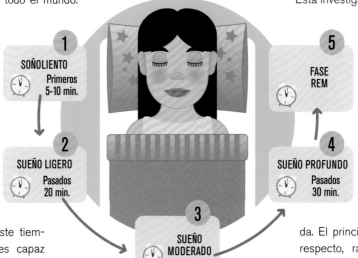

Las fases del sueño son similares a las de la anestesia general, pero la percepción temporal al despertar cambia.

1 SOÑOLIENTO Primeros 5-10 min.

2 SUEÑO LIGERO Pasados 20 min.

3 SUEÑO MODERADO

4 SUEÑO PROFUNDO Pasados 30 min.

5 FASE REM

VÍA AUDITIVA

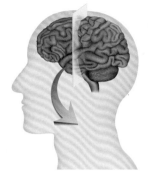

La corteza auditiva de un paciente en estado vegetativo se activa a pesar de la inconsciencia.

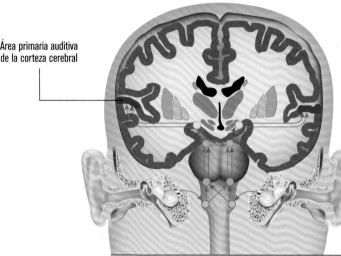

Área primaria auditiva
de la corteza cerebral

○ Núcleo geniculado medial

◐ Colículo inferior

◑ Núcleo olivar superior

○ Núcleo cloquear

damente lento. Es por eso que el avance de la **neurotecnología** está llevando a conectar estos cerebros con ordenadores que faciliten y hagan efectiva a comunicación. Actualmente se está trabajando bajo esta premisa en laboratorios de todo el mundo; por lo que, en pocos años, seguramente, lleguen los primeros dispositivos que sí den resultados rápidos.

El estado vegetativo en estos pacientes surge como consecuencia de múltiples tipos de accidentes o enfermedades y a nivel cerebral ocurre por daños en diferentes regiones. Para tratar de sacar a los pacientes de estos estados sin consciencia es fundamental comprender qué ocurre en su cerebro. El problema es que cada paciente es como un libro totalmente nuevo, lo que hace que las terapias no funcionen con todos o no del mismo modo. En un estudio reciente de universidades canadienses y británicas, identificaron qué ocurría en el cerebro de un paciente en este estado. Vieron cómo, tras un accidente, en su cerebro hubo una profunda desconexión entre el **tálamo** y la **corteza motora**. Esto llevaba a que sus músculos no respondieran a las órdenes del cerebro, a pesar de que este permanecía intacto[137].

Uno de los ejes principales de comunicación entre el cerebro y la médula espinal; es decir, entre el que da las órdenes y la que las ejecuta, es el **nervio vago**. Esto llevó a pensar a un equipo de científicos de la Universidad Claude Bernard que, si estimulaban este nervio, qui-

zá conseguirían recuperar la comunicación entre cerebro y médula en un paciente que llevaba más de 15 años en este estado vegetativo. Tras un mes de tratamiento empezaron a observar una mayor actividad cerebral. El paciente era capaz de seguir objetos con la mirada, e incluso de responder a algunas órdenes sencillas. A nivel cerebral, vieron cómo había una mayor comunicación entre diferentes áreas y que por lo tanto había recuperado mínimamente la consciencia. Aunque fue con un solo paciente, es esperanzador y los investigadores están probando con más y tratando de desentrañar qué estaba ocurriendo[138].

Durante el estado vegetativo, el cerebro de un paciente puede permanecer en perfecto estado, a pesar de que aparentemente muestre una pérdida de consciencia. Puede llegar a recibir información del medio constantemente, el problema es que no es capaz de **comunicarse**. En estos casos, ¿qué grado de consciencia hay? Desde el punto de vista de la neurociencia, si el cerebro funciona, puede haber consciencia y es por eso que existe un gran esfuerzo para tratar de conseguir comunicarse con estos pacientes, ya que este es el primer paso para poder tratarlos.

136. Owen, A.M., et al., Science, 2006. 313(5792): p. 1402.
137. Fernandez-Espejo, D., et al., JAMA Neurol, 2015. 72(12): p. 1442-50.
138. Corazzol, M., et al., Curr Biol, 2017. 27(18): p. R994-R996.

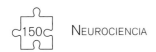

El cerebro es quien toma las decisiones

Si para algo nos sirve el cerebro es para tomar decisiones. Desde elegir qué comer hoy, hasta qué profesión escoger, el cerebro humano es una máquina resolutiva perfecta… ¿o no lo es tanto?

DURANTE EL PERIODO DE TIEMPO desde que una persona se levanta hasta que desayuna, el cerebro ya ha tomado decenas de decisiones, si esto lo extendemos a todo un día, son miles y si lo hacemos a toda una vida, la cifra es imposible de calcular. Tomamos **decisiones** en función de much´ísmos factorrs, como son el entorno, la experiencia previa, el estado emocional, la recompensa esperada, por miedo a una consecuencia, etc. Somos animales profundamente «decididores» y es por eso que este proceso está tan arraigado en el cerebro. Las decisiones que tomamos son las que nos definen y definirán nuestro **futuro**.

A nivel cerebral intervienen diferentes partes que ya han sido presentadas en este libro. El **núcleo accumbens**, al formar parte del circuito de recompensa cerebral, genera decisiones que buscan respuestas positivas y placenteras. Su principal función es la **evaluación del resultado beneficioso** que puede generar la decisión tomada. La **amígdala** responde frente a estímulos peligrosos, genera respuestas rápidas, casi instantáneas y automáticas cuando hay una percepción de dolor, miedo, angustia o cualquier sensación que pueda suponer un daño. Finalmente, está la **corteza prefrontal**, principal área en la toma de decisiones, evalúa el entorno, asocia información previa, controla a su vez la respuesta emocional de la amígdala, etc. Es la que se encarga de **inte-**

ÁREAS CEREBRALES QUE DECIDEN

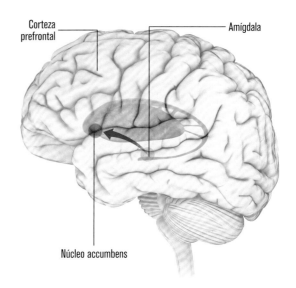

Corteza prefrontal

Amígdala

Núcleo accumbens

grar la información, clasificarla y decidir qué opción es la mejor. Recibe inputs de otras muchas regiones, lo que enriquece la decisión final.

En un experimento clásico elaborado por **William Newsome** y su equipo, estudiaron qué zonas se activaban durante la toma de decisiones en monos. Se pre-

PROCESO SECUENCIADO DE LA TOMA DE DECISIONES

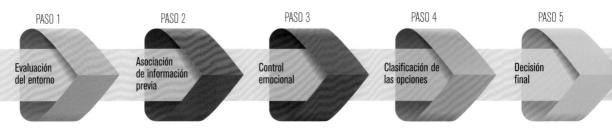

PASO 1	PASO 2	PASO 3	PASO 4	PASO 5
Evaluación del entorno	Asociación de información previa	Control emocional	Clasificación de las opciones	Decisión final

Aunque no lo analicemos mucho, la corteza prefrontal hace un trabajo paso a paso en la toma de decisiones.

CLAVES PARA TOMAR DECISIONES

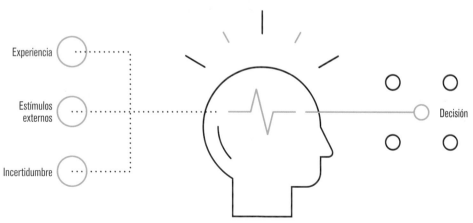

Experiencia

Estímulos externos

Incertidumbre

Decisión

sentaba una pantalla en la que había decenas de bolas moviéndose en un sentido u otro, los monos debían decidir en qué sentido se movían la mayoría de las bolas y si acertaban se les daba una recompensa. Los investigadores que realizaron la prueba vieron una profunda activación de la corteza prefrontal e incluso fueron capaces de predecir, en función de esta activación, la decisión que iba a tomar el mono antes de tomarla[139]. Unos 25 años después, el equipo de Newsome, gracias a una acertada combinación de estudios computacionales y de comportamiento en monos, comprobó cómo en la corteza prefrontal hay una pequeña región muy especializada en la toma de decisiones[140].

El cerebro también funciona de forma diferente en función del **tipo de decisión** que tome. La mayoría de las que se toman a lo largo del día se hacen basándose en la **experiencia** (sabemos qué desayuno nos gusta o qué hay en la nevera para hacer la comida) y otras muchas con base en los **estímulos externos** recibidos (cruzar un semáforo cuando está en ámbar, reaccionar rápidamente

si alguien nos llama la atención, etc.). Pero todo cambia cuando son decisiones donde la **incertidumbre** es muy alta, estas implican el conocimiento previo, e incluso pueden tener cierto grado de aleatoriedad.

También existen decisiones muy importantes que pueden llevar horas o incluso días para ser tomadas. En este caso suelen ser situaciones que generarán un **cambio** grande en la vida del individuo, como irse a vivir a otro país o cambiar de trabajo. En estos casos, varias de las opciones pueden generar consecuencias tanto positivas como negativas que se deben analizar con detalle. En este caso, funciona la **memoria a largo plazo**, pero también el **componente emocional** del cerebro. El estudio cerebral de este tipo de decisiones es mucho más complejo, ya que no se puede hacer una monitorización tan prolongada.

139. Newsome, W.T., et al., Nature, 1989. 341(6237): p. 52-4.
140. Mante, V., et al., Nature, 2013. 503(7474): p. 78-84.
141. Stanley, D.A., et al., Proc Natl Acad Sci U S A, 2011. 108(19): p. 7710-5.

DECISIÓN Y PREJUICIOS

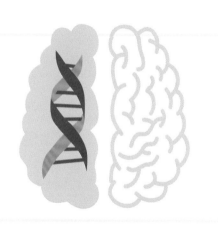

Las investigaciones más actuales, muestran que este proceso de decidir es algo realmente complejo y no siempre se reduce a la actividad de una serie de zonas cerebrales. Muchas de las decisiones que tomamos cada día están profundamente condicionadas por toda una serie de sesgos cognitivos y de prejuicios; de hecho, se considera que estos tienen un peso muy importante en nuestro día a día, bloqueando en muchas ocasiones las decisiones más correctas o adecuadas[141]. De nuevo, irrumpe la educación como un componente esencial en un aspecto tan relevante como es la toma de decisiones. El cerebro es genética, sí, pero está fuertemente condicionado por nuestro entorno.

Dilemas morales

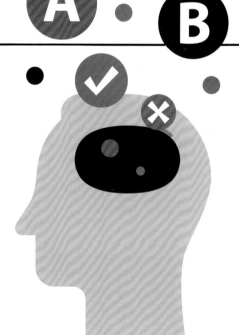

¿Qué ocurre en un cerebro cuando la decisión que se debe tomar va a tener implicaciones negativas? ¿Es capaz de evaluar qué consecuencia será menos negativa? ¿Tendrá un mayor impacto en esta decisión la emoción? ¿Y las experiencias previas?

EL CEREBRO HUMANO se enfrenta a dilemas morales con más frecuencia de lo que pensamos. Es por eso que ha despertado el interés de la comunidad científica. Si se conoce cómo funciona el cerebro frente a estos dilemas, se podrá conocer cómo funciona la **parte moral del cerebro.**

Pensemos en la siguiente situación: un tren pierde el control y se dirige a gran velocidad hacia cinco trabajadores que están arreglando las vías. Pero hay una oportunidad de presionar un botón y que el tren se desvíe hacia otra vía donde solo hay un trabajador ¿qué haría? Ahora, pensemos de nuevo en la misma situación, pero en lugar de pulsar un botón, tiene la oportunidad de empujar a las vías a una persona corpulenta (a la que no conoce de nada) que frenará el vagón y, por lo tanto, los cinco trabajadores se salvarán.

Estas son dos variables de uno de los dilemas morales más estudiados por la filosofía y ahora, por la neurobiología. En el primer supuesto, la mayoría de las personas encuestadas no tienen problema en pulsar el botón, por una cuestión de cantidad de personas a salvar, en cambio en la segunda situación, la mayoría de las personas decide no empujar al individuo a pesar de que el número de vidas que se salvan es el mismo. La i**mplicación moral y de responsabilidad** parece ser mucho mayor en el segundo supuesto y es por eso que la decisión cambia. La respuesta a esta diferencia en la decisión se encuentra en el cerebro.

Diferentes estudios de neuroimagen han mostrado cómo los voluntarios tardan siete segundos en tomar la decisión en el primer supuesto y cinco en el segundo. Puede parecer poco, pero dos segundos es una cantidad de tiempo muy alta si se tienen en cuenta la velocidad a la que se producen las conexiones entre neuronas y regiones del cerebro. Esta variación en la respuesta se debe al **mayor control emocional** de la respuesta en el segundo supuesto. El mayor tiempo en la primera decisión, ocurre, según lo observado en decenas de estudios, por una mayor influencia de la parte más racional del cerebro, que está ubicada en la

ZONAS «MORALES» DEL CEREBRO

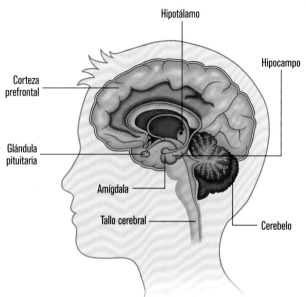

Hipotálamo

Hipocampo

Corteza prefrontal

Glándula pituitaria

Amígdala

Tallo cerebral

Cerebelo

Las distintas partes del cerebro se encargan de aportar la parte emocional o la racional a la hora de tomar decisiones.

corteza prefrontal. Esta zona se encarga de detener el control emocional y **analiza la relación entre coste y beneficio.**

Este tipo de estudios han visto cómo en las respuestas a dilemas morales intervienen diferentes regiones cerebrales de forma integrada. Por una parte, las zonas más **analíticas** que permiten hacer la reflexión; luego, todo el **componente emocional** que, en función de cómo sea formulado el dilema, tendrá un mayor o menor peso; y, finalmente, interviene la **respuesta rápida intuitiva.** Una de las zonas más importantes es la **corteza prefrontal ventromedial,** cuya función está relacionada con la anticipación de resultados futuros y es en parte responsable de la teoría de la mente que ya hemos visto. Otras regiones que forman parte de este circuito son: la **corteza prefrontal dorsolateral,** la **amígdala** o la **corteza orbitofrontal.** Los estudios con técnicas de imagen muestran un complejo sistema de activaciones e inhibiciones de todas estas áreas.

De forma más elaborada, en primer lugar, actúa la parte emocional del **sistema límbico**: la amígdala y el sistema de recompensa evalúan el coste que puede tener la decisión. De ahí, la información va a la **región orbitofrontal** de la corteza, donde está la región que regula los valores y normas adquiridos por el individuo. En este punto se puede generar una respuesta o puede pasar a un nivel de análisis más complejo en el que interviene la parte analítica, el **área frontal lateral** que evalúa cuestiones como los riesgos, ventajas, inconvenientes, etc. Un ejemplo claro de cómo funciona este sistema es que en personas que padecen una lesión en la parte del lóbulo frontal que conecta la zona más emocional con la analítica, tardan el mismo tiempo en solucionar ambos supuestos morales[142-145].

Por lo tanto, una de las esencias a nivel cerebral de poder generar respuestas en este tipo de dilemas es la capacidad que tiene de regular la respuesta emocional y de calcular las opciones menos negativas de una forma mucho más analítica. Estas redes cerebrales de la moral se pueden ver alteradas por algunas patologías. Veamos un ejemplo muy interesante: el que se ha observado en personas con **Trastorno Obsesivo Compulsivo.** En estos pacientes se ha visto que presentan una mayor sensibilidad a todos estos tipos de dilemas. Por técnicas de imagen, se comprobó cómo las personas con trastorno obsesivo compulsivo tienen una mayor activación de la corteza orbitofrontal[146]. Esta información es muy valiosa para un tipo de trastorno que puede llegar a afectar a más de un 1 % de la población y del que aún falta mucho por conocer.

QUÍMICA CEREBRAL Y TOC

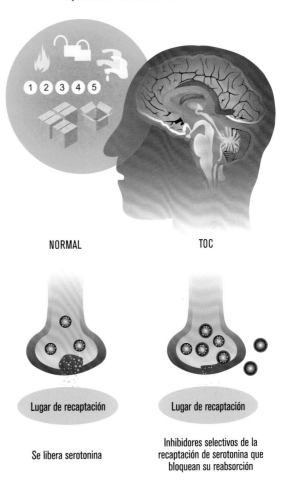

Las personas con TOC tienen más sensibilidad ante los dilemas morales.

La batería de dilemas morales para estos estudios se puede complicar mucho más, incluyendo variables como el origen étnico, el sexo, o la edad, entre otros. O incluso estudiando personas cercanas o famosas que han demostrado una gran bondad, o una gran maldad en un momento dado. Todo esto genera una cantidad de resultados muy útil para la psicología, pero también para la neurobiología, ya que están ayudando a poner las piezas del mapa mental de la moral humana, uno de los componentes más importantes y que nos ha permitido llegar a donde estamos hoy día.

142. Greene, J.D., et al., Neuron, 2004. 44(2): p. 389-400.
143. Koenigs, M., et al., Nature, 2007. 446(7138): p. 908-11.
144. Greene, J.D., et al., Science, 2001. 293(5537): p. 2105-8.
145. Moll, J., et al., Neuroimage, 2002. 16(3 Pt 1): p. 696-703.
146. Harrison, B.J., et al., Arch Gen Psychiatry, 2012. 69(7): p. 741-9.

¿Somos libres?

La filosofía lleva analizando el problema del libre albedrío desde sus orígenes, siendo una de las cuestiones fundamentales del pensamiento humano, algo que también han debatido importantes teólogos analizando la libertad de elección de nuestro destino o el sometimeinto a las leyes del universo. Pero esta es también una pregunta pertinente para la neurología.

DIFERENTES CORRIENTES filosóficas han vinculado esta libertad a una dependencia de una **figura divina** que regulaba las decisiones; otras corrientes más actuales defienden que desde el momento en el que nacemos tenemos cierto grado de libertad, pero que esta nunca es completa. En este debate no solo interviene la filosofía, sino también la **sociedad** en la que nos encontramos, regida por una serie de **códigos éticos** y **morales.** Pero si las decisiones, al final, las toma el **cerebro,** ¿se puede responder a esta eterna pregunta desde la perspectiva de la neurobiología?

A nivel de **percepción propia,** cuando una decisión es sencilla, se tiende a considerar una **mayor libertad.** Pero esto cambia cuando la decisión tiene implicaciones morales o depende de múltiples factores o incluso si afecta a personas cercanas. En estos supuestos, la percepción es que no hay libertad para tomar una decisión.

Un aspecto importante desde la psicología es la diferencia entre **ser libre y sentirse libre.** A lo largo de la vida se toman decisiones sesgadas o basadas en el entorno, que van en contra de lo que el individuo podría querer. Pero existe una realidad y es que el individuo pudo tomar otra decisión, pero consideró que lo mejor era lo que decidió en su momento. En ese caso, ¿fue libre de no tomar la decisión adecuada? O en cambio, la situación le condujo a tomar una decisión en contra de lo que quiso. El debate está servido.

La neurociencia busca arrojar luz sobre esta compleja discusión, ofreciendo una perspectiva diferente. Para ello se han desarrollado experimentos clásicos como los elaborados por el neurólogo estadounidense **Benjamin Libet.** Este investigador buscó reducir al máximo las variables en la toma de decisiones para poder comprender mejor qué ocurre en el cuerpo durante este proceso. Para ello, un voluntario solo tenía que tomar una decisión, que consistía en pulsar o no una tecla. En la investigación se tomaron tres fuentes de información diferente: por un lado, el voluntario tenía que decir el momento preciso en el que tomaba la decisión; por otro lado, a su vez monitorizaron la actividad muscular y, por último, la cerebral. Los resultados de Libet mostraron que en el cerebro se activaban las regiones relacionadas con la toma de decisiones medio segundo antes de que el voluntario dijera su decisión, tras lo cual se producía la acción muscular. Estos resultados generaron toda una revolución en la comunidad científica y en la sociedad en general, llegando

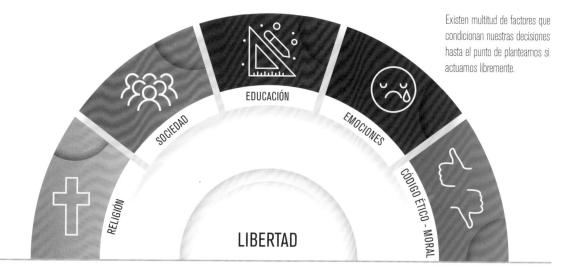

Existen multitud de factores que condicionan nuestras decisiones hasta el punto de plantearnos si actuamos libremente.

EDUCACIÓN

SOCIEDAD

EMOCIONES

RELIGIÓN

CÓDIGO ÉTICO - MORAL

LIBERTAD

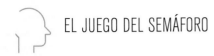

EL JUEGO DEL SEMÁFORO

En un experimento paradigmático planteado por investigadores del Centro Bernstein de Neurociencia Computacional de Berlín, se planteó un juego. Una serie de voluntarios se sentaban a los mandos de un juego de conducir, en la pantalla había un semáforo en verde, pero justo cuando estos iban a pisar el acelerador, el semáforo se ponía en rojo. ¿Qué estaba ocurriendo? Los voluntarios llevaban puesto un casco de encefalograma que medía los circuitos asociados con la toma de decisiones, el ordenador a su vez interpretaba las señales y cuando veía que el voluntario iba a tomar la decisión, ponía el semáforo en rojo. Tras la frustración inicial, los voluntarios acababan entendiendo el juego y engañando a su propio cerebro para poder tomar la decisión de manera libre, y al final la mayoría consiguieron pasar el semáforo en verde[148].

a todos los medios de comunicación. En la mayoría de los cuales, por cierto, los resultados se malinterpretaron. El trabajo de Libet, mostró un **patrón cerebral anterior a la decisión** de los voluntarios, ¿quiere decir eso que no somos dueños de nuestras decisiones, sino que es el cerebro quien las toma?

John-Dylan Hynes y su equipo del Centro Bernstein de Neurociencia Computacional de Berlín quisieron profundizar en el experimento de Libet un poco más, gracias al avance de las técnicas de neuroimagen. Repitieron la toma de decisión de pulsar o no un botón, pero en este caso la actividad cerebral se monitorizó por **resonancia magnética.** Analizaron los patrones cerebrales y pudieron adelantarse a la decisión que iban a tomar los voluntarios entre siete y 10 segundos[147]. De nuevo esta información saltó a los medios de comunicación bajo titulares que asumían que no existe el libre albedrío. Algo que genera gran disgusto a la comunidad científica, ya que esto son solo pequeñas piezas de un puzle muy complejo.

Las piezas del puzle van encajando poco a poco, pero los resultados aún no están lo suficientemente maduros como para saltar la barrera social. Aun así, estos argumentos han llegado a ser utilizados en procesos judiciales. Muchos titulares sacados fuera de contexto sobre

estos avances han llevado a malinterpretar resultados y usarlos como una coartada jurídica, lo cual es un completo error. Además, hay que tener en cuenta que muchas decisiones se toman tras días y días de reflexión, algo que no puede ser cuantificado mediante estudios de imagen. Por otra parte, está el **derecho a veto** que tiene el propio cerebro y que se puede entrenar. El mismo Haynes, responsable de muchos de estos experimentos, defiende que aún no se ha respondido a la cuestión del libre albedrío y que serán necesarias décadas de investigaciones. Los resultados científicos no deben traspasar la frontera social hasta que no estén realmente maduros y demostrados.

El libre albedrío está ubicado en el cerebro, pero no es una respuesta de sí o no, sino llena de **matices**. Hay una gran influencia social, emocional, educacional, religiosa, moral, etc., que, junto con los resultados científicos, dan lugar a un gran abanico de interpretaciones y consideraciones. En el cerebro están la mayoría de las respuestas a las preguntas más complejas, pero como es de esperar, estas respuestas no son nada simples ni fáciles de interpretar.

147. Soon, C.S., et al., Nat Neurosci, 2008. 11(5): p. 543-5.
148. Schultze-Kraft, M., et al., Proc Natl Acad Sci U S A, 2016. 113(4): p. 1080-5.

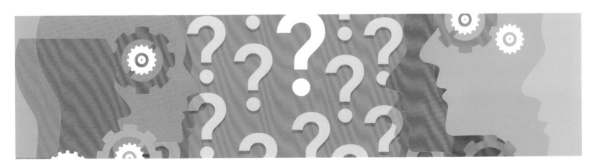

CONCLUSIÓN

Perspectivas futuras

El político americano del siglo XIX George Ellis Pugh dijo: «Si el cerebro fuera tan simple que pudiéramos entenderlo, seríamos tan simples que no lo entenderíamos». Y es que cualquier proceso cerebral tiene una complejidad intrínseca difícil de imaginar.

Pero en el interior de toda esta complejidad, encontramos muchas piezas que sí conocemos, muchas de las cuales las hemos querido plasmar en este libro. El cerebro es un órgano fascinante, que funciona como una perfecta **orquesta sinfónica,** integrando a muchos componentes para generar las sinfonías de la emoción, el pensamiento o la consciencia.

Eduardo Galeano dijo algo así como que *«los científicos dicen que estamos hechos de átomos, pero a mí un pájaro me dijo que estamos hechos de historias».* El cerebro humano, como materia en este universo, está hecho de átomos, pero también está construido gracias a historias fascinantes como la de **Phineas Gage,** el trabajador al que una barra de metal atravesó el cráneo y sobrevivió, pero no volvió a ser el mismo. O **Henry Molaison,** a quien le quitaron parte del cerebro para eliminar por completo su epilepsia, y nunca jamás volvió a recordar, o **Madame M.,** quien pensaba que todos sus seres queridos habían sido sustituidos. Todos ellos y muchos más, han sido **protagonistas de la historia de la neurociencia,** sin pretenderlo, fueron pioneros sin buscarlo y sus casos ha sido fundamentales para construir todo lo que conocemos hoy sobre el cerebro humano.

Sus historias proceden de tiempos donde el avance científico se lograba gracias a observaciones por parte de **científicos brillantes,** como Broca, Capgras, o nuestro admirado Cajal. Pero lo interesante de sus historias, es que dejaron preguntas que aún hoy están sin resolver. No sabemos cómo es posible que Molaison fuera capaz de crear un solo recuerdo a lo largo de su vida, o por ejemplo dónde está ubicada en el cerebro la personalidad, la cual fue completamente alterada en el cerebro de Phineas Gage tras el accidente. Aunque, como se vaticinaba en el comienzo de este libro, seguramente muchas de estas cuestiones serán respondidas en los próximos años gracias a la **revolución** que está viviendo la neurociencia actual.

Las principales potencias mundiales están invirtiendo en proyectos científicos que buscan comprender mejor el cerebro humano. Pero esta revolución también se nutre de otros componentes muy importantes. El **avance tecnológico** actual nos permite poder combinar elementos electrónicos que suplen funciones cerebrales dañadas. La neurotecnología y los interfaces cerebro-ordenador están permitiendo que personas con imposibilidad para comunicarse debido a una enfermedad (esclerosis lateral amiotrófica, por ejemplo), vuelvan a hacerlo gracias a un sistema que comunica su cerebro con un ordenador. O como personas que han sufrido un accidente de tráfico, que les ha dejado parapléjicos, vuelvan a poder caminar. Todo esto está ocurriendo ahora mismo gracias al avance y la integración de diferentes áreas de conocimiento científico.

Esta **interdisciplinariedad** ha generado que los laboratorios más punteros en neurociencia cuenten no solo con biólogos, químicos, médicos, etc., sino también con matemáticos, físicos, filósofos, sociólogos o artistas, ya que la ciencia que aborda el cerebro humano tiene que observarse desde diferentes perspectivas para intentar obtener la imagen completa de la que habla Rafael Yuste. A todo ello hay que sumar que el cerebro despierta el interés de cientos de miles de investigadores en todo el mundo, que comparten su conocimiento en plataformas y revistas de acceso abierto. Esto está generando que los avances sean compartidos y que entre todos sumemos pequeñas piezas a este complejo puzle que nos esforzamos en descifrar.

Finalmente, falta un último componente en esta revolución neurocientífica, y es algo que nos involucra a todos. El avance del conocimiento sobre el cerebro también está empezando a abrir puertas hacia lugares que **rozan los límites de la ética y la moral humana.** Son muchos los que buscan sistemas para poder manipular el cerebro, otros dicen que en unos años podremos hacer una copia de nuestros pensamientos en ordenadores, hay incluso quien investiga si mirando el cerebro de una persona se puede adivinar si va a ser o no un criminal en el futuro. O, por ejemplo, se han postulado **aplicaciones de edición genética** que puedan mejorar el cerebro incluso antes de nacer. Avances de este tipo parecen sacados de teorías de la conspiración o directamente de la ciencia ficción y, de hecho, en la mayoría de los casos carecen de toda base científica, pero existen algunos que sí que se basan en conocimientos científicos. Es por estas razones que, como sociedad, debemos empezar a plantearnos que existan una serie de lo que se llama **neuroderechos** y una **neuroética** que prepare a las generaciones futuras para esta gran revolución que se avecina.

De momento, lo que sí podemos hacer es leer, e interesarnos por el conocimiento científico sobre el cerebro para no ser engañados. Para saber que utilizamos más del 10 % del cerebro, que escuchar a Mozart no nos hace más listos (aunque nos genere satisfacción) o que no existe un hemisferio lógico y otro artístico. En definitiva, una **sociedad informada**, difícilmente será engañada. Y en el caso del cerebro humano, ocurre exactamente así. Concluir afirmando que somos el medio para que el cerebro se conozca así mismo, para descubrir y aprender, para alimentar esa bendita curiosidad, y eso, es algo neurobiologicamente fascinante.

Términos usuales

AFASIA: trastorno del lenguaje por el cual existen dificultades para comunicarse, aparece como consecuencia de un daño cerebral.

AGNOSIA: trastorno neuronal que impide a una persona reconocer un objeto a través de uno o varios sentidos.

AMÍGDALA: núcleo cerebral que se encarga del control emocional en el cerebro. Tiene forma de almendra y está situada en el sistema límbico.

AMNESIA: pérdida de la memoria pasada (retrógrada) o de la capacidad de generar nuevos recuerdos (anterógrada), como consecuencia de enfermedades, traumatismos, abuso de determinadas drogas, etc.

APRENDIZAJE: hace referencia a los cambios en el comportamiento que son inducidos por experiencias (observación, práctica, ensayo, imitación, etc.) y desencadenan nuevas habilidades.

ASTROCITOS: células cerebrales muy numerosas con múltiples funciones, como la limpieza, regular, la homeostasis cerebral, el mantenimiento de las neuronas, la regulación de la función vascular cerebral, etc.

ATENCIÓN: capacidad de tomar consciencia de un estímulo o varios en un determinado momento.

CÉLULAS DE GLÍA: células nerviosas que sirven de soporte a las neuronas en el procesamiento general de la información y que intervienen activamente en los casos de epilepsia.

CÉLULAS DE LUGAR: neuronas ubicadas en el hipocampo, responsables de la localización espacial. Intervienen en el conocido como GPS cerebral.

CEREBELO: región del encéfalo que interviene en la integración y coordinación motora, el equilibrio, la regulación emocional y los procesos cognitivos.

CIRCUITO DE RECOMPENSA CEREBRAL: sistema cerebral que se activa cuando se realiza una tarea con utilidad para nuestra supervivencia (comer, beber, tener relaciones sexuales, etc.), generando una respuesta de bienestar que lleva a querer repetir dicha tarea. Intervienen áreas como la corteza prefrontal, núcleo accumbens o área tegmental ventral.

CORTISOL: tipo de hormona esteroidea producida por la glándula suprarrenal. Se produce como respuesta frente al estrés o situaciones de amenaza. Está relacionado con procesos metabólicos importantes como la gluoconeogénesis.

CRIPTOMNESIA: curioso fenómeno de la memoria por el que alguien recuerda algo alojado en su memoria, pero no lo experimenta como recuerdo y por tanto cree que es una idea nueva. Algunos casos de plagio proceden de la criptomnesia.

CUERPO CALLOSO: estructura cerebral que se encarga de conectar ambos hemisferios, con el fin de que ambos trabajen de una forma integrada.

DOPAMINA: neurotransmisor que interviene en tareas motoras, y también en las respuestas relacionadas con las emociones, el placer, etc.

ELECTROENCEFALOGRAFÍA: técnica de estudio del cerebro que cuantifica la actividad eléctrica en diferentes condiciones.

ENFERMEDAD DE HUNTINGTON: se trata de una enfermedad rara neurodegenerativa y hereditaria, debida a la mutación en el gen que codifica una proteína llamada huntingtina, que desencadena la pérdida progresiva del tejido neuronal en diferentes zonas como los ganglios basales o la ínsula.

GLÁNDULA PINEAL: con solo el tamaño de una lenteja, esta glándula situada en el centro del cerebro controla los ritmos circadianos y los patrones de sueño.

HIPOCAMPO: situado en la parte medial del lóbulo temporal del cerebro, desempeña importantes funciones en la memoria y en el manejo del espacio o la navegación (memoria espacial).

HIPOTÁLAMO: región cerebral que se encarga de la función vegetativa. Controla parte del complejo sistema hormonal del cuerpo humano, además interviene en procesos asociados a las emociones, entre otros.

ÍNSULA O CORTEZA INSULAR: estructura del cerebro ubicada dentro del surco lateral que separa las cortezas temporales y parietal inferior. Entre otras funciones, actúa durante el procesamiento emocional, olfato, gusto, etc.

INTELIGENCIA EMOCIONAL: capacidad de sentir, comprender, controlar y modificar el comportamiento emocional de uno mismo y de los demás.

MELATONINA: conocida como la hormona del sueño, ya que es fundamental para el control de este. Es secretada por la glándula pineal y, conforme incrementa sus niveles en nuestros sistemas, se genera relajación y somnolencia.

NEURODEGENERACIÓN: deterioro progresivo de las neuronas y otras células cerebrales que puede verse acelerado por diferentes patologías como la enfermedad de Alzheimer o de Parkinson.

NEUROGÉNESIS: proceso de formación de nuevas neuronas. Hasta hace poco se pensaba que solo ocurría durante el desarrollo del cerebro, pero los estudios más recientes muestran cómo aparece en el cerebro adulto en zonas concretas como el hipocampo.

NEURONAS ESPEJO: tipo de neuronas muy particular descrito por Rizzolatti, Gallese y Fogassi en 1996. Se localizan en la corteza premotora y se activan cuando una persona mira a otra realizar una acción.

NEUROPLASTICIDAD: conjunto de cambios en la estructura del cerebro como consecuencia de nuevos aprendizajes, habilidades, interacciones sociales, etc.

ONDAS CEREBRALES: patrones de actividad eléctrica cerebral fáciles de medir gracias a técnicas de electroencefalografía. Su función no está del todo clara, pero ocurren como consecuencia de la actividad neuronal coordinada en grandes zonas del cerebro.

PAREIDOLIA: fenómeno psicológico por el que observamos rostros, figuras humanas o animales en lugares inesperados. Se trata de una pequeña trampa del cerebro, que está preparado para reconocer patrones aunque no los haya.

PERSONALIDAD: conjunto de comportamientos, actitudes, sentimientos y características psíquicas que definen a un individuo.

QUALIA: serie de cualidades sensoriales subjetivas que componen la experiencia consciente.

RESONANCIA MAGNÉTICA FUNCIONAL: técnica de imagen cerebral utilizada tanto para el diagnóstico clínico como para la investigación biomédica. Mide la actividad cerebral a través del análisis de pequeños cambios en el flujo sanguíneo.

SEROTONINA: neurotransmisor que se produce por la transformación del triptófano. Está directamente relacionado con el control del estado de ánimo, aunque también interviene en otros muchos procesos como el apetito, la memoria, la capacidad de atención, etc.

SINAPSIS: es la región entre neuronas donde se produce la transmisión del impulso nervioso. Una señal eléctrica atraviesa la neurona presináptica y desencadena la liberación de un compuesto químico (neurotransmisor) al espacio sináptico, tras lo cual actúa sobre la neurona postsináptica, transmitiendo así el impulso.

SÍNDROME DE CAPGRAS: trastorno neuropsiquiátrico según el cual el paciente piensa que una persona cercana (o varias) ha sido sustituida por un doble. Se cree que surge por una alteración de las conexiones entre la región cerebral encargada del reconocimiento facial y las zonas más emocionales.

SÍNDROME DE KORSAKOFF: enfermedad derivada del consumo continuado y excesivo de alcohol. Se manifiesta fundamentalmente con alteraciones en la memoria y episodios psicóticos.

SÍNDROME DE SAVANT: alteración mental en la que el paciente presenta habilidades extraordinarias en alguna materia (música, cálculo matemático, memorizar fechas, etc.) a pesar de tener discapacidad.

SÍNDROME DE URBACH-WIETHE: enfermedad genética en la que los pacientes presentan lesiones dermatológicas y, sobre todo, la curiosa afección de no ser capaces de sentir miedo.

SÍNDROME DE WITZELSUCHT: o enfermedad del chiste. Cuadro clínico en el que el paciente presenta deseos compulsivos de contar chistes aunque la ocasión lo desaconseje.

SISTEMA LÍMBICO: conjunto de regiones del cerebro encargadas del control de las emociones. Engloba a la amígdala, múltiples regiones de la corteza frontal, tálamo, hipotálamo, etc.

TÁLAMO: región que se encuentra en el centro del cerebro con múltiples funciones, entre ellas la integración de la información sensorial (a excepción de la olfativa).

TEORÍA DE LA MENTE: hace referencia a la función cognitiva que nos permite interpretar y comprender el estado emocional de otras personas.

TRASTORNO OBSESIVO COMPULSIVO: trastorno de la personalidad que se caracteriza principalmente por una gran preocupación por el mantenimiento del orden y de las normas establecidas, el perfeccionismo y la obstinación. Son personas que viven obsesionadas con mantener el control de las situaciones (ya sean horarios, rutinas, pautas de conducta, etc.).

Agradecimientos

ESCRIBIR UN LIBRO sobre el cerebro humano que abor-
de tantos aspectos como este supone un gran desafío, pero he de reconocer que he disfrutado mucho
con la escritura y con toda la documentación necesaria
para cada uno de los capítulos.

Mientras escribía he recordado varias veces a las
tres personas del mundo científico que me han servido
de más inspiración y que de algún modo me llevaron
a dedicarme a lo que me dedico hoy día: Oliver Sacks,
Jose Ramón Alonso y Pere Estupinyá. Los tres tienen
libros magníficos que todo amante de la lectura y la
ciencia debe conocer. También me gustaría agradecer a
todos mis mentores científicos que me ayudan cada día
a mejorar y a aprender.

Cómo no, a mi familia y amigos por el apoyo en cada
una de las aventuras en las que me sumerjo. Y a Alicia,
que ha estado viendo cómo varios fines de semana me
encerraba para darle forma a todas estas páginas.

Finalmente, agradecer a Quique Royuela por ponerme
en contacto con Libsa para llevar a cabo este bonito proyecto y a la editorial por confiar en mí y por todas las faci-
lidades que me han puesto para llevar a cabo este trabajo.

Y por supuesto, agradecer a mi cerebro, a los millones de neuronas que ahora mismo están sincronizadas
en una preciosa sinfonía bioquímica y eléctrica que está
dando lugar a estas palabras que sirve como cierre de
este pequeño homenaje que he querido hacer al órgano
de las mil respuestas sin preguntas.

JAVIER FRONTIÑÁN RUBIO

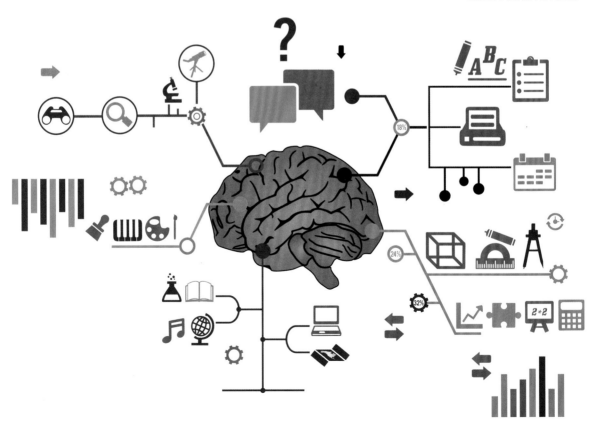